联合国教科文组织
《人类非物质文化遗产代表作名录》

中医针灸传承保护丛书

U0335253

中医针灸

主编 张立剑 杨金生

中国中医药出版社
·北京·

针灸传揭

金生博士题

国医大师、中国工程院院士
程莘农教授题词

中醫針灸

容铁题词

孙序

正本清源，源清流自畅；求真务实，实录文必珍！故将中医经典理论原则与临床实践治养典型案例进行梳理、整合、研究以启迪广大执业者，既是中医药学界的历史使命，又是中医药出版界的责任担当。《中医针灸传承保护丛书》的陆续问世，就是中医学者和专业出版者共同执行历史使命、履行责任担当的结晶。

中医，是中华民族原创的以阴阳平衡、天人合一的基本理论为指导，以望闻问切"四诊"为主要手段采集临床资料，通过四诊合参，运用辨证论治诊断疾病及其证候，采用天然药物组方或采用非药物疗法，实施预防、治疗、保健的医学行为主体；中医药学，是一门具有人文特性的自然科学，是中华民族医药学行为人在认识自然、认识生命、防治疾病、健身延年与卫生保健活动中原创、应用、传承、发展的医药学体系。而中医针灸，无疑是中医的具有代表性的非药物疗法；针灸学是中医药学的重要组成部分。

《针灸大成》曰："夫医乃人之司命，非志士而莫为；针乃理之渊微，须至人之指教。先究其病源，后攻其穴道，随手见功，应针取效。方知玄里之玄，始达妙中之妙。"自《黄帝内经》肇始，数千年来历代针灸医家精诚治学，辨病证、析病因、究病机、明经络、选穴位、探手法、观疗效，不断传承针灸理论，不断丰富针灸技术，针灸著作层出不穷，针灸技术屡有创新。近现代以来，历经中国针灸学者共同探索，将针灸技术更予以规范化、标准化。三百多年来，特别是自 20 世纪 80 年代以来，针灸逐步走出国门，走向世界,走进了人类医疗保健领域,逐渐赢得五洲四海的认同与欢迎,各个国家的人民群众经过临床体验认识到针灸是致力于人类医疗保健的成本低、疗效高、创伤小、副作用少的具有中医优势、中国特色的医疗技术之精华。因之,"针灸",于2006年由国务院公布为我国第一批《国家级非物质文化遗产名录》;"中医针灸"于2010年入选联合国教科文组织《人类非物质文化遗产代表作名录》。

如何使之"方知玄里之玄,始达妙中之妙"?这就需要沉潜于中医针灸典籍大海中深入探讨,秉持尊重历史、尊重文化、尊重原创的原则,认真厘清思想、厘清方法、厘清经验。为此,杨金生、王莹莹两位专家矢志不渝、克难前行,围绕《人类非物质文化遗产代表作名录》"中医针灸"项目的传承与保护,从中医针灸的历史渊源和基本内容、代表性传承人学术思想和临床经验、中医药文化与养生保健、经络腧穴的传统文化内涵和具体应用以及中医针灸的代表性流派和传承等方面,阐述"中医针灸"的理论体系、丰富多彩的治疗技法、异彩纷呈的各家流派和深厚的文化内涵,主持编写了《中医针灸传承保护丛书》,溯源头、明原理、究方法、谈养生、论治疗、辑经验、述流派,形成《中医针灸》《传承集粹》《文化养生》《经穴内涵》《代表流派》等系列著作,由中国中医药出版社出版发行,实乃值得广大中医工作者和中医爱好者研读与珍藏之针灸著作之精品。尤其杨金生教授,有志于中医针灸的传承与保护工作,自2005年以来,一直负责和参与针灸的申遗和保护工作,承担了文化部、国家中医药管理局等多项非遗研究课题,开展传承和保护工作,对非物质文化遗产的传承和保护有着较深的理解和经验,担任中国中医科学院针灸研究所副所长,兼任中国针灸学会秘书长、世界针灸学会联合会司库以来，在全世界范围内，每年组织中医针灸申遗纪念和世界针灸周系列宣传活动，如"相约北京——中医针灸展""首届皇甫谧故里拜祖大典""中医针灸澳洲展"等，对中医针灸的宣传普及，凝聚行业共识，提高民众的认知度，做出了卓有成效的工作。

习近平总书记明确指出："中医药学是中国古代科学的瑰宝，也是打开中华文明宝库的钥匙，要切实把中医药这一祖先留给我们的宝贵财富继承好、发展好、利用好，在建设健康中国、实现中国梦的伟大征程中谱写新的篇章。"国务院发布了《中医药发展战略规划纲要 (2016—2030 年)》，这就标志着发展中医药事业纳入了国家战略，标志着发展中医药事业步入了快车道，让我们中医人团结奋进，保护人类非物质文化遗产，继承好、发展好、利用好，发挥中医药的特色优势，在实现中华民族伟大复兴的"中国梦"的征程中，贡献中医人的智慧和力量！

是，为之序。

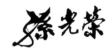

2016 年 12 月 19 日于北京

孙光荣，第二届国医大师，北京中医药大学中医药文化研究院院长，中医药现代远程教育创始人之一。现任中央保健专家组成员，国家中医药管理局改革与发展专家委员会委员、全国中医药文化建设与科普专家委员会委员、中医药继续教育委员会委员，中华中医药学会常务理事、学术委员会副主任委员等。

王序

　　联合国教科文组织设立《人类非物质文化遗产代表作名录》，其目的就是要确保非物质文化遗产在全世界的重要地位，保护文化的多样性。所谓"人类非物质文化遗产"是指历史悠久、具有独特的文化价值和民族价值的文化遗产，它是一种荣誉性的称号，能够把某一个国家或地区的文化上升为全人类的文化遗产，彰显遗产持有者的国际地位，是国家在政治、经济、军事以外寻求大国地位的一种诉求方式。保护非物质文化遗产是国家文化发展战略的重要内容，也是实施国家文化战略的重要途径和方式。

　　2006 年 5 月 20 日，国务院公布了我国第一批《国家级非物质文化遗产名录》，包括民间文学、民间音乐、民间舞蹈、传统戏剧、曲艺、杂技与竞技、民间美术、传统手工技艺、传统医药、民俗10 个门类，共 518 个项目。其中传统医药作为第 9 大类进入国家名录，包括"中医生命与疾病认知方法""中医诊法""中药炮制技术""中医传统制剂方法""针灸""中医正骨疗法""同仁堂中医药文化""胡庆余堂中药文化""藏医药"共 9 个项目。这不仅是我国文化事业的一件大事，凸显我国非物质文化遗产保护工作的里程碑意义，更是我国中医药事业的一件大事，昭示中医学是具有自然科学和人文科学双重属性的传统医学。

文化，主要是文字、语言和风俗、教化。千百年来，中医药文化同儒家文化、道家文化和佛教文化一起，共同构成中华民族传统文化的主体。中医药承载并丰富了中华文化，是非物质文化遗产的典型代表。针灸是中医药的重要组成部分，也是中医药走向世界的先导。中医针灸是在中国起源、形成、发展起来的一个具有悠久历史，带有鲜明中国文化特质并代代相传的传统医学知识体系，闪烁着中华民族关于人、自然界和宇宙关系的认知实践的智慧光芒，有着深厚的传统文化底蕴，是中华文化的重要组成部分，是人类非物质文化遗产中不可或缺的一部分。

按照联合国教科文组织的《保护非物质文化遗产公约》中的表述，非物质文化遗产分为：口头传说和表述，表演艺术，社会风俗、礼仪、节庆，传统的手工艺技能，有关自然界和宇宙的知识及实践5大类。2010年11月16日，由中国申报的"中医针灸"项目正式通过联合国教科文组织保护非物质文化遗产政府间委员会审议，被列入《人类非物质文化遗产代表作名录》，"中医针灸"属于"有关自然界和宇宙的知识及实践"领域。

中医针灸以天人合一的整体观为基础，以经络腧穴理论为指导，运用针具与艾叶等主要工具和材料，通过刺入或熏灼身体特定部位，以调节人体平衡状态而达到保健和治疗的目的，为中华民族的健康繁衍发挥了巨大的作用，凝聚着中华民族的智慧和创造力，是人类有关自然界和宇宙的知识及实践总结，目前不仅在中国广泛应用，并流传于世界许多国家和地区，已成为我国具有世界影响的文化标志之一。但随着现代科学技术方法的引入，针灸传统技法却越来越少地被现代针灸医生所运用，各种散落在民间的家传针刺技法、绝技也大多后继乏人，逐渐濒临失传、绝迹的危险……中医针灸成功申遗，是对中国传统医学的认可，有利于促进"中医针灸"的传承、保护和发展，提高国际社会对中华民族优秀传统文化的关注和认识，增进中国传统文化与世界其他文化间的对话与交流，保护文化多样性。

　　针灸入选国家级"非物质文化遗产名录"近10年了，国家中医药管理局在有关部门的大力支持下，进一步落实《国务院关于扶持和促进中医药事业发展的若干意见》中对中医非物质文化遗产保护工作提出的规划，"做好中医药非物质文化遗产保护传承工作，加大对列入国家级非物质文化遗产名录项目的保护力度，为国家级非物质文化遗产中医药项目代表性传承人创造良好传习条件"。2007 年以来，国家中医药管理局把文化与中医医疗、保健、教育、科研、产业共同列入中医药"六位一体"全面发展的战略规划中，大力推动中医药文化建设，不断发展中医药文化产业。发掘了博物馆、文化节等一大批中医药文化资源，创作了科学准确、通俗易懂、贴近生活的中医药文化科普著作，打造了数字出版、移动多媒体、动漫等新兴文化影视作品，并依据《中国公民中医养生保健素养》开展健康教育，将中医药知识纳入基础教育，同时借助海外中国文化中心、中医孔子学院和侨团组织等平台，推动中医药文化国际传播，尤其是发布了首批 64 家全国中医药学术流派传承工作室建设单位，旨在发掘整理的基础上，培育一批特色优势明显、学术影响较大、临床疗效显著、传承梯队完备、辐射功能较强、资源横向整合的中医学术流派传承群体，进一步展现中医药学术流派传承工作的影响力和重要性。在总体掌握现代条件下中医药文化传承规律的基础上，遵循正确的保护理念和保护原则，使中医药传承整理和保护传扬工作取得了长足的进步，充分发挥非物质文化遗产在实现我国文化发展战略中的重要作用。

　　中医药是中华民族的传统医药，强调整体把握健康状态，注重个体化，突出治未病，临床疗效确切，治疗方式灵活，养生保健作用突出，是我国独特的卫生资源、潜力巨大的经济资源、具有原创优势的科技资源、优秀的文化资源和生态资源，在经济社会发展的全局中有着重要的意义。中国针灸学会和中国中医科学院针灸研究所作为"中医针灸"非物质文化遗产的保护单位，近几年做了大量工作，不仅通过组织"相约北京——中医针灸展""祭拜针灸鼻祖皇甫谧""中医药文化和养生保健展览"等大型海内外文化科普宣传活动，提高中医针灸的认知度；同时积极开展针灸代表性传承人的流派渊源梳理、学术思想凝练、临床经验总结、医德医风弘扬等传承工作，保护针灸流派的多样性，并取得了可喜的成就。

非物质文化遗产代表性传承人的主要工作首先是传承，传承是为了更好地创新。传承是非物质文化遗产保护的核心和宗旨，中医药非物质文化遗产是一种富含生命气息的活态文化，其传承和保护必须随着新的历史条件和新的社会语境的出现，不断创新和发展。对程莘农、王雪苔、贺普仁、郭诚杰、张缙等5位针灸代表性传承人的学术思想和临床经验进行系统总结和创新，不仅是中医针灸传承和保护的需要，也是指导针灸医疗实践和引领中医药走向世界的需要。

杨金生、王莹莹两位博士，有志于中医针灸的传承与保护工作，自2005年以来一直负责和参与针灸的申遗和保护项目，对非物质文化遗产的传承和保护有着较深的理解和经验。他们领衔编著的《中医针灸传承保护丛书》，不仅用通俗的语言诠释中医针灸的文化内涵和科学价值，全面反映中医针灸非物质文化遗产传承保护工作的全貌；同时客观总结和提炼了中医针灸代表性传承人的学术思想、学术成果、临床经验、教书育人和医德医风等，这也是对联合国教科文组织承诺的工作内容之一，对于"中医针灸"项目的传承保护具有重大意义。该丛书内容集学术性、知识性与实用性于一体，是迄今国内第一套完整系统地介绍中医针灸代表性传承人学术思想和临证经验的典籍。在是书即将付梓之时，愿略数语以为序，祝愿他们在非物质文化遗产中医针灸的传承和保护上，取得更优异的成绩、做出更突出的贡献。

国家卫生和计划生育委员会副主任
国家中医药管理局局长
2015 年 5 月 6 日

刘序

　　中医药承载并丰富了中华文化，是非物质文化遗产的典型代表，针灸是中医药的重要组成部分，也是中医药走向世界的先导。中医针灸是在中国起源、形成、发展起来的，具有悠久历史，是中华民族关于人、自然界和宇宙关系的认知智慧和实践，有着深厚的传统文化底蕴，是中华文化的重要组成部分，是人类非物质文化遗产中不可或缺的一部分。

　　联合国教科文组织设立《人类非物质文化遗产代表作名录》，其目的就是要确保非物质文化遗产在全世界的重要地位，保护文化的多样性。我国于 2004 年加入《保护非物质文化遗产公约》，2006 年 5 月 20 日，国务院公布了我国第一批《国家级非物质文化遗产名录》，传统医药作为第 9 大类进入国家名录，包括"中医生命与疾病认知方法""中医诊法""中药炮制技术""中医传统制剂方法""针灸""中医正骨疗法""同仁堂中医药文化""胡庆余堂中药文化""藏医药"共 9 个项目，这不仅是我国文化事业的一件大事，凸显我国非物质文化遗产保护工作的里程碑意义，更是我国中医药事业的一件大事，这也说明中医学是具有自然科学和人文科学双重属性结合的传统医学。2010 年 11 月 16 日，由中国针灸学会、中国中医科学院针灸研究所组织，代表我国申报的"中医针灸"项目正式通过联合国教科文组织保护非物质文化遗产政府间委员会审议，入选《人类非物质文化遗产代表作名录》。

　　中医针灸申遗成功是对中国古代传统医学的肯定，更是对中医针灸工作者的鞭策。目前，我国中医药发展迅速，尤其是针灸临床服务量逐年增长，研究质量也不断提高，针灸标准化研究成果显著，这些都对针灸现代化与国际化起到了重要作用。2014年世界针灸学会联合会调研结果显示："183个国家和地区有针灸应用，20多个国家有相关立法，59个国家和地区承认针灸合法地位。"这些数据说明中医针灸已经走向了国际，已经成为"世界针灸"，针灸是中医开启世界之门的敲门砖，可以成为中医药走向世界的助推器，以针带医、以针带药、以针带服务，推动中医药走出去，以中医针灸带动中华文化走向世界。

可以看出，中医针灸是鲜活的，是一个活态的非物质文化遗产，对它最好的保护就是在实践中发挥它的最大作用。随着2015年屠呦呦荣获诺贝尔生理学或医学奖，中医药在世界掀起新的热潮，推动中医药走向世界得到中国政府重视，我们倍受鼓舞。同时，我们也清醒地看到针灸发展面临严重的挑战，在中国国内，针灸服务模式不能满足临床的需求，一些针灸理论脱离临床实际，临床研究缺乏客观评价，基础研究成果未能转化，人才结构欠合理；在国际上，针灸发展面临着对传统针灸理论的挑战，发展的异化和去中国化，以及针灸立法的双刃剑，甚至国外学者对针刺疗法的起源、机制、效果提出异议等。如何发挥中医针灸的作用？我们行业人要创新发展针灸的理论体系、改变以疗法分科的服务模式、开展大样本临床验证性研究、加强针灸技师的培养，通过构建新的以穴位刺激为核心的体表医学体系，推动针灸未来进入家庭、进入社区，不仅在国内的健康服务业，也在国外的健康管理、研发产业中发挥重要作用和影响，使中医针灸在中医药医疗、保健、教育、科研、产业、文化和对外合作与交流这七个方面"七位一体"全面发展中发挥更大的作用。

随着我国政府文化遗产保护工作的加强，中国针灸学会作为国家级非物质文化遗产"针灸"项目和世界非物质文化遗产"中医针灸"项目的传承保护单位，在中医针灸的非物质文化遗产保护工作方面做了大量工作，并取得了可观的成就。如每年组织开展全国大学生针灸操作技能大赛、全国中青年针灸推拿学术研讨会、中医针灸临床特色疗法交流，以增强中青年人才的培养，增加中医针灸的代际传承能力；举办"国际针灸学术研讨会"、中国针灸学会学术年会等，加强中医针灸的学术交流；并开展了针灸鼻祖皇甫谧的祭拜与认同，以提升认知，凝聚行业共识。此外，每年还开展中医针灸申遗成功和"世界针灸周"的各种宣传纪念活动，如"中医药文化与养生保健巴黎展""中医针灸澳洲展""相约北京——中医针灸展"等，提高了针灸的国内外知名度。世界针灸学会联合会作为与世界卫生组织建立正式工作关系的非政府性针灸团体的国际联合组织，对于促进中医针灸学科发展，提升中医药在海外的接受度和影响力也具有重要的作用，如开展了"'一带一路'针灸风采行"、建设中医针灸专科和传承基地等活动，有力地宣传和促进了中医针灸的国际交流。

杨金生、王莹莹二位博士，有志于中医针灸的传承与保护工作，自 2005 年以来一直负责和参与针灸的申遗和保护项目，对非物质文化遗产的传承和保护有着较深的理解和经验，在文化部、国家中医药管理局、世界针灸学会联合会、中国针灸学会、中国中医科学院针灸研究所等多家单位的支持和课题资助下，他们组织编写了《中医针灸传承保护丛书》，包括:《中医针灸》《传承集粹》《文化养生》《经穴内涵》和《代表流派》。这不仅有助于提升中医针灸的认知度，也是我们对联合国教科文组织承诺的工作内容之一，对于"中医针灸"项目的传承保护具有重大意义。《中医针灸传承保护丛书》阐述历史悠久的中华文化和中医药传承记忆、独具特色的中医药文化和中医药认知智慧、科学实用中医药养生理念和保健常用技术，以及常见病自我养生调理的方法，是一套集文化性、知识性与实用性于一体的全面介绍中医药文化的书籍。在是书即将付梓之时，愿略数语以为序，勉励他们在非物质文化遗产中医针灸的传承和保护上，取得更加辉煌的成绩。

世界针灸学会联合会主席
中国针灸学会会长　　　　刘保延
中国中医科学院首席科学家

2017 年 2 月 18 日

前言

　　中华文化源远流长，中华医药博大精深。中国作为世界文明古国之一，在人类发展的漫漫历史长河中，形成和积淀了独具特色的中国传统文化。中医药文化是关于人与自然及生命与健康、疾病的独特认知智慧与结晶，是人类灿烂文明的重要组成部分，为人类的生存繁衍做出了重大贡献。中医药不仅是我国独特的医疗卫生资源、潜力巨大的经济资源、具有原创优势的科技资源，而且是重要的生态资源和优秀的文化资源。中医药以其独特的民族性、地域性、传承性、包容性和认同感在世界文化中独树一帜，成为中华文化走向世界的名片和向导。

　　联合国教科文组织设立《人类非物质文化遗产代表作名录》，其目的就是要确保文化特性、激发创造力和保护文化多样性，确保不同文化相互包容、相互尊重和协调发展，确保非物质文化遗产在国际社会的重要地位。所谓"人类非物质文化遗产"是指历史悠久、具有独特的文化价值和民族价值的文化遗产，它是一种荣誉性的称号，能够把某一个国家或地区的文化上升为全人类的文化遗产，彰显遗产持有者的国际地位，是国家在政治、经济、军事以外寻求大国地位的一种诉求方式。申报《人类非物质文化遗产代表作名录》不仅能被世界瞩目，还能被更好地保护传承。

中医药文化就是中华民族千百年来的医药保健的具体实践，是人们的情感认同和行为习惯的智慧结晶，它同儒家文化、道家文化和佛教文化一起，共同构成中华民族传统文化的主体。文化不简单是文字、语言和风俗、教化，更是一个国家和民族的灵魂。保护非物质文化遗产，是国家文化发展战略的重要内容，也是实施国家文化战略的重要途径和实施方式。2006 年 5 月 20 日，国务院公布了我国第一批《国家级非物质文化遗产名录》，包括民间文学、民间音乐、民间舞蹈、传统戏剧、曲艺、杂技与竞技、民间美术、传统手工技艺、传统医药、民俗 10 个门类，共 518 个项目。其中传统医药作为第九大类进入国家名录，包括"中医生命与疾病认知方法""中医诊法""中药炮制技术""中医传统制剂方法""针灸""中医正骨疗法""同仁堂中医药文化""胡庆余堂中药文化""藏医药"共 9 个项目，这不仅是我国文化事业的一件大事，凸显我国非物质文化遗产保护工作的里程碑意义，更是我国中医药事业的一件大事，昭示中医学是具有自然科学和人文科学双重属性的传统医学。由中国针灸学会和中国中医科学院针灸研究所联合申报的针灸项目成功入选。为有效保护和传承国家非物质文化遗产，鼓励和支持项目代表性传承人开展传承教习活动，针灸项目评选出了 2 位代表性传承人，分别为王雪苔和贺普仁，列入第一批国家级非物质文化遗产项目代表性传承人名单。

按照联合国教科文组织的《保护非物质文化遗产公约》中的表述，非物质文化遗产分为口头传说和表述，表演艺术，社会风俗、礼仪、节庆，传统的手工艺技能，有关自然界和宇宙的知识及实践 5 大类。2010 年 11 月 16 日，由中国申报的"中医针灸"项目正式通过联合国教科文组织保护非物质文化遗产政府间委员会审议，被列入《人类非物质文化遗产代表作名录》，"中医针灸"属于"有关自然界和宇宙的知识及实践"领域。按照《保护非物质文化遗产公约》和《申报指南》的要求，中国推荐了程莘农、贺普仁、郭诚杰、张缙 4 位为传承人代表。中医药承载并丰富了中华文化，是非物质文化遗产的典型代表，针灸是中医药的重要组成部分。中医针灸是在中国起源、形成、发展起来的一个具有悠久历史，带有鲜明中国文化特质并代代相传的传统医学知识体系，闪烁着中华民族关于人、自然界和宇宙关系的认知实践的智慧光芒，有着深厚的传统文化底蕴，是中华文化的重要组成部分，是人类非物质文化遗产中不可或缺的一部分。

传承是根，创新是魂，传承是非物质文化遗产保护的基本特点，而传承人是非物质文化遗产保护与传承的重要组成部分，是非物质文化遗产保护的核心载体。传承人担负着非物质文化遗产的保护与传播的权利与义务，在非物质文化遗产传承保护中充分发挥这一群体的作用至关重要。传承也是中医学术发展的规律，创新是维系中医学术发展的生命力。"中医针灸"的代表性传承人，或为国医大师、国医名师，或为国家级著名中医药专家，是将中医理论与当今临床实践相结合的典范，是中医学术和临床发展较高水平的代表。对传承人的学术思想和临证经验进行传承，不仅有助于推动中医针灸科学的思维、方法和工具的创新，也是中医药人才培养的重要途径。

中国针灸学会和中国中医科学院针灸研究所作为国家级非物质文化遗产"针灸"项目和人类非物质文化遗产"中医针灸"项目的传承保护单位，积极开展中医针灸传承保护工作，因此组织参加针灸申遗工作的专家团队和代表性传承人的学术继承人团队，联合编写了《中医针灸传承保护丛书》，包括《中医针灸》《传承集粹》《文化养生》《经穴内涵》《代表流派》等系列著作，以期推进对中医针灸非物质文化遗产的传承与保护。

为保持丛书的完整性，全面诠释中医针灸的文化内涵和学术特色，各分册将从不同角度进行描述，内容上各册之间略有交叉，以便读者全面理解和把握。

《中医针灸》主要介绍了中医针灸的历史渊源、传承发展、基本理论、器具模型、技术方法以及申遗和保护等内容，全面展示中医针灸的发展概况和基本内容。

《传承集粹》主要介绍了代表性传承人的学术思想、学术成果、临床经验、教书育人和医德医风等，全面展示中医针灸传承人的医源、医理、医术、医德和医脉。

《文化养生》主要介绍了历史悠久的中华文化、独具特色的中医药文化、常用养生保健技术和方法，全面展示"天人合一"的中医药认知智慧和养生理念。

《经穴内涵》主要介绍了经络穴位的起源演变、命名定位、功能作用以及经络挂图、针灸铜人、经穴歌诀等，全面展示经络穴位的文化内涵和传承印迹。

《代表流派》主要介绍了世界、国家、省级非物质文化遗产项目的代表性传承人以及国家级针灸学术流派和指导老师，全面展示针灸学术流派的认同感和归属感。

本书由文化和旅游部非物质文化遗产保护专项"中医针灸"项目和国家中医药管理局"中医药非物质文化遗产标准"课题资

助。本书在编写过程中，得到了文化和旅游部、国家中医药管理局、中国针灸学会、中国中医科学院针灸研究所和世界针灸学会联合会等单位的领导和专家的指导，在此对他们付出的辛苦劳动表示衷心的感谢。

仅以此书纪念"中医针灸"入选联合国教科文组织《人类非物质文化遗产代表作名录》！献给热爱健康、热爱中医针灸、热爱中华文化的人们！

《中医针灸传承保护丛书》编委会

2019 年 10 月于北京

目 录

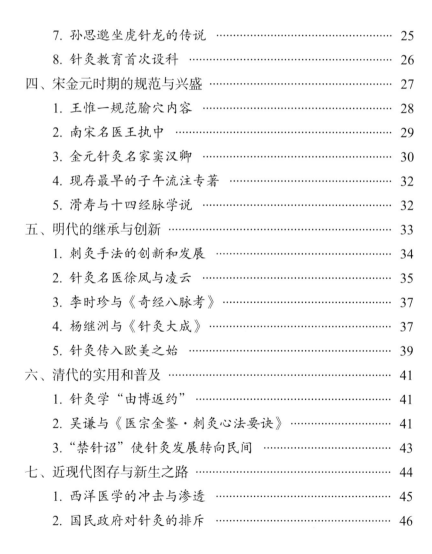

第十章　中医针灸"非遗"保护 ┈┈┈┈┈┈┈ 270

第一章

历史源流

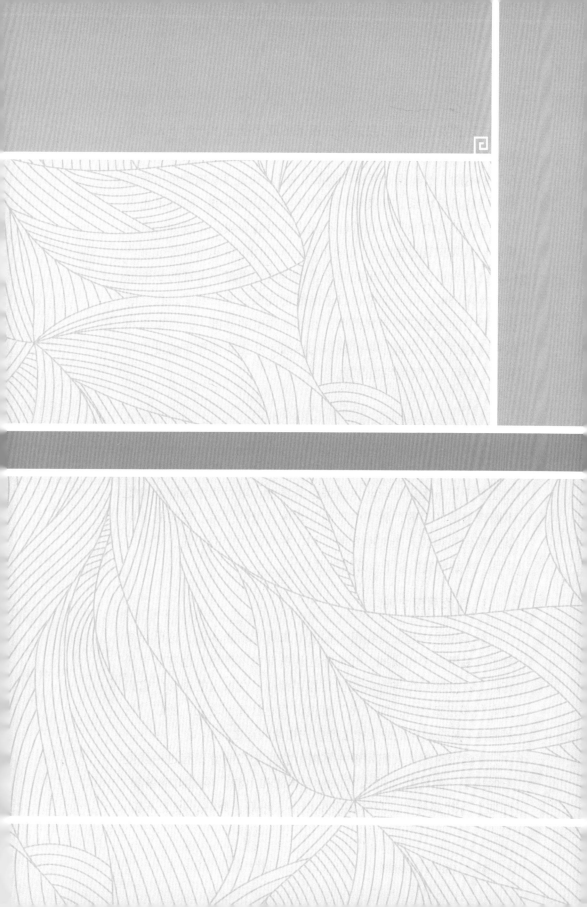

中医针灸的起源可以追溯到遥远的原始社会，产生于人类文明形成之初，并在医疗实践中不断提高和进步。从古籍记载"砭石"的运用，伏羲氏"尝百草而制九针"，到形成系统的经络理论和独特的诊疗体系，针灸经历了数千年的发展历史。成书于先秦时期的《黄帝内经》标志着针灸理论体系的形成，并成为一直指导后世临床实践的准绳，《针灸甲乙经》的问世标志着针灸成为一门独立的学科，代代相承的医家著作传承、积淀了丰富的学术思想和临床经验，使针灸学得以不断地提高和完善。到了现代，中医针灸又迎来了新的发展机遇，在继承传统的基础上，注重与现代科学相结合，取得了举世瞩目的成绩，并正实现着新的进步和突破，展示出广阔的发展前景。

一、中医针灸的起源

自从有了人类，就出现了医疗保健活动。中医针灸是中国人民在数千年与疾病进行斗争的医疗实践中，随着医疗保健经验的不断积累而产生的，属于中华民族集体智慧的结晶。它的起源可以追溯到遥远的人类文明发源之初，并与传说中的伏羲、黄帝等中华文明始祖发生着千丝万缕的联系。

1. 针灸萌芽之始

医学的最初起源，在很大程度上来源于动物本能，这已经得到了许多研究者的认同，针灸疗法的萌芽也不例外。也有学者研究认为：古代针具与古代微型兵器很相似，在古人的观念中它们具有祛邪逐鬼之功，而"火"也被认为有祛鬼邪之功，所以"祛邪逐鬼"观念应当是针灸疗法产生的初始因素之一。

在远古时代，人们发现并掌握针灸疗法之前曾经有过一段漫长的历史。原始社会的人类，由于居住在山洞，环境阴暗潮湿，再加上与野兽搏斗，身体多发生创伤、疼痛，此时，出于本能，他们很自然地会用手去揉按、捶拍疼痛不适的部位，或借助于石头、骨头之类的硬物去刺压或放血以减轻痛苦。《山海经》记载有"高氏之山，其上多玉，其下多箴石"，可见我们的祖先曾使用过针石进行治病，"针石"古代又称为"砭石""镵石"或"箴石"，较钝的砭石常用来按压、刺激穴位，而锐利的砭石则用来刺脓、放血。

灸法的形成与产生是在火的发现和使用之后（图1-1）。古人在煨火取暖的过程中，发现它能消除身体的某些病痛，或者由于偶然被火灼伤而解除了某些疾病，于是他们点燃树枝或干草，以烘烤来缓解身体的不适，并逐步学会用兽皮或树皮包裹烧热的石块、砂土进行局部热熨，这可能就是灸法的起源（图1-2）。在马王堆西汉墓出土的医书《五十二病方》中有这样的记载"燔陈刍若陈薪，令病者背火炙之"，意思是用干草或者干柴烧一堆火，然后让患者背对着火堆，烘烤背部，这是灸法早期应用的例子。最初，人们施灸多就地取材，经过长期的实践摸索，逐步选择了芳香、易燃、温通经脉的艾作为主要材料。

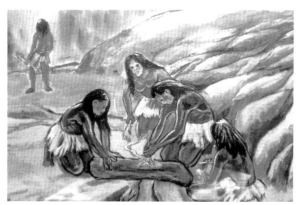

图1-1　远古时期，人们发明钻木取火，为灸法的产生提供了火要的条件

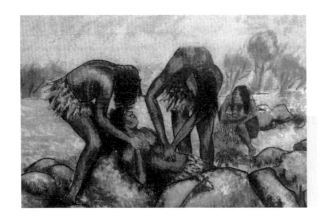

图1-2 新石器时期，人们用兽皮或树皮包上烧热的石块，在身体的病痛处热熨，以减轻痛苦

2. 伏羲、黄帝与针灸的传说

针灸疗法的起源由于实证资料的缺乏而被深锁在历史的重重迷雾之中，人们赋予了它们各种神秘的猜想。与中国传统技术文明的起源一样，针灸疗法的创始者也被追溯到上古神话传说中的某些人物身上，主要集中于伏羲（图1-3）与黄帝（图1-4）。

（1）伏羲

在中国古籍中有大量关于伏羲的神话传说。皇甫谧记载于《帝王世纪》中的"尝百药而制九针"的故事，便是关于伏羲创制九针的最早传说。宋代《路史》中亦记载伏羲尝百草，制针砭，治疗先民疾病。伏羲氏，在中国古代传说的帝王世系中被奉为"三皇之首""百王之先"，地位十分显赫。相传，伏羲根据天地间阴阳变化之理，创造了八卦，即以八种简单却寓意深刻的符号来概括天地之间的万事万物。他还模仿自然界中的蜘蛛结网而制成网罟，用于捕鱼打猎。伏羲的贡献很大程度上增强了当时的人们适应自然环境的能力，标志着中华文明的起始，因此他成为中华民族所敬仰的"人文始祖"，开创了中华民族古老而悠久的历史文明。

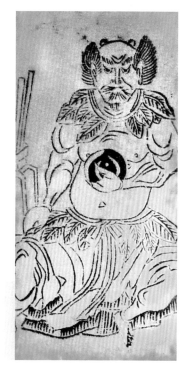

图1-3 伏羲画像

（2）黄帝

中医学最早的经典为《黄帝内经》，书名冠以"黄帝"之名，书中大部分内容是黄帝与岐伯、雷公等诸臣关于医理的问答，而且其中大量篇幅论述了针灸内容。可见，在古人心目中，黄帝与中医、针灸形成的关系十分密切。据《史记·五帝本纪》记载："黄帝者，少典之子，姓公孙，名曰轩辕。生而神灵，弱而能言，幼而徇齐，长而敦敏，成而聪明。"黄帝生长于姬水之滨，故改姓姬，因有土德之瑞，而土为黄色，故号黄帝。黄帝平定了蚩尤之乱，统一远古三大部落而成为中华民族第一个共主。他与臣民一起播百谷、植草木、创造文字、创医学、大力发展生产等，把先民们带进了文明社会，是中华文明承前启后的先祖（图1-5）。西晋皇甫谧所著《针灸甲乙经》序言中认为，黄帝咨询、访问岐伯、伯高、少俞等传说人物，从而产生了中医针灸。唐代著名医家孙思邈所著《备急千金要方》序言中亦记载了黄帝创制九针。

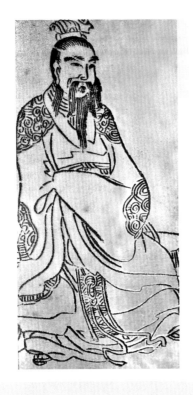

图1—4 黄帝画像

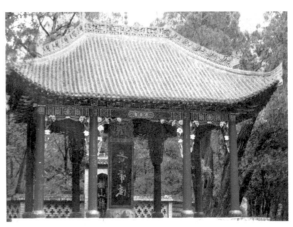

图1—5 黄帝陵是黄帝的陵墓，位于陕西黄陵县城北桥山，是中国历代帝王和华夏子孙祭祀黄帝的场所，号称「天下第一陵」（张立剑摄）

3. 灸、砭、针的来历

早在战国时期的《孟子》一书中就有使用艾灸治病的记载。1973年湖南长沙马王堆出土了大量的医学帛书，其中《足臂十一脉灸经》《阴阳十一脉灸经》是两种早期的经脉文献，它们记载有灸法而没有针法，如"病足小指废，膊（腨）痛……数癞（癫）疾。诸病此物者，皆久（灸）泰（太）阳（脉）"等；另一本出土医学帛书《五十二病方》中，载有"灸、砭、熨、熏"等多种外治法，也没有提及针法的内容，由此可推测灸法的历史可能更为悠久，可能要早于针法。

关于砭石，马王堆帛书《脉法》中指出：“用砭启脉必如式，痈肿有脓。”砭石是古人常用的医疗工具，砭刺痈脓、砭刺放血等治疗方法，在古文献中很常见。砭石是针具的前身，古代金属冶炼技术的发明，促进了针具的革新，由此产生了金属针。由于金属针具更锐利，使用起来更为方便，很快取代砭石成为刺疗的主要工具。《灵枢》首篇记载有“九针”的形制与作用，是现存记载金属针具的最早文献，针具的革新使得针法得到了很大发展，在《黄帝内经》时期已有五刺、九刺、十二刺等多种刺法。

关于灸、砭、针的形成与地理位置的关系，在《素问·异法方宜论》中有详细记载（图 1–6），如艾灸来源于北方，砭石来源于东方，九针来源于南方。古代医家认为，因生活所处地域不同，人们的生活方式和饮食习惯有很大差异，导致各地人群体质、疾病很不一样，临床治疗方法也各有区别，由此，因地制宜形成了灸、砭、针等多种治疗方法。

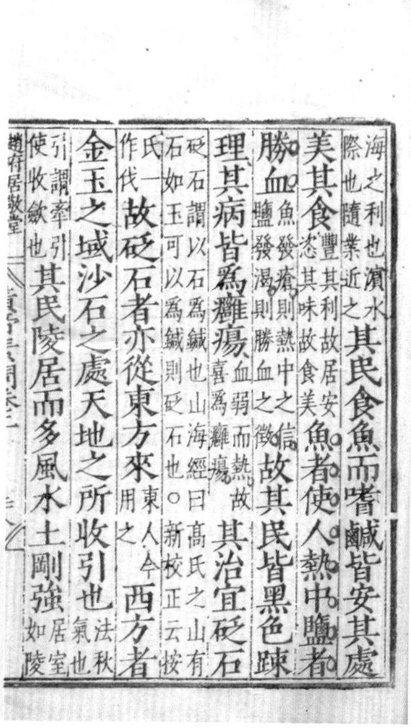
海之利也濵水際也隨業近之其民食魚而嗜鹹皆安其處美其食豐其利故居安恣其味故食美魚者使人熱中鹽者勝血魚發瘡則熱中之信鹽發渴則勝血之徵故其民皆黑色踈理其病皆爲癰瘍血弱而熱故喜爲癰瘍其治宜砭石砭石謂以石爲鍼也山海經曰高氏之山有石如玉可以爲鍼則砭石也○新校正云按氏一作伐故砭石者亦從東方來東人今用之西方者金玉之域沙石之處天地之所收引也法秋氣也引謂牽引使收斂也其民陵居而多風水土剛強居室如陵

图 1–6　砭石起源地文字记载（引自《素问·异法方宜论》）

二、战国至秦汉的形成之初

战国至秦汉时期是中医针灸形成的重要阶段。扁鹊、涪翁、华佗等许多家喻户晓的名医均擅长针灸治病，成为这一时期的代表性医家。更重要的是，中医最早的经典《黄帝内经》也在这时问世，其中包含了大量的针灸内容，这标志着中医针灸理论体系的最终建立，并一直成为后世医家所遵从的准绳，为中医针灸的发展奠定了坚实的基础。

1. 扁鹊针砭治病的故事

扁鹊，名秦越人，相传为春秋末至战国初（约公元前 5 世纪）勃海郡鄚州（今河北省任丘市）人（图 1-7）。他是一位带有传奇色彩的名医，精通内外、妇产、小儿、五官、针灸各科，特别在望诊和切脉方面有高深的造诣，因其高超医术受到后人的崇拜与尊敬。他是医学史上第一个被列入史传的医学家，《史记·扁鹊仓公列传》记载扁鹊少年时遇长桑君为其传授秘方，从而能隔墙视物，透视人体疾病，具有出神入化的望诊技术。扁鹊擅长运用针砭、火灸、按摩等多种方法治疗各种病症，许多危重疾病经他治疗后往往能够逢凶化吉。

司马迁在《史记》中曾记录扁鹊治病的三则病例，成为家喻户晓的佳话，也是他高超医术的极好印证。一是扁鹊治虢太子尸厥：有一次，扁鹊和弟子子阳、子豹等人路过虢国，见那里的百姓正在进行祈福消灾的仪式，就上前询问，宫中喜好方术的侍从说，太子死了已有半日了。扁鹊问明详细情况，认为太子患的只是一种突然昏倒不省人事的"尸厥"症，并很有把握地认为通过自己的治疗一定能使虢太子苏醒。扁鹊叫弟子子阳磨制针石，在太子头顶中央凹陷处（即如今的百会穴）扎了一针，过一会儿，太子就苏醒过来了。接着，扁鹊又叫弟子子豹在太子两胁下做药熨疗法，不久，太子就能坐起来了。再服用了二十天的汤药，虢太子就完全恢复了健康。从此以后，天下人都流传扁鹊有"起死回生"之术。二是扁鹊诊视赵简子：晋国赵简子突然病倒，五天不省人事，许多大夫都束手无策时，扁鹊诊视后预料其不出三日醒，后来果然二日半就醒了。三是齐桓侯讳疾忌医：扁鹊通过望诊认为齐桓侯身体有病，提醒他及早治疗，但齐桓侯不听扁鹊多次的劝告，最后导致疾病深入骨髓，无法医治而死亡。

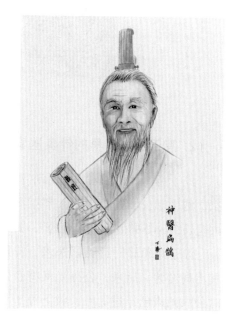

图1-7　扁鹊画像

　　扁鹊一生云游行医，走邯郸，过洛阳，入咸阳，足迹遍及黄河中下游地区，医疗活动遍及春秋战国时期的齐、赵、魏、韩、周、秦等国。扁鹊每到一地，都注意了解当地的习俗和多发病、常见病，并随当地习俗而变化。如他到邯郸时，当地以妇人为贵，他就多为妇女治病；到洛阳时，当地人敬爱老人，他就多为老年人治病；到咸阳时，当地重视小孩，就多为小儿治病。晚年时，他在秦国为秦武王治病，受太医令李醯忌妒，最后被李派人杀害（图1-8）。

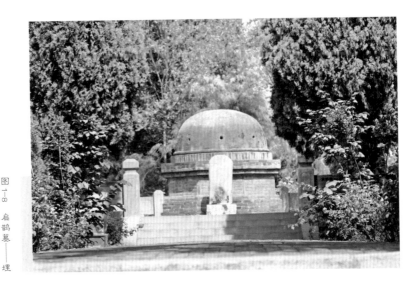

图1-8 扁鹊墓——埋葬扁鹊头颅的地方（张立剑摄于河北省内丘县扁鹊祠）

2. 淳于意与最早的针灸医案

淳于意，西汉临淄（今山东省淄博市）人，西汉初期著名医家，约生于公元前205年，卒年不详。因做过主掌租税及俸禄的太仓长，故尊称他为"太仓公"，简称"仓公"（图1-9）。

淳于意年轻时喜钻研医术，曾拜公孙光为师，学习古典医籍和治病经验。后来，公孙光又将仓公推荐给临淄的公乘阳庆，当时公乘阳庆已年过七十，收下淳于意为徒，并将珍藏的古代医书以及诊断治疗疾病的方法传给他。3年后，淳于意出师四处行医，足迹遍及山东。

淳于意诊断、治疗疾病时，十分注意详细记录病案，这是他在医案记录方面的创造性贡献。他将典型病例进行整理，著有中国医学史上第一部医案——《诊籍》。病案格式一般包括病人的姓名、年龄、性别、职业、病名，诊断、治疗、疗效等，从中也能反映淳于意的医疗学术思想和治病经验。后来，史学家司马迁将淳于意的《诊籍》写进了《史记·扁鹊仓公列传》，得以使这部中医历史上最早的医案一直流传至今。《史记·扁鹊仓公列传》所记载《诊籍》中的病案共计25个，有15个进行了治疗，其中有两个使用针刺，两个使用灸法，这是现存最早的针灸医案。

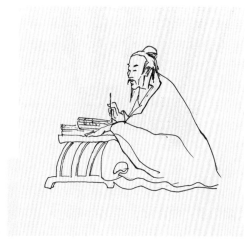

图1-9 仓公画像

　　淳于意行医民间，对患者一视同仁、不分富贵贫贱，因不能做到每次都为富豪权贵出诊行医而得罪了他们，被官府押往京都长安受肉刑。其小女缇萦毅然随父进京，上书汉文帝，陈述父亲廉明无罪，自己愿意身充官婢代父受刑，这就是历史上著名的"缇萦救父"的故事。据秦汉时期文献记载，淳于意是带徒较多的一位医家。淳于意在当时社会的影响和名望，从东汉张仲景《伤寒杂病论》序文中可窥见一斑："上古有神农、黄帝、岐伯……，中世有长桑、扁鹊，汉有公乘阳庆及仓公，下此以往，未之闻也。"

3.《黄帝内经》与针灸理论体系构建

　　《黄帝内经》（简称《内经》）是最早的中医经典著作，其成书于战国时代，西汉刘向、李柱国等校书时，进行了第一次整理。《内经》由《素问》《灵枢》两部分组成，保存了大量先秦古医书的思想和文献，对战国至秦汉时期的针灸医疗经验进行了全面、系统的总结（图1-10）。

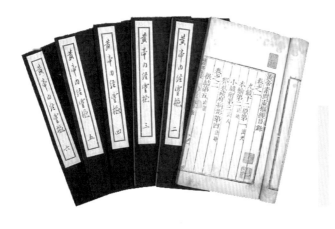

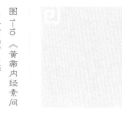

图一10 《黄帝内经素问
灵枢合编》书影

（清刊本，由中国中医科
学院田从豁先生提供）

　　1973 年，长沙马王堆 3 号汉墓出土的《足臂十一脉灸经》和
《阴阳十一脉灸经》是迄今发现的最早的经脉文献，它反映了经络
理论的早期形态面貌。出土经脉文献论述了十一条脉的循行分布、
病候表现和灸、砭法治疗，这十一脉的起点多在腕踝部附近，并
大多是向心循行、彼此不连贯，也很少与人体内在脏腑相属络，
有的脉甚至只有起点与终点两点连一线的简单形式。《内经》中的
《灵枢·经脉》集中论述了十二经脉的内容，它与马王堆出土经脉
文献有着明显的继承和发展关系，从中可以看出经脉理论在早期
有一个较长的形成演变过程。自从《灵枢·经脉》建立了十二经
脉循环流注的理论模式以后，才标志着经脉理论体系的最终建立
与形成。

　　《灵枢·经脉》的经脉理论，由出土经脉文献的十一脉模式发
展为十二经脉气血循环模式，理论体系趋于由简单、朴素的初始
阶段发展得周密、完美，从而不但成为针灸诊察病变、阐释病理、
决定治法、实施针灸治疗的核心理论，而且也是中医阐释人体生
理病理基本理论中的重要组成部分。《灵枢》对针法的论述，强调
了守神、候气的重要性，并提出了多种针刺方法，还详细介绍了
针具的形制与使用、针刺部位、深浅、禁忌、针刺与四时的关系，
为后世针灸学的发展奠定了坚实的基础。对腧穴理论而言，《内
经》已经出现了约一百六十个腧穴，但其中的一些腧穴只记载了

具体部位，并没有特定的命名。

4. 最早的腧穴专著《黄帝明堂经》

《黄帝明堂经》又名《明堂孔穴针灸治要》，是针灸的重要文献，它的问世标志着继《内经》以后腧穴理论有了很大发展，约成书于西汉末至东汉延平年间（前138—公元106），但在宋以前就已经佚失。

《黄帝明堂经》博采汉代及汉以前包括《内经》在内的医书中的大量针灸文献，对腧穴的名称、部位、主治病症及刺灸法诸方面进行了首次系统的总结。该书在腧穴定位、主治等方面比《内经》更为全面和详细，增补了不少《内经》中未载的穴位名称，将《内经》中所载的一些针刺部位落实到具体腧穴上，还详细地记述了腧穴的归经及交会关系，明确了腧穴与经络的联系。此外《黄帝明堂经》一书还记述了腧穴的针刺深浅、留针时间和施灸壮数，将腧穴的针灸方法具体化，对临床具有指导意义。《黄帝明堂经》是针灸腧穴发展历史上的一座里程碑，对后世腧穴学的发展产生了十分重要的推动作用。

魏晋时期的《针灸甲乙经》最早引录《黄帝明堂经》一书的内容。值得一提的是，在中国敦煌出土的古代医学卷子中，有3片针灸腧穴文献残页，现藏于俄罗斯艾尔米塔什博物馆。日本小曾户洋在影印的《小品方·黄帝内经明堂》一书及马继兴的《敦煌古医籍考释》中均确认为《黄帝明堂经》残片。

5. 涪翁与郭玉

涪翁，东汉初年针灸医家。据《后汉书·郭玉传》记载，他是古代一位隐姓埋名的民间医生，喜欢游历各地行医，还经常钓鱼于涪水之上。因为人们不知道他出生于什么地方，只见他常在涪水边捕鱼钓鱼，于是就称他为涪翁。涪翁医术精湛，诊脉如神，用针奇效，遇有疾痛患者，便随时扎针治疗，几乎都是手到病除，在当地享有很高的威望，深受人们的爱戴。在诊疗之余，他还撰写了《针经》《诊脉法》等书，均佚。

有位叫程高的年轻人，非常诚心地拜涪翁为师，待程高求教多年，涪翁才同意把医术传授给他。程高获得了很好的医术，也隐藏行踪，专心给人治病而不去做官，后来程高也带了一个徒弟，名叫郭玉，郭玉跟随程高习医，并得到了涪翁、程高两人的治病经验。

郭玉，在东汉和帝时期（89—105）官至太医丞，善于诊脉与针灸。汉和帝想考验他的医术到底如何，故意试着让手腕长得白嫩柔美的一名后宫宠臣与一位女子混杂置身于帷帐里，让郭玉分别给他们诊脉，问他帷帐中人的病痛是什么，郭玉很快分辨出两人的性别，汉和帝不由得连连赞叹叫好。郭玉还富有怜悯之心，治疗疾病不分贵贱、尊卑，均一视同仁，尽心尽力。

涪翁、程高、郭玉都是东汉时期精通方术、脉理、针灸的著名医生，他们用自己精湛的医术为人们解除病痛，以及恢复健康做出了贡献。针灸发展史上正因为有一代代像他们这样的医家，才得以薪火传承和不断发展。

6. 华佗与夹脊穴

华佗，字元化（约145—208），豫州沛国谯县（今安徽省亳州市）人，东汉末年名医（图1-11）。华佗精通内、外、妇、儿、针灸各科，外科尤为擅长，与董奉、张仲景并称为"建安三神医"。华佗通过潜心钻研前代医学典籍，在实践中不断进取和积累，使其医术高超。当时，中医学已取得了一定的成就，《内经》《八十一难经》《神农本草经》等医学典籍相继问世，望、闻、问、切四诊方法和导引、针灸、药物等诊治手段已经确立和运用，为华佗精心研究医学提供了良好的基础。

华佗曾先后几次拒绝做官，只愿做一个平凡的民间医生，以自己的医术来解除病人的痛苦。他乐于接近群众，足迹遍及江苏、山东、安徽、河南等地，深得群众的信仰和爱戴。他在临症诊治中，曾取得了许多医学成就，其中最著名的是创制麻沸散来施行腹腔手术。后世人们常以"华佗再世""元化重生"来称赞医术好的医家，足见其影响之深远。

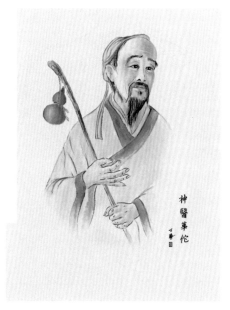

图1-11 华佗画像

曹操早年得了一种头风病，每次发作均头痛难忍，请了很多医生治疗，都不见效，听说华佗医术高明，曹操就请他医治。华佗只给他扎了一针，头痛立刻停止。曹操就强迫华佗做自己的侍医，供他个人使唤。华佗禀性清高，不愿做这种形同仆役的侍医，执意离去。曹操几次催他回来，华佗推说妻子病得厉害，不肯回来。为此，曹操派人把华佗抓到许昌为他治病。华佗在诊断后，认为曹操需要施行开颅手术，曹操一听，勃然大怒，认为华佗要谋害他，就把这位在中国医学上有杰出贡献的医生杀害了。

华佗对针灸的运用有其独到之处，针刺治疗时，取穴少而精，只针一两个穴位。当病人告诉他针感到了时，随即起针，他治疗曹操的头风病就是一个典型的案例。运用灸法时，也是灸一两个穴位，治疗效果往往都立竿见影。华佗还创用了夹脊穴（图1-12）"点背数十处，相去一寸或五寸……灸处夹脊一寸上下"，现在针灸临床上广泛应用的背俞穴治病，就是继承了华佗的宝贵针灸经验。

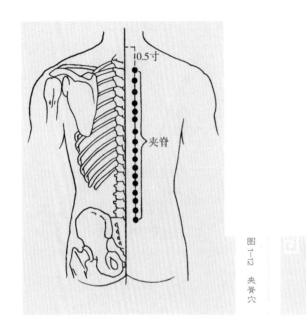

图1-12 夹脊穴

7. 针药并用的医圣张仲景

张仲景（约150—219），东汉名医，被后人尊为医圣（图1-13）。东汉末年是一个时局动荡、战乱频繁、民不聊生、灾疫肆虐的年代，成千上万的人被病魔吞噬，造成了"十室九空"的空前劫难，这就是南阳人张仲景生活的年代。

据文献记载，张仲景举孝廉，进入官场，曾被派往长沙做太守。他在做官期间依旧为百姓治病，每月初一、十五两天公开坐堂应诊，这一举动被传为千古佳话。后来，为了纪念张仲景崇高的医德和高超的医术，许多中药店都冠以"某某堂"之名，并把坐在药铺里诊病的医师称为"坐堂医"，这种称呼一直沿用至今。

据《伤寒杂病论》张仲景自序记载，十年间其家族因患病死亡有三分之二之多，于是他感伤于疾病肆虐生命之残酷，从此勤求古训，博采众方，广泛搜集治病的有效方药，其中包括针刺、灸烙、温熨等多种外治法，积累了大量资料，加上临床实践中的丰富经验，写出了《伤寒杂病论》。该书确立了中医"六经辨证"的纲领，将外感病依据其不同发展阶段所表现的症状，分为六种类型：太阳病、阳明病、少阳病、太阴病、少阴病、厥阴病，开创了中医辨证论治的先河，其理、法、方、药完备，形成了独特的中医学辨证论治的理论体系。

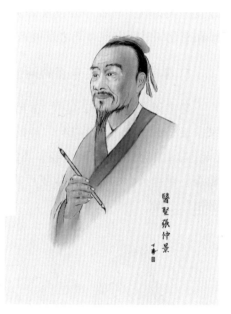

图1-13 张仲景画像

《伤寒杂病论》对于针灸的论述也有其独到之处，反映了作者的针灸学术思想。张仲景认为针灸与药各有所长，两者合用，相得益彰。他在针灸的操作上使用了针刺、温针、烧针（火针）、灸、熏、熨等方法，为了提高疗效，主张把药物、针、灸等方法结合起来使用。在有效运用针灸治病的同时，还特别指出了针灸的治疗禁忌，《伤寒杂病论》书中有关误用温针、火针、艾灸、熨等火法所致"火逆证"的条文达十余条。

三、魏晋隋唐时期的迅速发展

魏晋隋唐时期，前后历经近七百年，针灸进入迅速发展时期，呈现一派繁荣景象，起到了承前启后的作用。这一时期具有诸多鲜明的特点：如针灸专著《针灸甲乙经》的问世，确立了针灸成为一门独立学科；灸法的研究和应用得到充分的重视，还出现了人体腧穴灸疗图谱；政府创办的学校式教育逐步兴起，唐太医署设置针灸为独立科目，开创了针灸学校教育之先河；针灸对外传播在南北朝时期出现并随之发展繁荣等。

1. 皇甫谧与针灸专著的问世

皇甫谧（215—282），生活于魏晋时期，他既是著名的文学家，又是医学家（图1-14）。他的医学著作《针灸甲乙经》是将《灵枢》《素问》《黄帝明堂经》类编为一书，是现存最早的针灸学专著，对针灸学的发展产生了巨大影响，因此皇甫谧又有"针灸鼻祖"之称。

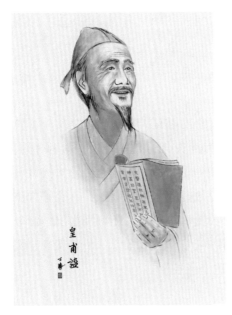

图1-14 皇甫谧画像

皇甫谧身体素质不佳，40岁时患上了风痹病，十分痛苦，在长期与疾病做斗争的过程中，他充分认识到医学的重要性。抱病期间，皇甫谧读了大量的医书，尤其对针灸十分感兴趣。但是随着研究的深入，他发现以前的针灸书籍深奥难懂而且错误百出，十分不便于学习和理解。于是他悉心钻研《素问》《灵枢》《明堂孔穴针灸治要》等书，加以综合比较，"删其浮辞，除其重复，论其精要"，并结合自己的临证经验，终于写出了一部针灸学专著——《针灸甲乙经》（图 1-15 ）。

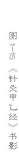

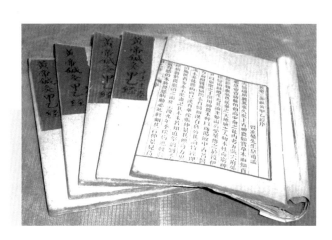

图 1-15 《针灸甲乙经》书影

《针灸甲乙经》简称《甲乙经》，约成书于三国时期魏甘露元年（256）以后，原书共 10 卷。这种最古的十卷本，是用天干字序即甲、乙、丙、丁……来区分卷次，这也是"甲乙"一称的由来。《甲乙经》问世后，南北朝时期将原书的十卷析为十二卷，后辗转流传，几经校定整理和翻刻。魏晋之前的大量医学文献，有关针灸理论与技术的内容多为综合性医著的相关篇章，即使有专门论述针灸的医籍，也已散落残佚或不成系统。直至魏晋时期皇甫谧编撰的《针灸甲乙经》问世，才使中国医学史上有了最早的、体系最为完备的针灸学专著，这标志着针灸成为专门学科，为后世针灸学发展奠定了坚实的基础。

《针灸甲乙经》内容包括脏腑、经络、腧穴、病机、诊断、治疗等方面，书中校正了当时的腧穴总数为349个，记述了各部位穴位的适应证和禁忌证，说明了各种操作方法。该书集晋代以前针灸学之大成，它为针灸医生提供了临床治疗的具体指导和理论根据，被历代针灸教学当作教科书来使用，在针灸发展史上起了承前启后的作用，是针灸学发展史上重要的里程碑。唐代医家王焘评它"是医人之秘宝，后之学者宜遵用之"。该书也传到国外，受到各国，特别是日本和朝鲜的重视。

2. 葛洪与灸治急症

葛洪（281—341），字稚川，号抱朴子，丹阳句容县（今江苏省句容市）人，东晋著名道学家和医学家。葛洪不仅在临床急症医学方面做出了突出的贡献，而且他的聪慧睿智帮助他开拓了医学新领域，他炼丹采药，隐逸求仙，在中国古代制药化学领域做出了贡献。

葛洪一生颇具传奇色彩，他在行医、游历的过程中，收集和筛选了大量救急用的方子，编成了非常实用的医学著作《肘后救卒方》，又名《肘后备急方》，顾名思义是可将其备在肘后（即带在身边），随身应急救治疾病。该书内容尤其强调灸法的运用，用浅显易懂的语言，清晰明确地注明了各种灸法的使用方法，体现了葛洪为方便百姓治病的良苦用心。葛洪的妻子也精通灸治，为著名的女灸法家鲍姑，长期与丈夫葛洪在广州罗浮山行医炼丹，擅长以艾线灸治赘疣和赘瘤而闻名。

《肘后备急方》是一部以治疗急症为主的综合性医书，从操作简便、易于取材的角度出发，许多病症采用灸法治疗，书中录有针灸医方109条，其中99条为灸方，占到针灸医方的百分之九十以上。他对灸法治病的临证选穴、操作方法、治疗效果和禁忌等都做了详尽的阐述，并开创了隔物灸法，大大丰富了灸法的理论与实践。

3. 徐氏针灸世家

据史料记载，南北朝时期，以医学立业的徐氏家族，是中国较大的家族针灸派系，先后诞生了徐熙、徐秋夫、徐道度、徐文伯、徐嗣伯、徐之才等 7 代共 12 位名医。徐氏针灸世家传人，均精通医术，在当时享有较高的声誉，南北朝时期的史书相继记载了他们的医学活动，在中国医学发展史上占有一席之地。

创始人徐熙原籍山东，后寄籍江苏，任南朝宋濮阳太守。一天，有位道士口渴求饮，徐熙热情地招待了他。道士临走时，留给他一个葫芦，并说："君子孙宜以道术救世，当得二千石。"徐熙打开一看，是《扁鹊镜经》一卷，从此开始精心研读，便修得了高超的医术。

在徐氏家族中，擅长针灸的以徐秋夫与徐文伯两位最为有名，史书上记载了较多有关他俩运用针灸治病的故事，广为人知的有"徐秋夫针刺疗鬼"和"徐文伯泻三阴交下胎"。徐秋夫，为徐熙之子，官至射阳令，徐秋夫继承其父的治病方法和经验，临证疗效显著，是一位著名的针灸医家。而徐文伯，是徐道度的儿子，曾官至太守，也精通医学，擅长针灸。南朝宋后废帝时期（473—476），有一次后废帝与文伯同游，恰好碰上一孕妇，文伯通过泻足太阴、补手阳明后使她分娩出一男一女。此处泻足太阴是指泻三阴交穴，补手阳明是指补合谷穴。

4. 针灸对外传播的萌芽与发展

随着海陆交通的逐渐发达，促进了中国对外经济、文化交流的发展，医学也随之向外传播，南北朝时期针灸主要传播至邻近的朝鲜和日本等国，这是其外传的初始阶段。公元 500 年，针灸的内容传到了日本，这缘于一位日本旅客在中国得到了《肘后备急方》，并将其带回了日本。公元 514 年，中国南朝梁武帝派工匠、画师、医师赴朝，将传统的医疗技术，包括针灸术传到了朝鲜。公元 552 年，中国以《针经》赠予日本钦明天皇，几年后苏州人知聪携带《神农本草经》《脉经》《明堂图》等赴日本，途经朝鲜半岛居留一年传授中国医学，这对朝鲜、日本医学，尤其是针灸的发展产生了重要影响。

隋唐时期，朝鲜、日本多次派人来中国学习，中国也派医师去两国传授医学，促进了中医针灸在两国的进一步传播和发展（图1-16）。如在公元608年，日本天皇派遣医师惠日、留学生福因等来中国学习医学（包括针灸），历时15年，学成返回日本，并带回了大量医学著作和医疗经验，其中有丰富的针灸内容。中国的医学典籍，如《针灸甲乙经》《诸病源候论》《备急千金要方》《千金翼方》《外台秘要》等，随着使者、留学生的友好往来，源源不断地流入朝鲜和日本，据日本藤原佐世所编《日本国见在书目录》中记载，当时所存中医药书籍已达了百余部。由于受中国隋唐文化的影响，中国的医事制度也为他们所接受和效仿。

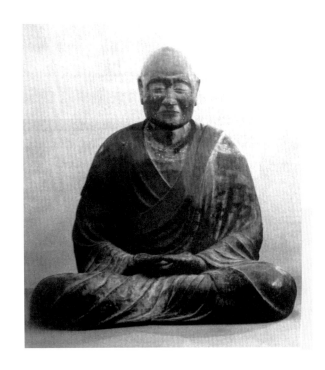

图1-16 鉴真像

唐天宝二年（743年），鉴真大师率弟子东渡日本，携带《黄帝内经太素》等医学著作与诸多药物，极大地促进了日本针灸学的发展

这一时期，中国医学处于领先地位，中医针灸也比以往任何时候都繁荣，除对朝鲜、日本的影响很大外，对东南亚、西亚的一些国家如越南、印度以及阿拉伯诸国都有一定的影响。中国医学在对外交流的过程中，也汲取了其他国家的一些医学理论和临床经验，这种相互间的交流和促进，也不断丰富和发展了中国医学。

5. 唐代灸疗专著与图谱

灸法自魏晋以来发展迅速，至唐代得到普遍重视。灸法的临床运用范围不断扩大，广泛用于治疗各类疾病，在长期医疗实践中积累了丰富的经验，出现了大量灸法治病的专著和灸疗图谱。在甘肃省敦煌市莫高窟千佛洞中发现的唐人写绘的针灸残卷，包括《灸法图》和《新集备急灸经》，二者是现存最早的绘有腧穴图谱的灸疗专著。《灸法图》原卷现收藏于英国伦敦不列颠博物馆（图 1-17），"书中分段论述各类病症名称、症状及其所应用的灸穴及壮数，每段文字之后，均绘有人体正面或背面的全身图。图上点记灸穴，图的左右两侧标以穴名（或部位名），文图相兼，亦无篇目及图名。各图的外形轮廓均相似，图中的穴位少则 5～6 穴，多则 10 余穴"。《新集备急灸经》残卷，现藏于法国巴黎国立图书馆，据中国中医科学院马继兴研究员考证，该书刊刻年代至少要早于公元 861 年以前，是一部作为普及用的通俗灸法图解著作。上述两残卷文图对照，简明通俗，具有唐代早期灸法的特点，反映了隋唐前后灸法的兴盛和对灸法的重视，它们的重新发现对于我们考察唐以前灸疗取穴、同名异穴等内容提供了极为珍贵的资料。

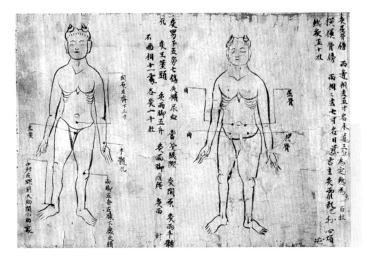

图1-17　敦煌卷子《灸法图》

6. 唐代针灸名医甄权

甄权（约540—643），唐代著名针灸医家，精于针灸临床治病，同时他在脉理方面的造诣也很深。他因母亲常年体弱多病，所以与弟弟甄立言一道潜心学医。

隋开皇初年（581年），甄权曾官至秘书省正字，后来称病辞职，专心研究医学，广泛涉猎方书，并行医济世，经他救治的病人很多。甄权著有《针经钞》《明堂人形图》《针方》及《脉经》（均已佚失），在唐代孙思邈的《备急千金要方》《千金翼方》和王焘的《外台秘要》以及宋代的《铜人腧穴针灸图经》等书中，都能看到一些有关甄权学术思想及临床经验的论述。

据《旧唐书·甄权传》记载：鲁州（今山东曲阜）刺史库狄嵚在一次练习射箭的时候扭伤了肩部，不能挽弓射击。他找了很多名医治疗，但都不见效，最后找到了甄权。甄权治病非常独特，他所选择的穴位都和前几位名医一样，但有一点特殊，就是在他针刺的时候，要求库狄嵚保持原来射箭的姿势，结果一扎针，库狄嵚的肩病很快就好了。甄权由此一举成名，他治疗疾病多半如此效如桴鼓。

甄权不仅针术娴熟、朝野闻名，还精通颐养摄生之术，深知吐故纳新是健身延年的有效方法，并主张饮食清淡，可使胃气调和，增长精气。在他103岁那一年，也就是贞观十七年（643年），唐太宗李世民亲临他家，请教有关药性及养生方面的道理，于是他就将所著的《药性论》呈上，唐太宗授他为"朝散大夫"，并赐他寿杖衣物。

甄权在针灸上的另一贡献，就是他绘制了经络腧穴图，即《明堂人形图》，该图分成"仰人""伏人""侧人"三幅，为后世经络腧穴图的发展奠定了基础。

7. 孙思邈坐虎针龙的传说

唐代名医孙思邈（581—682），被后人尊称为"药王"，对中医药学的发展做出了突出贡献（图1-18）。唐高宗永徽三年（652年），孙思邈分类编纂成医学巨著，取名《备急千金要方》，孙思邈认为"人命至重，有贵千金，一方济之，德逾于此"。此书集唐代以前医药学之大成，被誉为中国最早的一部临床医学百科全书，晚年他又编成《千金翼方》，以弥补《备急千金要方》的不足，两书各三十卷。

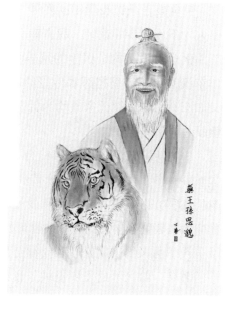

图1-18 孙思邈画像

主张针灸药并用是孙思邈医学思想的特色之一,他说:"若针而不灸,灸而不针,皆非良医也;针灸不药,药不针灸,尤非良医也。"故在临证时,对许多疾病,孙氏都是针、灸、药兼施,并取得良好疗效。

相传孙思邈曾用串铃撑住虎口,拔除了老虎喉中的骨刺,从此老虎成为他的坐骑。传说他还坐在虎背上,用针灸术治愈了龙王的顽疾,龙王病好之后,就为人间行善,并施和风细雨。这种生动形象的民间传说,表达了人们对孙思邈精湛医术和高尚品德的赞颂和崇敬。民间流传的孙思邈坐虎针龙的木雕,就是以这一题材为基础而创作的神龛,许多医生家中或药店都会供奉它。

孙思邈在"以痛为腧"的理论启发下,将随压痛点所取腧穴命名为"阿是穴",给腧穴的种类增添了新的内容,他也收集了一些经外奇穴,并且介绍了同身寸法(以身体的某些部位来作为折量取穴的标准),至今仍被广泛运用于临床。孙思邈还在甄权《明堂人形图》的基础上,绘制了中国医学历史上第一套彩色人体经脉腧穴图——《明堂三人图》。

8. 针灸教育首次设科

针灸教育是针灸学不断发展与传播的手段,也是培养针灸专业人才不可缺少的途径。魏晋南北朝以前,中国政府尚未设立专门的医学教育机构,医生的培养主要通过师承家学或自学成才。如东汉初年的涪翁把医术传授给了弟子程高,程高又传与郭玉,又如李亮父子、徐氏家族均为针灸世家的典范,皇甫谧则属于自学成才的针灸名医名家。

南朝刘宋元嘉二十年(443年)太医令秦承祖奏请朝廷设置医学教育一事,改变了以师承家传和自学成才为主的民间教育形式。隋代在官方医学教育中开创和发展了学校式的医学教育,在京城建立太医署为全国最高的医政管理机构,太医署掌管着医学教育,针灸教学由医博士兼任。唐代社会的经济文化发展达到历史上空前的繁荣,给医学的发展提供了良好的基础和条件,唐太医署的医学教育在设置、规模、制度上得到很大发展和完善，正式分为医学和药学两部分，医学又设医、针、按摩和咒禁 4 个科目。直到此时，针灸才首次在官方医学教育中作为独立的科目被设置，为针灸学校教育开了先河（图 1–19）。

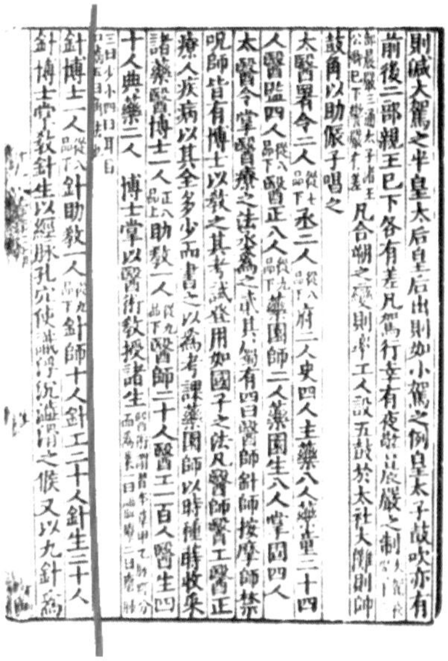
則減大駕之半皇太后皇后出則如小駕之例皇太子鼓吹亦有
前後二部親王已下各有差凡駕行幸有夜警晨嚴之制
凡合朔之變則率工人設五鼓於太社大陳則帥
鼓角以助侲子唱之
太醫署令二人丞二人府二人史四人主藥八人藥童二十四
人醫監四人醫正八人藥園師二人藥園生八人掌固四人
太醫令掌醫療之法丞為之貳其屬有四曰醫師針師按摩師禁
呪師皆有博士以教之其考試登用如國子之法凡醫師醫工醫正
療人疾病以其全多少而書之以為考課藥園師以時種蒔收采
諸藥醫博士一人助教一人醫師二十人醫工一百人醫生四
十人典藥二人　博士掌以醫術教授諸生
針博士一人針助教一人針師十人針工二十人針生二十人
針博士掌教針生以經脉孔穴使識浮沉澀滑之候又以九針為

图 1–19　唐太医署设针科（引自《唐书·职官志》）

唐代及唐以后官方针灸教育逐渐规范化、系统化，教育制度日臻完善，理论学习、临床实践以及考试制度具备了一定的形式与标准，为针灸知识的更好传播和针灸人才的培养起到了关键作用。

四、宋金元时期的规范与兴盛

宋金元时期，针灸学继续发展和繁荣。北宋时期（960—1127），皇帝尤其是宋太宗和宋仁宗非常重视中医针灸，这对针灸学的发展起了很大的促进作用。政府注重针灸腧穴定位、归经、主治的规范，为了纠正之前腧穴在名称、部位的混乱现象，组织人员对针灸医籍进行校勘整理，推动了针灸朝着规范化方向发展。北宋政府首次铸造了针灸铜人作为针灸穴位模型，用于临床取穴时的参照，也作为针灸教学中的直观教具和对学生的考核。

1. 王惟一规范腧穴内容

王惟一（987—1067），又名王惟德，是北宋时期推动针灸学发展颇为重要的一位著名医学家（图1-20）。宋仁宗时，他曾任太医局翰林医官殿中省尚药奉御骑都尉，熟悉方药针灸。当时，针灸非常盛行，而由于针灸医书辗转传抄，对人体经络、腧穴部位和名称，脱简错讹、疏漏等问题严重，用以指导临床时往往出现差错。于是，天圣初年（1023年）朝廷任命在医官院任职的王惟一去完成针灸医籍的重新校勘整理。

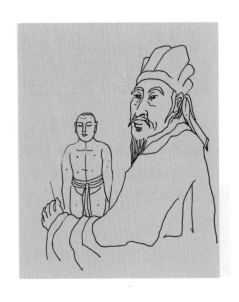

图1-20 王惟一画像

经过长达3年的汇编整理，王惟一深入研究《内经》《难经》中的针灸理论，并广泛收集各家对针灸的见识，结合自己的临床经验，于宋仁宗天圣四年（1026年），撰成《铜人腧穴针灸图经》三卷。《铜人腧穴针灸图经》又名《新铸铜人针灸图经》，简称

《铜人经》或《铜人》，书中记载了穴位354个，并对历代腧穴的定位做了不少校勘考证，统一了腧穴归经，还详述了各个针灸穴位间的距离长短、针刺的深浅尺度，以及主治、功效等内容（图1-21）。

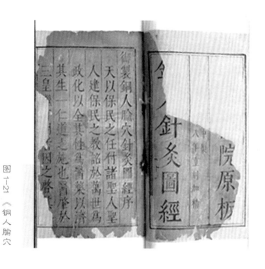

图1-21 《铜人腧穴针灸图经》书影
（明刊本，中国中医科学院针灸研究所藏）

《铜人腧穴针灸图经》由宋政府颁布于世，成为宋以后腧穴归经、定位、主治等的规范，相当于当时官方认可的腧穴国家标准，后世许多医家把它当作学习针灸知识的准绳，对针灸学的发展产生了重要而深远的影响。为了便于长期的保存和流传，宋仁宗又令将《铜人腧穴针灸图经》刻于石碑上。为了使针灸学习者准确而形象地掌握该书腧穴定位内容，朝廷又命王惟一铸造针灸腧穴铜人模型，使《铜人腧穴针灸图经》与立体模型相得益彰，便于教学和学习研究。

2. 南宋名医王执中

王执中，字叔权，生卒年代不详，东嘉（今浙江省瑞安市）人，南宋著名针灸医家。王执中中年时多病，学习医学知识，并留意民间有效的治疗方法，在不断摸索中积累了丰富的临床经验。王执中参考《针灸甲乙经》《备急千金要方》《外台秘要》《铜人腧穴针灸图经》《黄帝明堂经》等书内容，于 1220 年撰成《针灸资生经》一书，共七卷（图 1-22）。

《针灸资生经》重视针与灸在临床上的功效与所主治的病症，是一部因病配穴针刺、施灸、用药的临床针灸治疗学医著，对后世针灸学的发展做出了重要贡献。书中内容多采用王惟一《铜人腧穴针灸图经》，并补录了部分内容和增补了一些有效腧穴，对于灸疗的记述也较为丰富，明代《针灸聚英》《针灸大成》，清代《针灸集成》等针灸专著都从中汲取了许多灸疗的经验。王执中主张针灸同治、针药同治、灸药同治，反对行针避忌年、月、日、时、人神等法，并纠正前人的一些禁忌，这反映出他勇于实践探索的学术风格。

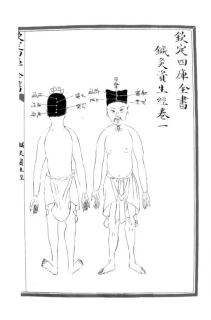

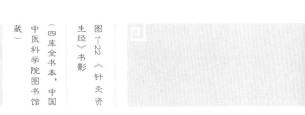

图 1-22 《针灸资生经》书影（《四库全书本，中国中医科学院图书馆藏》）

3. 金元针灸名家窦汉卿

窦汉卿（1196—1280），名默，广平肥乡（今河北省邯郸市肥乡区）人，金元时期针灸名家。窦汉卿自幼喜欢读书，胸怀大志，

20岁时，适逢战事，他被元兵俘虏，家境败落，从元军逃脱之后便从事医学，治病救人。

窦汉卿在河南蔡州遇到名医李浩，并跟随其学习铜人针法，学成后返乡，以针术闻名于当时。当金改朝为元时，元世祖忽必烈曾诏命他任昭文馆大学士，为官不久，他就以有病为由，辞去官职，返回故里专心从医。窦汉卿病逝后，元世祖忽必烈闻讯深切悼念，委派官员亲自护送他的灵柩，并追赠他为太师，封为魏国公，谥号为文正公，因此后人常将他尊称为窦太师。

窦汉卿在针灸临证选穴方面，十分推崇八脉交会穴。八脉交会穴，又称"窦氏八穴"，是指位于四肢部腕踝关节附近的公孙、内关、后溪、申脉、足临泣、外关、列缺、照海8个与奇经八脉交会的穴位，这是窦氏通过民间采访得来的，是前人临床经验的结晶。窦汉卿在长期的临床实践中不断对八穴的运用经验进行总结，这些腧穴具有适应证广、有效安全等特点，为后世针灸医家所重视。另外，窦氏十分重视针刺补泻手法的操作，指出针刺补泻法主要在于手指上的操作，强调"原夫补泻之法，非呼吸而在手指"。窦汉卿针灸学术，打破了金元、唐宋之前针灸著作重灸治而轻针刺、重治疗而轻理论的倾向。

窦氏于金末元初撰成《标幽赋》《流注通玄指要赋》等著作，后经医家窦桂芳辑校整理成《针经指南》于公元1312年刊行，书中体现了窦氏主张"流注八穴""补泻在于手指""莫如用针""气至沉紧"等的学术思想。这些著作多采用韵文编写成歌赋，以利于诵读和记取腧穴，对普及针灸医学知识具有积极作用。正如《针经指南》序所言："窦先生以针法活人甚多，尝著八穴针经，演之为论为赋。钩深索隐，披泄玄蕴，后学之士，得此一卷书而熟读之者，思过半矣。"元代罗天益《卫生宝鉴》、王国瑞《扁鹊神应针灸玉龙经》、明代徐凤《针灸大全》等书，都反映了窦氏针法的内容，后世许多针灸医家，诸如徐凤、凌云都受他的影响很大。

4. 现存最早的子午流注专著

阎明广，金代人，约生活于公元 12 世纪。1153 年，河北何若愚写成《流注指微赋》，他是"子午流注"的倡导者，阎明广收到他的文章后加以注释，并扩充成为《子午流注针经》一书，影响甚广。阎明广十分推崇何若愚的医学思想，在注释《流注指微赋》中运用大量《内经》《难经》的经典原文，对子午流注理论原则进行了总的诠释和论述，首次系统阐述了按时针刺的"子午流注法"，是现存最早的子午流注针灸专著。阎明广在书中很重视补泻的运用，他认为在针刺时，应做到呼吸平稳有节，以防阴阳交错，针昏闭血，气滞不行，他还丰富了子午流注开穴方法的内容，提出了"阴中有阳，阳中有阴，刚柔相配，相生注穴"的开穴方法等。该书能够注意到自然界、时间的变化对人体气血运行的影响，强调按不同时间选取不同的穴位，但它也有局限性，较为简单和机械。

5. 滑寿与十四经脉学说

滑寿（1304—1386），字伯仁，晚号樱宁生，祖籍河南襄城，生长于江苏仪征，后又迁浙江余姚，为元末明初著名医家，针灸造诣颇深。

滑寿从小机敏好学，少年师从韩说先生研读《诗》《礼》诸书，能日诵千言，出口成章。他曾参加科举考试，但未遂心愿，所以放弃仕途，专攻医学。滑寿先刻苦研习了《素问》《难经》等医学经典，后又从师研习针法，在临床上能针药并用，治病救人很多，在当时的江浙一带颇负盛名。

滑寿依据《灵枢》《素问》等原文，在《铜人腧穴针灸图经》《金兰循经取穴图解》等针灸专著的基础上，编撰了《十四经发挥》一书三卷（图 1-23）。该书通考 354 腧穴，对经络学说多有阐发，最大的特点是首次把督、任二脉与十二经合论为十四经，并考证腧穴，将腧穴都归于十四经中，使经络学说日臻系统和完善。《十四经发挥》系统论述了经脉循行的规律、部位、专属腧穴、所主病候及治疗方法，并对人体十四经脉的循行进行了较为详细的注释。在元代以前的经络学说中，一直是十二正经为主，奇经八脉为次，自滑寿开始，认为督、任二脉既有经又有穴，有别于其他奇经，应与十二正经相提并论。自此，督、任二脉的重要性被揭示，与十二正经并称为十四经，确定了人体腧穴以十四经脉为统领的分类排列形式。

十四经脉学说，不仅对明清医家产生了较大影响，后世医家的针灸学专著也大多以《十四经发挥》为依据来排列腧穴，目前十四经脉仍然是针灸临床与科研的主要研究内容。

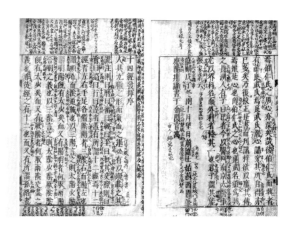

图1-23 《十四经发挥》书影

五、明代的继承与创新

明代针灸学继承了金元时期各家学说的不同特点，又推陈出新，特别是在针刺、灸疗方面都有所创新和发展，提高了针灸的疗效，扩大了其应用范围。这一时期还重视对针灸文献的整理汇编，出现了一些集大成的针灸学著作，如徐凤的《针灸大全》、高武的《针灸节要聚英》、杨继洲的《针灸大成》、张景岳的《类经图翼》等，尤以《针灸大成》影响最大。明代政府还在太医院设针灸科，注重针灸的传承，中医针灸的发展进入了 个新阶段。

1. 刺灸手法的创新和发展

重视针刺手法是明代针灸学的特点之一，针刺手法呈现复杂的发展趋势，在单式手法的基础上形成了数十种复式手法。徐凤诠释了窦汉卿的手指补泻十四法，增加了使气至病所的"调气法"，用捻转、按压、插针等手法控制针感传导的"龙虎升腾"和"纳气法"等。杨继洲《针灸大成·三衢杨氏补泻》就载有手法44种，内含复式手法24种，他还发展了透穴针法，如：以风池透风府治偏正头风、合谷透劳宫治口眼㖞斜等。

灸法也在继承前人经验的基础上，不断改进和丰富，从艾炷的烧灼灸法向艾卷的温热灸法发展。灸法治病，古人最初多采用直接灸，如《太平圣惠方》指出："灸炷虽然数足，得疮发脓坏，所患即瘥；如不得疮发脓坏，其疾不愈。"明代开始出现艾卷灸，艾卷中还加入不同的中药配方，称为"雷火神针"或"太乙神针"。明代灸法已经发展成熟，各种灸法陆续出现，经过创新后的灸疗方法使用起来更加安全，减轻了患者的痛苦，提高了灸疗的效果（图1-24）。

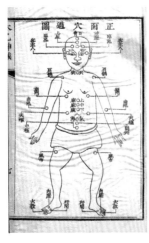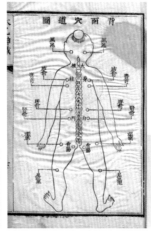

图1-24 《太乙神针》书影

（清刻本，中国中医科学院图书馆藏）

2. 针灸名医徐凤与凌云

徐凤，生活于 14 世纪下半叶至 15 世纪上半叶，江右弋阳（今江西省弋阳县）人，明代杰出的针灸医家，是明初继承和发展针灸学的重要人物之一（图 1-25）。徐凤学承窦汉卿学派，后又遍访名医，精于针刺手法，并将九宫八卦理论与窦氏流注八穴相结合成为"灵龟八法""飞腾八法"。晚年，他结合自己数十年的临床经验，约于 1439 年编撰成《针灸大全》一书，共六卷。明万历太医院医官龚云林在《针灸大全》序中有如此评价："徐先生……潜心于轩岐之术，而得窦太师之真传，于是著为《针灸》一书。精微奥妙，极深研几，穴法治疗，毫无简略。后之学者得是书而宗之，若揖轩岐之侧而考订，若跻窦太师之堂而授受，固不必执指南而自不惑于歧路矣。"

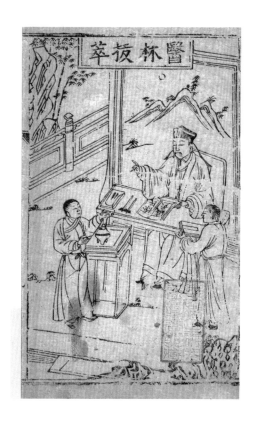

图 1-25　涂凤著书图（明刊本，中国中医科学院图书馆藏）

《针灸大全》又名《针灸捷要》《针灸捷法大全》，该书主要是对前人有关针灸理论与临床的论述进行编辑，同时也参合了徐凤本人对针灸的论述。全书的特色是以歌赋的辑录居多，言简意赅，切合临床实用，既易于理解习诵，又便于熟记运用，这对明、清时代针灸歌赋的不断涌现有一定的影响，也为后世研习者提供了一条便捷的学习途径。该书注解和阐发了金元针灸医家窦汉卿的代表作《标幽赋》，并辑录了《窦文正公八法流注》等内容，说明徐凤对窦汉卿针法的尊崇。书中所编《金针赋》与"论子午流注之法"是全书学术价值最高的部分，反映了徐凤在针法方面的学术观点与治疗经验。其中《金针赋》归纳、总结了"飞经走气四法""治病八法"等针刺手法，并对按时取穴法进行了必要的诠释、补充与发展，使后世在讨论按时取穴时有法可宗。

凌云，字汉章，生活在 15 世纪下半叶至 16 世纪上半叶，归安（今浙江省湖州市）人，明代医家。凌云以针灸医术精湛而著称，擅长于取穴和刺法的研究，有"长桑、越人之流"的美誉，受金元针灸大师窦汉卿的影响也较大。

传说他年轻时北游泰山，遇一道人教他针术，后以此治病，疗效卓著，行医乡间，名闻遐迩，慕名而来找他看病的人很多。凌云不仅继承了宋金元时期的透穴法，还发展了《内经》中的一些针法，针刺方法灵活多变，创立了独特的凌氏刺法。现存《经学会宗》《步穴歌》均系凌氏家传秘本，凌云的后裔及其传人所录《针灸内篇》《凌门传授铜人指穴》等书中亦记述了凌氏有关刺灸方法。相传，有一次，一个名叫里人的人患咳嗽，连续五天没有进食，看过很多医生，这些医生都给他用补益剂，越治病情越加重。经凌云诊断后，认为是感受寒湿之邪，取穴应在头顶，针刺后会有暂时性的晕厥，过后不久就能慢慢苏醒。于是，在凌云进针后果然晕厥，患者的家人哭作一团，但是凌云却言谈自如。过了一刻钟左右，患者气息慢慢回苏，再次加用补法行针，最后出针时呕出大量积痰，病情痊愈。

3. 李时珍与《奇经八脉考》

李时珍（1518—1593），字东璧，号濒湖，蕲州（今湖北省蕲春县）人，明代杰出的医药学家（图1-26）。李时珍精通本草，一生著述丰厚，除撰有著名的《本草纲目》外，对经脉亦有研究，撰著了《奇经八脉考》一书，受到后世医家的重视。

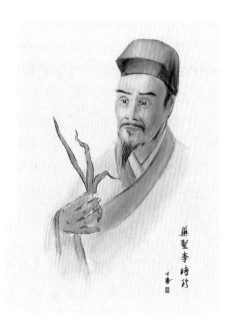

图1-26 李时珍画像

《奇经八脉考》成书于明隆庆六年（1572年）。李时珍改变了以往针灸著作多以督、任二脉作为奇经八脉的纲领之说，而将阴维脉、阳维脉作为八脉之纲，这一观点成为奇经八脉纲领的一家之言，对奇经八脉理论作了新的阐发。该书集前人对奇经八脉的有关论述，对奇经八脉分布路线进行了整理，阐述了其功能及基本病候，是研究奇经八脉的珍贵文献。

4. 杨继洲与《针灸大成》

杨继洲（1522—1620），又名济时，三衢（今浙江省衢江区南六都杨村）人，出身于世医之家，明代的著名针灸学家。杨继洲在针灸史上的最大贡献是他通过编撰医书，总结明末以前针灸学的重要成果，堪称集大成者。

杨继洲的祖父做过太医，声望很高，留有著作，还有很多医家抄本。杨继洲钻研历代医书，内、外、妇、儿等科都有较深的造诣，尤擅长针灸。他因针药兼精，医术高明，曾任明世宗侍医、太医院医官等，行医生涯涉及江苏、河南、河北、山西、山东、福建等地。史料记载他于嘉靖"乙卯岁，至建宁（今福建省建瓯市）"为人治病，可知最晚在1555年时他已经开始行医，直至1601年左右还曾去山西为监察御史赵文炳治病，前后行医达四十余年之久。

杨继洲取材其祖父留下的书籍和笔记，以及自己的行医经验和心得，编撰成《卫生针灸玄机秘要》一书共三卷，但一直未能刊刻问世。后来有一次，山西监察御史赵文炳患了痿痹之疾，多方诊治不愈，特邀杨继洲去山西为他诊治。杨继洲仅仅针刺了3针，就使得赵的"痿痹"得到痊愈，由此杨继洲名扬朝野。赵文炳为了答谢杨继洲，决定帮助他将《卫生针灸玄机秘要》付梓出版，并委托晋阳人靳贤进行选集补充，辑录和引用明代以前的一些重要针灸论著，书名定为《针灸大成》，于明万历二十九年（1601年）刊行（图1-27）。

《针灸大成》既有系统的针灸理论阐述，又有丰富的临床经验记录，是对中医针灸的又一次重要总结，正如《卫生针灸玄机秘要》序中所言："是编出，而医道其指南焉。"该书自明万历年间刊行以来，翻刻次数多，流传广，影响大，声誉显著，可认为是明以来数百年间流传广泛、颇受欢迎、知名度很高的针灸学专著。该书不只是在中国受到学术界的充分重视，在国际上的影响也很大，有日、法、德等多种语言译本，后人在论述针灸时，大多将《针灸大成》作为最重要的参考书。

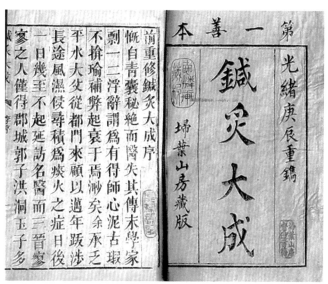

图1-27 《针灸大成》书影

（清刊本，中国中医科学院针灸研究所藏）

5. 针灸传入欧美之始

明末清初，西方传教士来华渐多，他们在向中国介绍西医知识的同时，也对中医的脉学、针灸学和本草学等内容进行研究，并向欧洲等地介绍中医药，将针灸疗法带入了这些国家，引发当地民众的关注，从而成为针灸西传的最早开端，为此后针灸在西方的传播和发展产生了积极作用。

1658年，在印度自然史和医药的书中，荷兰的一位外科医师旁特记述了当地医生采用针术治病的情况，这是针灸术在欧洲的较早记载。荷兰人瑞尼，在日本和爪哇期间接触到了针灸术，并将其介绍到了欧洲，他于1683年在伦敦出版了《论针刺术：风湿病的治疗》一书，这是西方第一部系统介绍针刺术的专著，"针刺"翻译为 Acupunctura，就是通过他在西方语言中固定下来的（图1-28）。

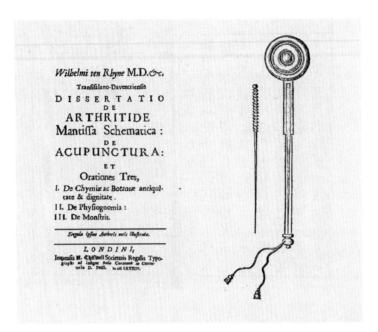

图1-28 《论针刺术：风湿病的治疗》封面及针具插图。

该针是煅打而成，针体较粗，靠近针尖部逐渐变细，呈锋状，外佩一华丽针套，针套可作神经科检查仪器叩击锤使用。

（图片由中国中医科学院朱兵研究员提供）

随着西方与中国的交往增加，18 世纪以后，针灸通过传教士或医生分别传到了法国、英国和意大利等欧洲国家。法国是西方传播针灸最有影响的国家，有很多著作详细记载了针灸疗法的内容，从 1808 年到 1821 年短短 20 年中，法国就出版针灸专著约 8 种，把针灸应用到内科、外科、骨科、皮肤科、眼科以及一些其他慢性疾病的治疗上，并认为确有一定疗效，这对于针灸西传发挥了重要作用。

约 19 世纪初，针灸通过欧洲传入美国，随后美国医学杂志选载欧洲应用针刺术的经验和学术报告，开始认识针灸。然而这期间，美国医学界并未对针刺术予以重视，认为针刺是医疗职业上的折磨等，这对针灸在美国的发展产生了消极影响。

六、清代的实用和普及

清代前中期针灸学的发展呈现出"由博返约"的趋势，针灸朝简单、安全的方向发展。清代道光皇帝颁布"禁针诏"，针灸从此在太医院中消失，使针灸受到了严重的打击，发展缓慢和停滞，呈现衰退的状态。但在民间，针灸仍因其简便易行且实用有效而受到欢迎，继续发展。

1. 针灸学"由博返约"

明代针灸学家都重视手法，因而各有创造和发明，清代医家亦重视手法，但由博返约，讲究基本之操作手法，如《医宗金鉴·刺灸心法要诀》就载有进针、温针、指循、摄法、退针、搓针、捻针、留针、摇针、拔针等；后李守先著《针灸易学》认为"针灸或止之曰穴难，不知难不在穴，在手法耳"，因而提出"首学手法，次学认症，而以寻穴为末务"之学习针灸法，反映了清代前中期针灸医家对手法之重视。清代针灸在继承前人的基础上，朝着简单、安全的方向发展，这突出反映在以下两个方面：第一，改进刺灸方法，简化操作步骤，以减轻病人痛苦，并在保持原有疗效的基础上，提高针灸的安全度；第二，针灸著作简明、通俗，图文对照，易读易学。这一时期比较重要的针灸著作有《医宗金鉴·刺灸心法要诀》《针灸易学》《针灸逢源》等，《医宗金鉴·刺灸心法要诀》自乾隆十四年（1749年）以后定为清太医院学生的必修内容，以歌诀和插图为主；《针灸易学》主要介绍针灸方法及要穴的应用，便于初学者习用，这些均体现了这一时期针灸学注重简明、实用的发展趋势，对针灸知识的教育和普及起到了积极的推动作用。

2. 吴谦与《医宗金鉴·刺灸心法要诀》

吴谦（约1689—1759），字六吉，安徽省歙县人，清代名医，曾任清廷御医，官至太医院院判。他精通医学各科，临床上尤其以伤科见长，早年曾拜多位民间伤科医师为师，学到了不少独门秘技，成为疗伤整骨的高手。

乾隆四年（1739年），皇帝诏令编纂医书，命令吴谦与钱斗保为总撰修官。接受钦命之后，吴谦立即组织人员广泛收集各种医书，征集了很多传世验方和民间私家秘籍良方，分门别类，去伪存真，自1739～1742年，前后历经4年终于完成，乾隆皇帝阅后赐名该书为《医宗金鉴》（图1-29）。

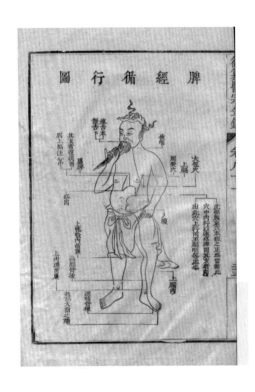

图1-29 《医宗金鉴·刺灸心法要诀》书影

（清乾隆刻本，中国中医科学院图书馆藏）

《医宗金鉴》是一套综合性医书，共九十卷，其中第七十九至八十六卷是《医宗金鉴·刺灸心法要诀》即针灸内容，包括脏腑、经络、腧穴、针灸证治及刺灸法，并以歌诀、注文和插图相互配合，内容实用，是体现清代针灸学特点的代表性著作，也是一本很好的针灸入门书。该书尤其重视经脉、腧穴的论述，这部分内容论述详细，占有较大的篇幅，还从多个方面阐述清代刺灸方法、病症的针灸取穴以及一些重要腧穴的针灸主治。同时，《医宗金鉴·刺灸心法要诀》还重视普及针灸对内、妇、外等科危急症、疑难症以及传染病的治疗方法。

3. "禁针诏"使针灸发展转向民间

清代前中期社会经济发展稳定，经过几位皇帝的励精图治，曾经出现了"康乾盛世"。这一阶段中医学发展也呈现出平稳上升的趋势，经过长期的历史检验和积淀，无论是理论阐述，还是临床诊治方法，都已发展成熟，针灸学虽然不像明代那样名著迭出，但依然受到政府和民间的重视。然而，到了清朝道光皇帝，情况却突然发生了变化，一位看似较为平庸的皇帝，因为鸦片战争的爆发成为中国历史上的"分水岭"，又因为限制针灸的使用而成了针灸历史上无法回避的人物。

道光皇帝在其继位的第二年（1822年），改变历代沿袭已久的在太医院设针灸科的惯例，下令："针灸一法，由来已久，然以针刺火灸，究非奉君之所宜，太医院针灸一科，着永远停止。"（图1-30）道光皇帝一方面承认针灸疗法由来已久，却又将之永远在太医院禁用，使之被排除在官方医学体系之外，对针灸产生了致命的影响，极大地阻碍了它的传承发展。由此，针灸开始走向衰退，使得当时医者多重药轻针。道光皇帝以"针刺火灸，究非奉君之所宜"的荒谬理由，下令禁止太医院用针灸治病，实在是因噎废食，本末倒置。1840年鸦片战争爆发后，帝国主义入侵中国，中国从此一蹶不振，加上后来的一些统治者也歧视和排斥中医，针灸也受到了很大的摧残，一步步走向发展的低潮。即便如此，因为针灸的疗效确切，又具有简、便、廉、验的特点，长久以来已经深入人心，所以在民间依然拥有其生存的深厚土壤，它继续为普通百姓的医疗保健事业发挥着实际、有效的作用。

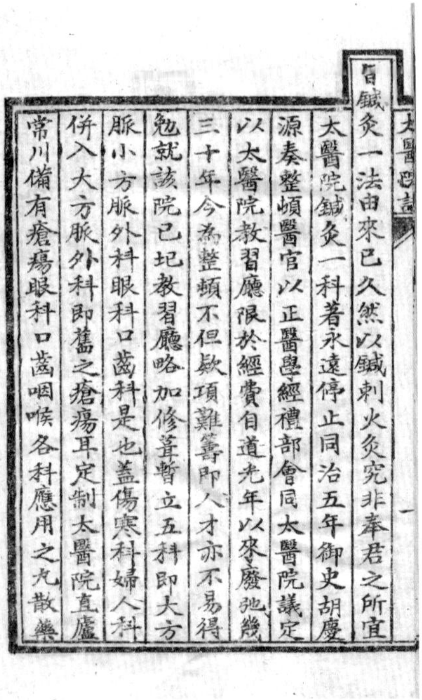
旨鍼灸一法由來已久然以鍼刺火灸究非奉君之所宜
太醫院鍼灸一科著永遠停止同治五年御史胡慶
源奏整頓醫官以正醫學經禮部會同太醫院議定
以太醫院教習廳限於經費自道光年以來廢弛幾
三十年今為整頓不但款項難籌即人才亦不易得
勉就該院已圮教習廳略加修葺暫立五科即大方
脈小方脈外科眼科口齒科是也蓋傷寒科婦人科
併入大方脈外科即舊之瘡瘍耳定制太醫院直廬
常川備有瘡瘍眼科口齒咽喉各科應用之丸散藥

图 1-30 清道光皇帝禁针诏（引自《太医院志》）

七、近现代图存与新生之路

鸦片战争爆发后至民国时期，西医不断发展并逐渐占据中国医学的主流地位，受西医观念影响，中医学受到排斥和歧视，甚至于民国政府统治时期竟有人提出废除中医的议案，中医针灸在与西医的激烈抗争中艰难图谋生存的出路。以承淡安为代表的一批有识之士，为了保存和发展针灸学，创办针灸学社，发行针灸刊物，开展函授教育，取得了一定成效。

中华人民共和国成立以后，政府提倡中西医并重的发展方针，针灸重新迎来了良好的机遇，在继承传统的基础上注重与现代科学结合，走上了现代化的道路与模式，展现出广阔的发展前景。

1. 西洋医学的冲击与渗透

明末清初和鸦片战争以后的两次西医东渐，打破了中医学原本相对封闭、独立的发展格局，传教士医师通过创建医院、开办医学校、出版西医译著、刊物等各种方式扩大西医的影响，使人们对其逐步接受和认可。西医在解剖、外科方面的优势给中医学带来了强大挑战，尤其是20世纪以后，随着西医整个学科和体制的植入，中国出现了中西医并存的医疗格局。西方医学的传入也打开了一扇重新省视、认知人体自身的窗口，人们开始运用新的视角和方法来研究针灸，在中西交会的中国近代化一百余年历史中，传统针灸发生了鲜明的转型，完成了其充满着矛盾、彷徨和曲折的发展历程。

当西方血管、神经与针灸"经络""经脉"相遇，西方血液循环与十二经脉营卫循环流注相遇，西方神经、血管、肌肉等局部解剖组织与腧穴相遇，来自西方的文化观念、认知方法以及大量科学、医学知识与传统医学观念不断碰撞，两者在交流中不断渗透，在参合融会中逐渐转变。清代以来一些中医医家走上了中西合参的道路，改变了以往一直沿袭的传统认知模式，转而参照和借助西医解剖生理知识，对针灸理论进行了新式的解读和阐发，这是西医观念渗透、融会于经络理论认识的开端，也是引发针灸学近现代转型的开始。

民国时期，西学对中国影响日益广泛、深入，逐渐上升为主流医学，加上1915年新文化运动、科学化思潮的推动以及译入中国的日本针灸著作的影响，人们从神经解剖的角度揭示经络实质及其作用机理，在腧穴定位中增加了神经、肌肉、血管等现代解剖内容，从西医生理病理角度说明针灸治病机理，等等。沿着这一中西合参的轨迹发展至今，针灸学逐渐形成了既秉承传统医药精髓，又融合西方科学、医学特点的现代针灸学。

近代以来人们对西方科学、医学的态度经历了从开始的排斥，到接纳、认可、推崇的过程，最终发展至民国时期甚至一部分人陷入了全盘西化、以西医标准来检验、否定中医的误区，一度给传统医学的发展带来了毁灭性的灾难，中医针灸也在中西医学的激烈论辩中艰难生存、顽强抗争。

2. 国民政府对针灸的排斥

清代道光皇帝的一纸"禁针诏"，迫使针灸只能在民间传承和应用，加上晚清以来中西两种医学的不断碰撞、交流，西方医学对中医学造成了强烈冲击，中医针灸的发展从此长期陷入低谷。至民国初期，北洋政府又以中西医"致难兼采"为由，先后两次颁布《中华民国教育新法令》，均把中医（包括针灸）排斥在教育体系之外，仅提倡西医教育，产生了近代历史上著名的"教育系统漏列中医案"。1929年2月，国民政府召开第一届中央卫生委员会议，通过了余云岫提出的《废止旧医（中医）以扫除医药卫生之障碍案》，另拟《请明令废止旧医学校案》呈教育部，并规定了六项消灭中医的具体办法，这就是历史上有名的"废止旧医案"。如果说"教育系统漏列中医案"仅限制中医进入官方教育体系，那么"废止旧医案"则直接关系到中医的生死存亡，使中医针灸的发展遭受了致命的打击。

在这种情况下，全国各地医药代表奋起抗争，要求政府立即取消议案，组成中医请愿团，提出了"取缔中医药就是致病民于死命""反对卫生部取缔中医的决议案"等声援口号。有一种说法，当时正在废止与保留中医的相持阶段，出现了一个很有意思的小插曲：国民政府军事委员会主席汪精卫的岳母得了奇怪的痢疾，请国内外西医大夫诊治均不见好，最后请著名中医施今墨先生诊治而愈，这十分及时地让汪精卫改变了对中医的看法。中医请愿团到达南京后，先后向国民党全国代表大会、国民政府、行政院等处递交请愿信，不久后，请愿团就收到国民政府的批示：撤销一切禁锢中医法令，这次请愿抗争以胜利告终。之后，在全国中医界人士的共同努力下，终于使中医免于被取缔，为其继续生存争取到了一席之地（图1-31）。

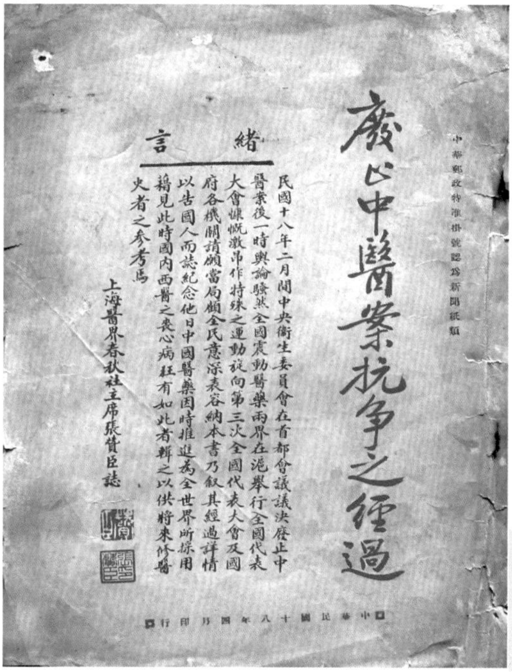

廢止中醫案抗爭之經過

中華郵政特准掛號認為新聞紙類

緒言

民國十八年二月間中央衛生委員會在首都會議議決廢止中醫案後一時輿論騷然全國震動醫藥兩界在滬舉行全國代表大會慷慨激昂作特殊之運動旋向第三次全國代表大會及國府各機關請願當局顧全民意深表容納本書乃叙其經過詳情以告國人而誌紀念他日中國醫藥因時推進為全世界所採用藉見此時國內西醫之喪心病狂有如此者輯之以供將來修醫史者之參考焉

上海醫界春秋社主席張贊臣誌

中華民國十八年四月印行

图 1-31 上海医界抗争废止中医案史料（张立剑摄于承淡安先生故居）

3. 承淡安对针灸的贡献

承淡安（1899—1957），又名启桐，江苏省江阴市华墅镇人，民国及解放初期著名的针灸学家和教育家，中医针灸学的杰出代表。

承淡安出生于一个世医家庭，其祖父精于儿科，父亲儿、外科并举，尤擅针灸，他曾目睹父亲用针灸治病每每获得奇效，十分羡慕，于是刻苦学习针灸医术，临证时以针灸为主要诊疗手段，获得了良好的声誉（图 1-32）。

从清末至民国，受清道光皇帝、民国政府的极力压制，中医学在恶劣的环境中生存，中医界清醒地认识到只能依靠自己的力量，才能发展。鉴于此，承淡安决定以振兴针灸为己任，兴办针灸学社，开展针灸教育，积极培养针灸人才，他是在困境中不断抗争、寻求生存和发展的代表人物之一。1931 年 6 月，他完成并出版了《中国针灸治疗学》一书，为了便于学术讨论及答读者疑问，创办了中国针灸学研究社，这是中国医学教育中上最早的针灸函授教育机构。他亲自负责指导、解答疑难问题，深受学员的欢迎。1934年秋，承淡安为了进一步探讨针灸教育和科研的新途径，东渡日本，历时8个月，参观了日本各地的针灸学校，了解和考察当时日本的针灸状况和办学情况，汲取日本针灸的发展经验。回国后，因抗日战争的爆发，中国针灸学研究社被迫停办，但在抗战避难期间，承淡安仍坚持培育弟子。数十年来，承淡安一直致力于针灸教育事业的发展，经他培养的学生达数千人，函授学员逾万人，遍及全国各地和东南亚，这为此后针灸事业的振兴和发展播下了种子。

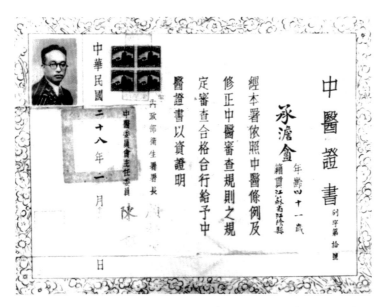

图1-32 承淡安先生中医（营业）证书，1939年（民国二十八年）颁发

在针刺临床方面，承淡安主张针刺要以取得针感为要领，认为必须抓住"得气"这一时机，使针感绵绵不绝地放射和扩散，然后根据病情的需要，施以或补或泻的手法，并以气速效速、气迟效迟，作为衡量疾病预后的标志。他还善用前人针灸治疗歌赋的经验进行临床验证，并在此基础上结合自己的心得加以发挥。承淡安还对针灸工具进行了改革，提倡毫针使用不锈钢材质，他还创制了一种"丁"字形的揿针埋在穴内，可以达到浅刺的治疗效果，还能起到巩固疗效的作用，取代了一般留针的方法。

承淡安一生撰写论文数十篇，出版医著多部，代表性著作有《中国针灸治疗学》《中国针灸学讲义》《校注十四经发挥》《铜人经穴图考》等，提供了大量有价值的针灸文献资料。其中《中国针灸治疗学》刊行于1931年，该书大量引进了近代生理学、病理学、解剖学知识，特别在阐述腧穴定位时，用现代解剖学作为解释，配有人体照片作为对照，使初学者易于掌握，还总结了涉及内、外、妇、儿、五官等科大量疾病的针灸治疗方法（图1-33）。

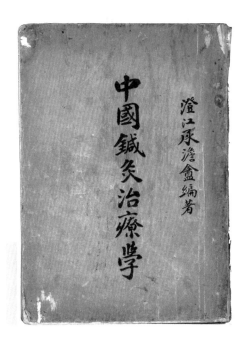

图1-33 《中国针灸治疗学》封面

（承淡安著，1931年铅印本，中国中医科学院针灸研究所藏）

4. 朱琏与针灸研究所的建立

朱琏（1909—1978），字景雩，出生于江苏省溧阳县（今江苏省溧阳市）。1930年，她毕业于苏州志华产科学院，后因丈夫陶希晋同志革命工作的需要，转到石家庄铁路医院任职。1936年3月朱琏诊所在石家庄成立，她一边从事临床诊治工作，一边参加抗日救国运动，三年后她又赴延安，任延安中国医科大学副校长，并创办华北卫生学校，兼任校长，1949年朱琏随华北人民政府迁移到北京（图1-34）。

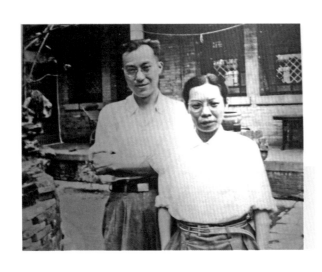

图1-34 1956年6月，著名针灸学家朱琏与丈夫陶希晋在北京寓所
（张立剑摄于江苏溧阳陶希晋陈列馆）

朱琏学习西医出身，后来为什么又与针灸结下不解之缘，并做出突出贡献呢？这与两位人物有很大关系，一位是毛泽东主席，一位是任作田。这要追溯到1944年10月，当时她参加陕甘宁边区文教工作会议，通过聆听毛主席有关医务工作的讲话，认识到了中医的重要性。其后不久，在边区中西医座谈会上，她又听了任作田老先生有关针灸治病的经验介绍，进一步认识了针灸治病的优点。1945年4月，她用针灸治好了自己的坐骨神经痛，更增加了她对针灸的兴趣。于是，她决心在实践中探索，在临床治疗中推广和应用针灸治病，这大大缓解了当时条件异常艰苦的边区

缺医少药的情况，还为部队和地方培养了一些针灸技术人员。

1951 年，在她的建议与努力下，中国第一个国家级针灸研究机构——"中央人民政府卫生部针灸疗法实验所"创立，她任所长，1955 年中国中医研究院（现名中国中医科学院）成立后，针灸疗法实验所更名为现在的针灸研究所，朱琏同志继续兼任所长。1951 年，朱琏的《新针灸学》出版（图 1-35），这是她在华北卫生学校时编写的内部教材基础上撰写而成，该书从临床实践出发，结合古今针灸理论而有所创新，并将针灸原理用现代科学理论加以阐述，故称《新针灸学》，曾先后被译为朝鲜、俄、越南等文字出版，影响很大。

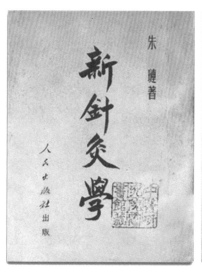
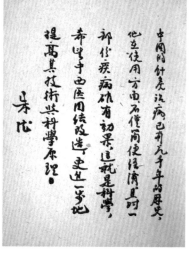

图 1-35 《新针灸学》封面及朱德题词（朱琏著，1951 年第一版，人民卫生出版社出版）

朱琏长期坚持临床、教学与科研相结合，为针灸的创新与发展积极探索。20 世纪 50 年代，她积极推动针灸的国际交流，投身于促进针灸对外传播的事业，为针灸走向世界做出了重要贡献。自从朱琏与针灸结缘，就没有停止过为发展针灸事业而奔忙的脚步，她为此贡献了自己毕生的精力，是针灸近现代发展史上一位做出卓越贡献的女性。

5. 鲁之俊与现代针灸学发展

鲁之俊（1911—1999），1928年考入北平陆军军医学校，毕业后到国民党广西、广东军医院及国防医学院任医生、助教。1938年夏，国民党军医署指派前往德国进修战伤外科，鲁之俊以安置家属为借口拒绝赴德，并秘密前往八路军驻桂林办事处参加革命，随即携家属投奔延安。到达延安后，鲁之俊先后被任命为八路军总医院医务主任、白求恩国际和平医院总院院长、中央军委卫生部副部长等职，并在延安中国医科大学任教。

1944年10月，鲁之俊参加陕甘宁边区文教工作会议，会上毛泽东主席号召中、西医务人员要为改善人民健康而相互学习，共同进步，会后不久，延安民间针灸医师任作田老先生结合自己三十多年的行医经历介绍了针灸治疗的特点，并希望西医界的同志能深入研究针灸治病的道理。鲁之俊当场报名随任老学习针灸。此后，他经常骑马往返于医院与任老诊所之间，随任老临诊，学习针灸，同时将任老那里的针灸书籍借回抄录，还在自己和家人身上扎针体验针感。经过一段时间的学习后，鲁之俊在医院设立针灸门诊，接诊治病。在临床的实践中，鲁之俊有感于针灸之奇特疗效，于是把针灸加进延安医大学生的学习内容中，并呼吁更多的西医医生学习、研究针灸。

抗日战争胜利后，鲁之俊调任晋冀鲁豫军区卫生部第一副部长兼冀南军区卫生部部长。1946年夏开始，晋冀鲁豫解放军挺进大别山，开辟中原解放区。这期间鲁之俊对军区辖属各级医疗卫生人员进行针灸技术培训，推广针灸医疗技术。这一举措对解决当时部队缺医少药的困难起到了积极作用，并为兄弟部队所借鉴。

中华人民共和国成立后，鲁之俊担任西南地区卫生系统的主要领导职务，要全面主持云、贵、川康、藏五省和重庆市的卫生行政工作，但他仍然为针灸和中医的发展做出了可贵的贡献。1950年，鲁之俊按照刘伯承同志的建议，将其战时所用讲义编著成《新编针灸学》一书出版，刘伯承同志和邓小平同志为该书题词以示鼓励。《新编针灸学》因其简明、实用而受到欢迎，先后印刷5次。在西南期间鲁之俊走访、求教当地老中医，宣传党的中医政策；与有关部门共同努力，扩充了重庆市中医医院，并开办了中华人民共和国成立后早期的中医教学机构——重庆中医进修学校（后改为重庆中医学校），并兼任校长。

1954年夏，鲁之俊率中国医学代表团出访苏联，回国后留京任卫生部医教、中医两司司长；不久，他又主动请缨筹建卫生部中医研究院（现中国中医科学院前身）。1955年12月19日中医研究院正式成立，周恩来总理任命鲁之俊为首任院长。鲁之俊在中医研究院工作二十多年，为包括针灸在内的中医药的发展倾注了大量心血。中医研究院为各地针灸学、中医药学的发展起到了示范作用（图1-36）。

1979年，鲁之俊与针灸同仁共同发起成立中国针灸学会，被选为第一届中华全国中医学会副会长兼中国针灸学会会长，1984年9月鲁之俊又被选为世界针灸学会联合会筹委会执行主席，年事已高的他多方联络、辛勤出访，为世界针灸学会联合会的筹建做了大量工作。1987年11月世界针灸学会联合会成立，鲁之俊当选为该会终身名誉主席。

为加速中国高级针灸专业人才的培养，鲁之俊又为创办全国第一家针灸学院奔走呼号。1986年北京针灸学院成立（后改名为北京针灸骨伤学院，现并入北京中医药大学）。

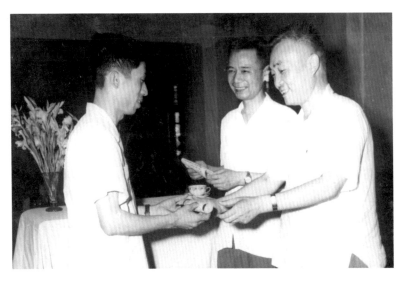

图1-36 1958年7月3日，国务院二办副主任张稼夫（右）与鲁之俊（中）在第一届西医离职学习中医研究班毕业典礼上，为获奖学员颁发证书和奖状（照片由鲁崎晤先生提供）

6. 针灸的现代蓬勃发展

中华人民共和国成立以后，政府大力支持中医药的发展，针灸获得了前所未有的良好机遇，随着针灸事业的不断蓬勃发展，针灸在科学研究、临床医疗、教育与对外交流等方面均取得了丰硕的成果。

（1）科学研究进展

1951年，中国第一个国家级针灸研究机构由朱琏创立，从事针灸的现代科学研究，开展对针灸治病原理、经络实质、针刺镇痛机理等的实验研究。此后，各地针灸研究机构也相继成立，针灸的科学实验研究发展迅速。20世纪70年代以来，对针灸作用机理的研究，尤其在针刺镇痛、针刺麻醉、针灸对内脏系统的调整作用等方面取得了令人瞩目的成就，这也是目前中国在国际上处于领先地位的少数几个学科之一。

　　针刺镇痛机理研究一直是针灸现代科学研究中的重要内容，科研人员在研究过程中不断有所创新与突破。韩济生院士自1965年起从事针刺镇痛原理研究，他阐明了针刺人体一个穴位引起镇痛的时间、空间分布规律，证明针刺可促进神经系统中分泌出5-羟色胺、内啡肽等具有镇痛作用的化学物质。他还观察到中枢神经系统中鸦片肽与抗鸦片肽形成对立统一的矛盾关系，发现电针时间过长可发生针刺耐受，初步阐明其生理机制和分子机制，获国家自然科学二等奖（1999）。进而发现用不同频率的电脉冲刺激穴位，可在脑和脊髓中释放出不同种类的神经肽：低频刺激引起脑啡肽和内啡肽的释放，高频刺激引起强啡肽的释放，从而产生特定的治疗效果。结果说明，针灸关于"在同一穴位用不同手法进行针刺可产生不同的疗效"的说法，是有科学基础的。据此原理设计出神经刺激仪，可收到镇痛、解痉等效果。韩济生研制的"韩氏穴位神经刺激仪"对镇痛和治疗海洛因成瘾具有良好疗效，开辟了应用神经刺激疗法进行针灸戒毒的新途径，并向国内外推广。

　　近年来，对针刺镇痛机理的研究日益深入，2006年"针刺镇痛的节段性机制与全身性机制研究"项目取得了重要的研究进展，其结果表明："在同神经节段水平，针刺只要能兴奋穴位的A类纤维就有明显的镇痛效应，针刺引起全身镇痛效应的机理与近节段有明显不同，用足以兴奋较细的Aδ和C类纤维的穴位电刺激可升高全身痛域。"这一研究结论，对针刺在局部与全身产生镇痛作用的不同机理进行了科学阐明，获得了中国针灸学会科学技术一等奖。

　　针刺麻醉是患者处于清醒状态时施行外科手术的一种麻醉方法，是古老针刺止痛与现代外科手术相结合的产物。1958年8月，上海市第一人民医院耳鼻喉科尹惠珠医生和该院中医科合作，第一次以针刺代替药物麻醉，成功实施第一例针麻手术，创造了突破性的纪录；同年 12 月，西安市第四人民医院首次运用电针开展针刺麻醉。1971 年 7 月，新华社以"我国医务工作者和科学工作者创造成功针刺麻醉"为题，首次向全世界正式宣布了这一消息，针刺麻醉的成功是中西医学结合的典范，由此引发了西方社会对针灸疗效的极大关注和对针刺镇痛机理的研究（图 1-37）。

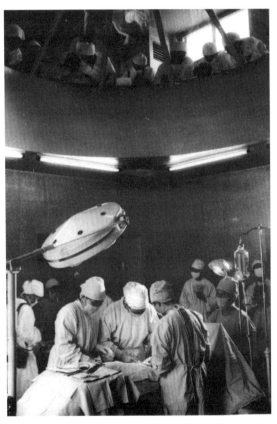

图 1-37　1979 年应邀出席全国针灸针麻学术讨论会的外国医学专家，到北京妇产医院参观针麻剖腹产手术（中国中医科学院针灸研究所藏）

2005 年，国家"973 计划"首次设立中医理论基础研究专项，其中包括了针灸理论基础研究领域，这表明国家对中医药事业高度的认可和重视，也为针灸基础研究建立了强有力的支持渠道。在针灸理论基础专项研究中，围绕针灸最为关键的问题展开，目前资助的项目有"络病研究与针灸理论的基础研究""基于临床的经穴特异性基础研究""灸法作用的基本原理与应用规律研究""经脉体表特异性联系的生物学机制及针刺手法量效关系的研究""针刺对功能性肠病的双向调节效应及其机制"等，这些项目通过多学科之间的相互协作开展了卓有成效的工作，并取得了令人鼓舞的阶段性研究成果。

（2）临床发展动态

现代针灸临床呈现欣欣向荣的景象，各地中医院和大部分综合性医院开设针灸科，并出现了一些针灸专科医院。针灸治疗方法不断革新与增加，发明了多种针灸器具与操作技法，毫针、火针、刺络放血等行之有效的技法历久不衰，保健灸、刮痧、拔罐等方法在民间深受青睐，现代又涌现出一系列新兴的针灸疗法。特种技法及优势病种得到进一步发展，拓宽了针灸的临床应用领域，证实了针灸对内、外、妇、儿、骨伤、五官等科多种病证的治疗均有良好效果。20 世纪 50 年代出现了以耳针疗法为先导的微针疗法，包括头针、眼针、腹针、腕踝针等，临床上根据这些疗法的特点，或单独使用，或多种方法综合运用，以更好地发挥治疗作用。如今针灸疗法又与现代科学技术相结合，包括将电、磁、光、微波、声、温度等技术运用于临床。

近 20 年来，针灸临床比较集中报道的治疗病症大约一百五十种，以神经、运动、免疫、内分泌等系统病症为多见，在治疗中风、面瘫、癫痫、周围神经损伤以及肌肉关节疼痛、哮喘、甲状腺病变等方面效果尤为显著。中风病是针刺治疗有效病症之一，天津中医药大学石学敏院士创立的"醒脑开窍"针法，开辟了中风治疗的新途径。他提出中风病的根本病机为"肝风夹痰浊、瘀血上蒙脑窍，致窍闭神匿、神不导气"的创新性认识，确立了从脑论治中风、以取阴经穴为主的治疗体系，并在针刺手法上制定了量学规范，在降低中风病死或致残率方面显示有效的趋势，可明显改善患者功能缺损，控制病情发展，提高生活质量。历经三十余年的临床与基础研究，在实践中不断发展和完善，已经形成以"醒脑开窍"针刺法为主的中风病综合诊疗体系，被国家中医药管理局列为重点科研成果推广项目之一。

联合国世界卫生组织 1979 年向全世界推荐针灸治疗的 43 种病症，世界卫生组织 1996 年米兰会议提出 64 种针灸适应证，美国健康研究院 1997 年针灸听证会得出"针灸治疗一些疾病有效"的肯定结论，使针灸临床朝着有利的方向发展。现今人们越来越多地意识到，针灸不仅能治疗疾病，还具有预防和保健作用，临床治疗结果也提示针灸在缓解紧张、抑郁、术后反应，消除亚健康、抗疲劳、戒毒、减肥、美容等方面有着良好效果。目前针灸以适应证广、见效快、疗效好、副作用很少等优点，正在被越来越多的国家和地区接受和认可。

（3）针灸教育与国际交流

继 1954 年江苏省中医进修学校（南京中医药大学前身）成立后，成都、上海、北京、广州四地相继成立中医学院，几年后全国各省、自治区分别成立中医学院，针灸被列入中医院校学生的必修课程之一，培养了大批专业人才。1960 年，上海中医学院设立针灸专业，自 20 世纪 80 年代初起，各地中医院校先后建立了针灸系以及针灸学院，逐渐开展了针灸学学士、硕士和博士研究生的培养，形成了现代针灸教育的完整体系。此外，还开展国际针灸培训教育，1975 年受联合国世界卫生组织委托，先后在北京、上海、南京等地开办国际针灸培训班，全国各地中医院校、中医院、针灸研究机构也陆续接受外国留学生学习针灸，如今已为世界上一百四十多个国家和地区培养了大量针灸人才，各国留学生学成归国后从事针灸临床与科研，传播针灸知识，扩大了针灸在世界上的影响。

针灸的对外交流自 1949 年以来日益增多，许多国家纷纷派人来华考察和学习针灸疗法。1956年，苏联政府派出该国保健机构及医学史研究所的专家小组，到中国中医研究院针灸研究所考察学习针灸疗法，这是中华人民共和国成立以后的第一个来中国考察和学习针灸疗法的外国专家小组，针灸研究所选派学术造诣很深的针灸专家为其专门举办针灸学习班，系统传授针灸知识（图1-38）。

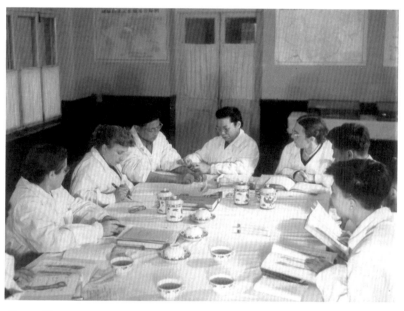

图1-38 1956年首批前苏联专家与针灸研究所专家一起工作
（中国中医科学院针灸研究所藏）

1971年6月，美国著名专栏作家詹姆斯·赖斯顿受中国邀请，携夫人萨莉访华。期间，他突患急性阑尾炎，在北京协和医院住院治疗，阑尾切除术后的第二天出现腹胀，他接受了针灸治疗。神奇的治疗方法与疗效令他大为惊异，为此他在美国《纽约时报》发表了题为"Now，About My Operation in Peking"（译为"现在让我告诉你们我在北京的阑尾炎手术”）的报道，他的文章使针灸医术的神奇疗效在美国民众中引发了兴趣。1972年，美国总统尼克松首次率团应邀访华期间，周恩来总理陪同他观看了针刺麻醉下的甲状腺切除手术，代表团返美后纷纷宣传“针刺麻醉”的神奇。此后，很多的国家和地区派医生或学者来中国参观学习针刺麻醉手术，中国也多次应邀派代表团赴国外实施针刺麻醉手术和交流讲学，受到当地政府和民众极大的欢迎，有力地推动了针灸在世界范围内的应用和传播。

目前，中医针灸受到世界各国越来越多的关注，已被世界上一百六十多个国家和地区接受和应用，而且在许多国家已经获得立法认可。1987年，世界针灸学会联合会在北京成立，标志着针灸成为世界医学的一个不可或缺的组成部分；2010年11月，中医针灸被联合国教科文组织列入《人类非物质文化遗产代表作名录》，这说明它进一步得到了世界范围内更多的认可与尊重，将有力地推动其在今后更好地被传承与合理应用，为世界人民的医疗保健事业做出更为卓越的贡献。

（4）针灸大事选录（1949—2010）

1951年，朱琏著《新针灸学》出版，先后被译为朝鲜、俄等多种语言出版，朱德同志为该书题词，董必武同志作序。

1951年8月，中央卫生部针灸疗法实验所成立，这是中国第一个国家级针灸研究机构，创建人朱琏任该所所长。

1955年12月，中国中医研究院成立，中央卫生部针灸疗法实验所更名为针灸研究所。

1955年，全国政协会议时，吴桩仙先生向毛泽东主席呈现“子午流注环周图”。

1956年，北京、上海、成都、广州等地先后成立中医学院。1960年，上海中医学院设立针灸专业。

1956年，经络研究第一次被列为全国自然科学发展规划的项目。

1957 年，南京中医学院针灸学科教研组编《针灸学》，是 1961 年统编教材《针灸学讲义》的前身。

1958 年 8 月，上海第一人民医院耳鼻喉科成功应用针刺麻醉摘除扁桃体，为中国第一例有明确记载麻醉方式的针麻手术。

1961 年，南京中医学院针灸教研组主编第一版统编教材《针灸学讲义》，以后各版统编教材《针灸学》均在此基础上修订。

1964 年，第一部对外针灸培训教材《中国针灸学概要》发行，后扩充为《中国针灸学》于 1987 年出版。

1971 年 7 月，中国新华社首次向全世界正式公布针刺麻醉成果。

1975 年，《针刺研究》杂志的前身《针刺麻醉》作为内部刊物出版，1978 年更名为《针刺研究》，1980 年在国内外公开发行。

1975 年，北京、上海、南京建立了国际针灸培训中心，为国外的学员学习针灸进行长期或短期培训。

1979 年，世界卫生组织向全世界宣传针灸的安全性和针灸治疗的适应证，公布了针灸治疗的首批 43 种疾病。

1979 年 5 月，成立"全国中医学会针灸分会"，1985 年 3 月，全国中医学会针灸分会晋升为一级学会，并更名为"中国针灸学会"。

1979 年 6 月，第一次全国针灸针麻学术会议在北京召开。

1981 年 8 月，《中国针灸》杂志创刊。

1982 年，各地中医院校纷纷建立针灸系。

1982 年，中国公布"针灸穴名国际化方案"。

1985 年 2 月，全国第一所针灸医院——安徽中医学院附属针灸医院在合肥市开诊。

1986 年，经络研究被列为国家科委"七五"攻关课题

1987 年 11 月，世界针灸学会联合会在北京成立，第一届世界针灸学术大会在北京召开，会议决定把总部设在北京。

1988 年 9 月，《针灸穴名国际标准化手册》出版，王德深

主编。

1989 年 10 月，世界卫生组织在瑞士日内瓦召开了国际针灸穴名标准化会议，确定了以汉语拼音穴名为国际标准针灸穴名的地位。

1990 年 6 月，中华人民共和国国家技术监督局发布了由国家中医药管理局提出的《中华人民共和国国家标准·经穴部位》，并于 1991 年 1 月 1 日起实施。

1994 年，针灸针国家标准制定，规定了针灸针的产品分类、技术要求、试验方法、检验规则等要求，适用于供针灸疗法使用的未灭菌针灸针和一次性使用无菌针灸针。

1995 年，程莘农当选为中国工程院首批医药与卫生工程学部院士。

1997 年 11 月，美国国立卫生研究院在美国马里兰州伯塞斯达市举办针灸听证会，大会由所属两个机构即非正统医学办公室和医学研究应用办公室主持，下属癌症研究所、药物成瘾研究所等 6 个研究所协办，与会者将近一千人。

1999 年，石学敏当选为中国工程院医药卫生工程学部院士。

2005 年，国家"973 计划"第一次设立中医理论基础研究专项，包括了针灸理论基础研究，为中医药基础研究建立了良好的支持渠道。该专项于 2005 年 7 月正式启动。

2006 年 5 月，9 个传统医药项目列入"第一批国家级非物质文化遗产名录"，针灸列为其中之一。针灸项目申遗内容包括：经络理论、腧穴理论、子午流注、毫针刺法、艾灸、刮痧、拔罐、气功 8 个部分。

2006 年 11 月，《针灸经穴定位》国际标准制定。世界卫生组织西太平洋地区就针灸中使用的 361 个人体穴位的取穴定位制定了国际统一标准。

2007 年 6 月，中国文化部公布针灸第一批国家级非物质文化遗产项目代表性传承人为王雪苔、贺普仁。

2009 年，程莘农和贺普仁两名针灸杰出代表，获评中国首届"国医大师"。

2010 年 11 月，由中国申报的"中医针灸"项目，正式通过联合国教科文组织保护非物质文化遗产政府间委员会第五次会议审议，被列入《人类非物质文化遗产代表作名录》。其代表性传承人为程莘农、贺普仁、郭诚杰、张缙。

第二章

理论撷英

在历史悠久、内容丰富的中国传统医学体系之中，针灸作为一枝奇葩，不仅因其操作简便、疗效独特为后世多有运用，更因其背后的理论体系与众不同而引发尤多关注。针灸理论体系成型于中国医学最早的经典著作《黄帝内经》之中（以下简称《内经》，包括《素问》《灵枢》两书），内容丰赡富丽，后世针灸学术之发展即在此理论体系框架上展开，一些重要的针灸概念、术语、范畴、原则一直沿用至今，甚至渗透于中医学其他学科，其影响力之深远可见一斑。当然，针灸作为中国传统自然科学，无论是在疗法实践，还是在理论体系形成、构建方面，都无可避免地与中国传统文化密不可分，有着千丝万缕的关联，如果不了解这一层关系，便无法真正把握与理解针灸理论的本质与核心。

一、经络理论

经络理论是中医针灸理论中最核心的内容，发挥着重要的作用，甚至对于整个中医理论体系而言，亦是如此。古代医家有云："学医不知经络，开口动手便错。"经络从一开始就被认为与死生、疾病密切关联，医学上的这种观念思想也逐渐渗透到普通民众的意识之中，时至今日依然可在一般社会用语中觅其踪迹，如无论是文学影视题材，还是日常生活，有关人体的健康、疾病、医疗、保健等诸多理念或表述之中时时处处可见"经络""气血"。可见，经络不仅在针灸理论体系中是绝对的主角，而且在一般社会生活领域中亦发挥着不可替代的作用。几十年来，现代科学对于经络的研究未曾间歇，提出了各种猜想、假说，然而都未能完全揭示其科学本质。那么，我们不免疑惑，古人创立的经络理论到底说了哪些内容？有什么重要作用？应该如何评价与理解它呢？下文将择其精要者，略述之。

1. 早期"脉"及相关概念

如果说"经络"一词对于普通民众而言似乎多少还有点学术意味的话，那么"脉"这个字便绝对是耳熟能详、脱口而出了。比如在世人看来，"把脉""摸脉""切脉"等几乎已是中国传统医学的象征，"脉"对于人体的重要性不言而喻。从文字学的角度来看，脉从肉从水，《说文解字·肉部》释脉字："血理分斜行体者。"脉即今血管之谓，将人体运行血液的管道组织类比于自然界的水流。随着古人对于人体组织认识的深入和表述的完善，在早期"脉"的基础上又衍生出一些人体组织词语，如"筋脉""血脉"等。早期文献《管子·水地》云："水者，地之血气也，如筋脉之通流者也。"这也是将"筋脉"与自然界水流相类比。相比之下，"血脉"一词运用极其广泛，即便是在经脉、经络理论成型后依然如此，可见于《内经》及很多早期文献之中，甚至时至今日，在社会生活领域"血脉"的使用频率还是高于"经脉""经络"。在早期认识当中，"脉"的功能是运行血液，这一点在"血脉"一词上表现得尤为突出。古人对于"脉""血脉"的观察十分细致，涉及颜色、形态、质地等诸多因素（《内经》多篇论之），人体产生疾病时便可在体表诊察到相应"脉""血脉"的异常，相应的治疗便是针刺那些异常的"血脉"，使之出血（所谓"恶血"），血色转变为正常方可停止治疗。值得注意的是，在传统医学认识之中，"气"与"血"一样均为人体生命活动的基本物质，比如"气血""血气"都是有关人体的重要概念，但在此时"脉"中运行仅仅是血液，尚未与"气"发生关联。气是无形，血乃有形，"脉""血脉"运行血液并不难理解，也易于观察。"气"如何进入"脉"中，进而在人体生理病理中发挥怎样的作用，是医学认识上的重大进步，也是经络理论形成中的一个重要环节。

古人早期的这些有关"脉"的认识以及相关概念术语为后来"脉"的体系化、理论化奠定了重要基础。

2. 早期十一脉理论

早期的"脉"虽与血密切关联，但关于"脉"本身，如数量、走向、分布等，并无明确的规定。传世文献中论述的只有十二经脉理论，那么在早期认识与传世文献之间"脉"的发展如何，因史料阙如，以往并不清楚。但随着20世纪一批简帛经脉文献的出土，为我们丰富、深化这一阶段的认识提供了宝贵的史料，填补了缺失的关键环节。

1973年，湖南长沙马王堆3号汉墓（据考证，墓葬年代为公元前168年）出土了大批文物文献，震惊中外（图2-1），其中有一些文献属于医学范畴，与"脉"相关的内容经文物整理小组命名为《足臂十一脉灸经》（图2-2）（以下简称《足臂》）、《阴阳十一脉灸经》（以下简称《阴阳》）（甲本、乙本）、《脉法》、《阴阳脉死候》。无独有偶，1983年湖北江陵张家山247号汉墓（据考证，墓葬年代不晚于公元前186年）亦出土了竹简医学文献《脉书》（图2-3）（竹简原有题名），其中即有《阴阳》（丙本）、《脉法》、《阴阳脉死候》及其他内容。两处出土经脉文献之间的内容基本相同，仅仅文字上略有差异而已，表明这种有关"脉"的认识在当时已颇为流行，广为接受。

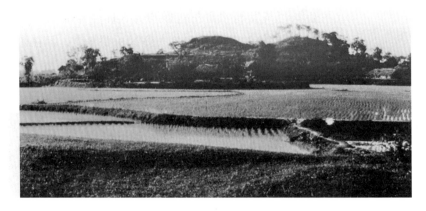

图 2-1　长沙马王堆汉墓外景

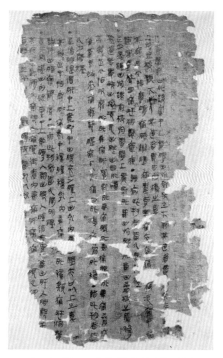

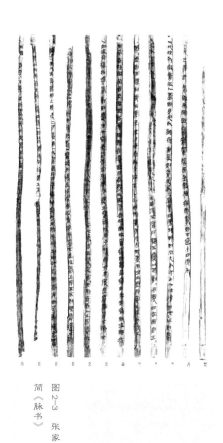

图 2-2 马王堆出土经脉文献《足臂十一脉灸经》

图 2-3 张家山汉简《脉书》

作为记载早期有关"脉"的系统性认识的文献，《足臂》与《阴阳》之间既有相同，亦有差别。就相同性而言，两者所记载脉的数量均为 11 条，这一点也是与经典经脉理论（《灵枢·经脉》所载为 12 条）最为显著的差别。因此，学界大多习称之早期十一脉理论，以别于《内经》中的十二经脉理论。至于十一、十二之数分别意味着什么，有何区别，将在后文"思想文化观念与针灸理论"一节中详解。就两者的差异而言，较为显著，主要表现在以下几方面。其一，从脉的名称来看。《足臂》的命名包括足与臂、阴与阳两个方面，如足太阳脉、臂少阴脉等。《阴阳》的命名，足脉只以阴阳命名，手脉中的阴脉与《足臂》同，阳脉直接以具体部位命名，如"肩脉、耳脉、齿脉"。其二，从脉的循行来看。《足臂》所有的脉均从四肢走向头面躯干，《阴阳》中大部分脉的循行与之相同，只有2条脉从头身走向四肢。《足臂》循行的描述比《阴阳》更简略、笼统。其三，从脉的病候来看。《足臂》的病候以"其病"的形式表述，而《阴阳》则分为"是动则病""其所产病"两种形式（已与经典十二经脉理论基本相同，《灵枢·经脉》为"是动则病""是主某所生病"），且后者的病候数目要远多于前者。

值得注意的是，出土文献中记载的有关"脉"的治疗方法是灸法与砭法，并非如后世一般与针刺紧密关联。而且无论是灸，还是砭，治疗的具体部位都是"脉"，如"诸病此物者，皆灸某某（脉名）脉""当郄与肘之脉而砭之""用砭启脉"等，没有出现所谓的腧穴概念。实际上，灸法作用于体表，砭法也是针对相应体表脉的异常而放出其脓血，两种与"脉"紧密相关的治法关注的都是体表，表明此阶段有关"脉"的体系化认识仍然带有早期"脉"相关概念中包含的朴素的观念，尚未完全与体内脏腑发生关联（当然，这一点在其循行中亦有体现），自然也就无法在解释人体生理病理及其治疗中发挥更大、更重要的作用。它们反映的是古人早期基于临床实践、不断观察、不断积累形成的较为直观的规律性认识（绝大多数脉向心性循行的特点也反映了四肢远端与头身部之间的密切关系）。此外，《足臂》与《阴阳》较为显著的差异也表明，早期有关十一脉的认识并不完全一致，存在不同的学术观点，这也为以后经脉理论的定型奠定了基础。

3. 十二经脉气血循环理论

《灵枢·经脉》是论述十二经脉理论的专篇，被认为是经脉理论成型的标志，且一直被后世尊崇，影响至今。当然，《内经》中其他一些篇章也有十二经脉相关的论述。与早期十一脉理论相比，此时的经脉理论有着许多不同之处，最为显著的就是经脉数目的变化，由早期的11增加为12。当然，这种变化并不仅仅是增加了一条经脉而已，其背后蕴藏着深刻的理论涵义和文化意味，如对称、循环的思想等，都在经脉理论内容上有体现。此外，还有经脉循行于体内体外，远较早期更为复杂，循行增加了分支，加强了各组织器官之间的联系，经脉与脏腑联系密切，经脉病候大量增加等变化。

经脉理论与脏腑理论、阴阳学说密切相关，从经脉的名称就可以看出这一点。每条经脉的命名包含三个要素，即脏腑、手足、阴阳（后两个因素在出土文献《足臂十一脉灸经》中亦有体现）。每条经脉有相应所属络的脏或腑，手足分别相配六条经脉，十二条经脉分为阴阳两类，由阴阳再细分为相互表里配属的三阴三阳，即太阴—阳明、少阴—太阳、厥阴—少阳，例如手太阴肺经、手阳明胃经、足太阴脾经、足阳明胃经等（图 2-4）。

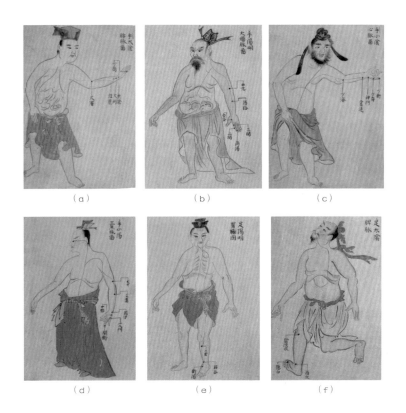

（a）　　　　　　　　　　（b）　　　　　　　　　　（c）

（d）　　　　　　　　　　（e）　　　　　　　　　　（f）

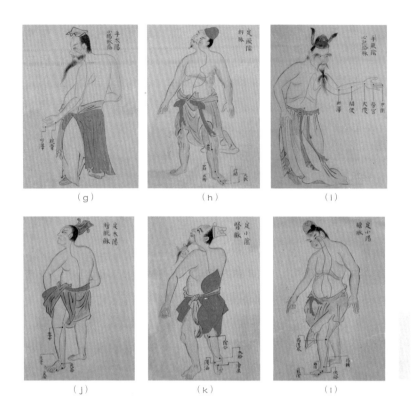

十二经脉在体表的分布有一定的规律性。根据阴阳理论，阴主内，阳主外，按照人体直立掌心向内的姿势，阴经分布于四肢体表的内侧，阳经分布于四肢的外侧。三阴三阳的具体分布是：太阴、阳明在前缘，厥阴、少阳在中间，少阴、太阳在后缘。在头身部，太阳经在后部、背部，少阳经在侧面，阳明及三阴经在前面。

　　十二经脉的循行不仅在体表，而且在体内脏腑组织之间亦有，这就是所谓的"内属于脏腑，外络于支节"。脏为阴，腑为阳，故阴经属脏络腑，阳经属腑络脏，这样每条经脉都与相表里的脏腑发生联系，三阴三阳的经脉之间也具有了表里之间的联系，称为"表里经"。实际上，有的经脉不仅属络脏腑，还循行到某些脏腑，以增强关联。另外，十二经脉的循行方向也遵循一定的规律。手三阴经循行从胸到手，手三阳经从手到头，足三阳经从头到足，足三阴经从足再回到胸腹部，如此十二经脉便完成了一个大循环。实际上，在这个大循环内还包含着三个小循环，也就是说每四条经脉依次循行后便又回到原来的起点，然后紧接着又开始下一个四条经脉的小循环，经过三个以后，便完成了所有十二条经脉的循行，从而构成了一个大的循环。

十二经脉的流注次序是从手太阴肺经开始，到足厥阴肝经结束（所谓"肺大胃脾心小肠，膀肾包焦胆肝脏"），然后转入下一个循环，如此往复，所谓"如环无端"是也（图2-5）。手太阴肺经起于中焦，中焦是脾胃生化之所，气血生化之源，通过手太阴肺经将气血输送至经脉之中，运行全身。由此也可以看出，经脉理论与脏腑理论是紧密融合的。

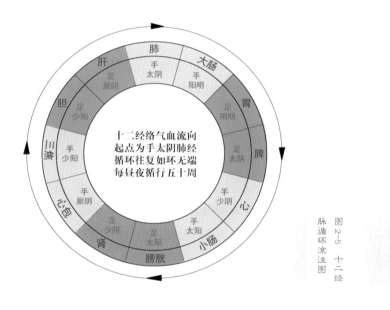

十二经络气血流向
起点为手太阴肺经
循环往复如环无端
每昼夜循行五十周

图 2-5 十二经脉循环流注图

与早期脉中流动的是血液相比，此时气也进入到经脉中，即经脉流注的是气血，且通过十二经脉的首尾相连，气血也实现了其在经脉之中的循环，从而被输送至全身组织，发挥其濡养作用。正如《灵枢·本脏》云："经脉者，所以行血气而营阴阳，濡筋骨，利关节者也。"因此，十二经脉气血循环理论不仅仅是反映古人朴素实践经验的认识而已，它已经上升为更高一级的认识，即在解释说明人体的生理病理情形时发挥着重要的作用。如《灵枢·经脉》言："经脉者，所以能决死生，处百病，调虚实，不可不通。"相应的结果是，十二经脉理论的运用、指导范围更加广泛，取代了早期十一脉理论（尽管体现了临床实践经验、规律），与脏腑理论密切融合，经脉脏腑一体化的思想与表述逐渐主导了后世医家的认识，成为传统医学的主流与核心。

4. 奇经八脉理论

"奇"，乃别道奇行、与众不同之意（即以十二经脉为正经，此八脉为奇经），是经络理论体系中较为特殊的内容。任督二脉，对于普通民众而言并不陌生，由于影视文学中"打通任督二脉"的描写、渲染，甚至在某种程度上，其知名度要远远高于十二经脉（图2-6）。

奇经八脉即任脉、督脉、冲脉、带脉、阴维脉、阳维脉、阴蹻脉、阳蹻脉，早在《内经》中已有相关记载，直至《难经》才有系统论述，并提出"奇经八脉"之名。明代李时珍所著《奇经八脉考》是对奇经八脉理论进行系统专题论述、研究的专著。

奇经八脉属于经脉的范畴，每条脉有具体的循行路线及所主病候，但与十二经脉不同的是，它们并未与脏腑相配属，相互之间也没有表里关系，大都没有所属腧穴。延续了《内经》将经脉比作河流的说理方式，《难经》也用水流比喻、说明奇经八脉，认为它们好比是自然界中的沟渠，起到的是溢蓄作用，即当人体气血隆盛之时，除了进入十二经脉进行循环的部分，尚有一部分气血进入奇经八脉之中，暂时保存、蓄积，当人体需要大量气血之时，便由奇经八脉将之溢出、输送到十二经脉气血循环中。奇经八脉的循行与十二经脉之间存在一定的交会之处。因此，奇经八脉是对十二经脉重要而有益的补充，沟通加强了十二经脉之间的联系。其中，任督二脉有自己所属的腧穴，且循行亦有特点，任脉行于胸腹正中，督脉行于腰背正中，具有特殊的意义，故将之与十二经脉合称为"十四经"。元代医家滑寿所著《十四经发挥》一书，即对此十四经的详细论述。

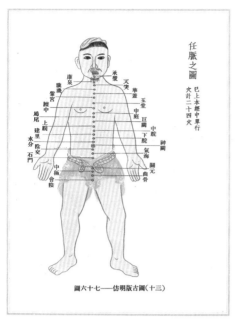

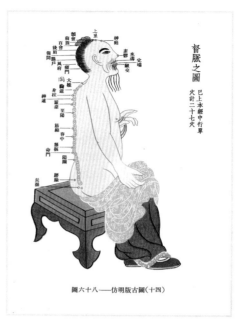

圖六十七——仿明版古圖（十三）　　圖六十八——仿明版古圖（十四）

图2—6　任脉、督脉经穴图（引自朱琏《新针灸学》1954年版）

以上说的是奇经八脉总体的功能特点，其实这八条脉中每条脉都有自身的特点，发挥着不同的作用。任脉与所有的阴脉交会，故为阴脉之海，任与妊字在古文中是通用的，任脉与妇女胞胎生产关系密切。督脉与所有的阳脉交会，故为阳脉之海，早在《庄子·养生主》中就提到古人养生的手段之一即有"缘督以为经"，可见对督脉的重视由来已久。冲脉与任督二脉交会密切，故为血海、十二经脉之海。任、督、冲脉均起于脐下，故又称"一源三歧"。任督冲脉理论在后世的妇科、男科、精神疾病等诊断治疗（针灸、药物）中具有重要的价值。阴阳跷脉与目关系密切，主目之开阖，从而用来解释睡眠的生理病理，在临床相关疾病诊治中具有一定的理论指导性。相比而言，带脉、阴阳维脉并未被赋予直接的实际意义。

5. 络脉理论

络脉与经脉共同组成经络系统,《内经》中有关络脉理论的内容较为分散,并未像经脉理论那样有集中的系统论述。经脉是主干,络脉是经脉的分支,分布于全身(图2-7)。相比而言,经脉的位置偏于里,在身体的深部,络脉较小,位置则偏于浅表部,可以诊察到。所谓"经脉为里,支而横者为络","诸脉之浮而常见者,皆络脉也"。古代医家一般从颜色、形态、质地等方面诊察络脉,例如从颜色而言,青主寒、痛,黄赤主热,黑主痹,多白则寒;质地形态主要是诊察是否充盛、坚硬,以及出现的位置等。经脉之数为十二,络脉之数则为三百六十五。当然三百六十五之数只是虚数而已,并非实指,乃言其数量众多之意,与"十二"之数一样反映的是古代天人相应的思想观念,即与一年三百六十五日相合。络脉是统称,根据其在阐释人体生理病理治疗中的不同作用,还可以细分为多种。

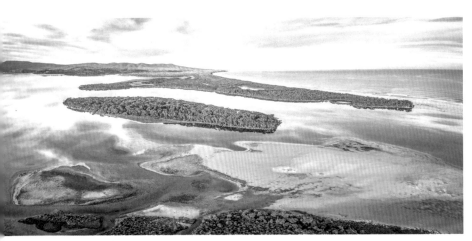

图2-7 经脉是主干,络脉是经脉的分支。古人常以自然界的水流比喻脉,经脉就是江河的主流;络脉就是其支流。经脉与络脉所构成的经络系统,就如同自然界密布的水网,行于周身,发挥转输气血的重要作用

（1）十五络

十五络，详见于《灵枢·经脉》。此篇在详述十二经脉内容之后，又描述了十二经脉之别，即指从某经脉一定部位（四肢远端）发出的走向其相表里经脉的分支，目的是加强阴阳表里两经在体表的联系，以及任脉之别、督脉之别、脾之大络，合称为十五络。后三者分别位于腹部、背部、体侧，加之十二络脉，如此全身之经气便得以全部加强沟通。因此，十五之数乃是十二加三的结果，并非任意之数，蕴含着丰富而深刻的理论意义。

（2）孙络

"络之别者为孙"，孙络指较为细小的络脉，亦有孙脉之名。在《内经》中，外邪侵入人体，按照皮肤、孙络、络脉、经脉、脏腑的次序传注。《内经》中论述血液生化流注之时，次序与此相反。因此，《内经》认为孙络的功能在于"以溢奇邪，以通荣卫"。临床诊察或治疗亦多取孙络，察其形态，刺出其血。

（3）浮络

浮络，见于《素问·皮部论》，指浮现于体表的络脉，多据颜色而诊察，与《灵枢·经脉》所载同。

此外，《内经》尚记载其他络脉之名，诸如小络、结络、盛络、血络、横络、鱼络、阴络、阳络等，反映出络脉理论丰富的内容。

6. 一些特殊形式的理论

除了经脉、络脉，《内经》中还论述了其他一些重要的概念，都与经脉理论密切相关，因而都属于经络理论范畴，反映了经络理论的丰富性。

（1）经别

经别，见于《灵枢·经别》，以"某某（经脉名）之正"的形式表述。经别是从经脉发出的主要分支，多从相应经脉所循行的肘膝上下部位离行，深入至胸腹内部，与其相应所属络的脏腑发生联系，从头颈部出体表，然后阳经经别直接与其相应阳经相合，阴经经别则合于与其相表里的阳经，这就是所谓的"离、合、出、入"的特点。通过经别的循行路径，脏腑之间的联系更为紧密，体表与体内的联系也趋于密切，从而使得人体各部分的联系成为一个整体。

（2）经筋

经筋，出于《灵枢·经筋》，并不是经脉的分支，不属于脉的形式，但它是按照十二经脉循行的模式对人体的其他重要组织筋进行分类配属的结果。十二经筋的循行都是从四肢末端走向头身，行于体表，结聚于关节部，并不深入脏腑，描述的都是筋的循行分布情况，这与出土文献中的经脉循行较为类似。脉最突出的功能是运行气血，而筋则是"主束骨而利机关"，维持人体正常的运动功能。此外，经筋并不像经脉那样有自身所属腧穴，经筋的治疗是"以痛为输"，就是选取疼痛的局部进行治疗，哪里有疼痛就在哪里治疗。因此，与十二经脉相比，十二经筋更像是在十二经脉形式启发下，对机体组织构成中的部分结构的一种认识和表述方式。

（3）皮部

皮部理论，出于《素问·皮部论》。十二皮部的概念形式与经筋相似，也是以十二经脉的体表循行路径为依照，将人体的体表皮肤划分为十二个区域，分别配属于十二经脉。十二皮部处于人体的最外部，是整个经络系统最外层的部分，同时是机体防御的外部屏障，当机体卫外功能失常时，外邪可通过皮部依次侵入络脉、经脉，直至脏腑。反之，体内的疾病也可通过经脉、络脉反映于皮部，在局部皮肤出现颜色、形态、质地等病变，据此便可诊断相应的疾病。皮部理论不仅可用于诊断疾病，而且在临床治疗中也有着重要意义。例如皮肤针、皮内针等疗法都是运用皮部理论进行辨证治疗的，在体表进行相应刺激可以通过经络系统的作用，调整人体功能，治疗体内脏腑的疾病。十二皮部在诊断、治疗时手足同名经脉相通（如手阳明经与足阳明经），即所谓"上下同法"，如此十二经皮部又合称为六经皮部。

（4）根结

根结理论，出于《灵枢·根结》。根结是以自然物象（植物之根与枝节及所结之果）之类比说明人体上下部位（下肢远端与头胸腹）之间的密切关联。三阴三阳经脉各有根结之所在，根都位于下肢末端（有具体腧穴名称），结则分别位于头胸腹的具体部位。依据根所在的具体腧穴名称可知，三阴三阳经脉实则俱为足经，即根结理论不涉及手经。根与结，前者是起主导作用的（自然之理如此，否则便是"无本之木"）。因此，根结理论的实质反映的是下肢末端的腧穴对于头胸腹等远隔部位的治疗规律，但古人对这种规律的表述采取了以自然之理借喻的方式，对于他们而言，这种方式是再自然不过了，但对于自然科学思维占主导的现代人而言，颇不易理解。因此，根结理论很形象地体现了古人创立经络理论的一些思维方式和特点，据此可以更好地把握、理解经络理论的本质内涵（图2-8）。

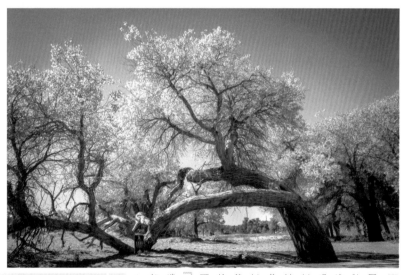

图2-8 人体的下肢和头、胸、腹相连结，以自然物象观之，似于树木。树木以根为本，通过根吸收水分与营养物质，并输送到树干、树梢等，方能开花结果。根的决定性作用由此可见。古人借用"根结"表达下肢远端腧穴对于头胸腹部位的主治规律

（5）四海

四海理论，出于《灵枢·海论》。基于天人相应的观念，古人将十二经脉类比于自然界十二条大的河流（即十二经水，见《灵枢·经水》）。同时，百川纳于海，乃是自然之理，自然界分布有东西南北四海，与之相应，人体亦有四海，十二经脉中所运行的气血均汇聚于四海。具体而言，四海分别是：胃为水谷之海，冲脉为十二经脉之海（即血海），膻中为气海，脑为髓海。每海又均有其上下所输之穴或特定部位。从部位而言，四海基本以头身为主（无上肢）。从功能性质而言，则为与人体生命机能密切相关的气、血、髓、水谷。从理论形式来看，四海似乎与经脉理论密切相关，但本质上反映的是古人在天人相应观念之下对于人体生理特点的一种表述形式（图 2-9）。

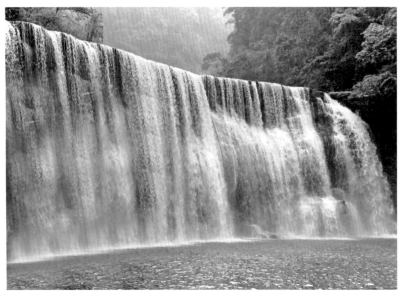

图 2-9 《灵枢·海论》：「人亦有四海、十二经水。经水者，皆注于海，海有东西南北，命曰四海。」古人将人体十二经脉比作自然界十二条大的水流，而后者是要流入四海的（所谓「海纳百川」）因此人体也有四海以应自然之理、天地之道（张立剑摄于贵州）

二、腧穴理论

如果说经络相对比较难于捉摸的话，那么与之关系密切的腧穴则易于体验，"穴位"一词在普通民众中的知晓、熟悉程度则更为广泛。诸如"点穴""穴道"之类的说法常常可见于影视文学题材之中，"穴道"被点住后不能动是绝大多数民众，特别是青少年对"穴位"最原始、最直接的理解和反应。那么，"穴位"究竟是什么？怎么发现的？有多少个？有什么作用？除了所谓的"点穴"，穴位还有哪些富有魅力的内容？下面，让我们来进行一一解答。

1. 早期腧穴的形态与名称

腧穴之名，出现较晚。古代文献中，俞、输、腧，三字常混用，腧字后出。骨空、骨孔、孔穴、穴、三百六十五节、三百六十五会等，在早期常用来表述腧穴的内容。据"孔、穴、节、会"字义可知，腧穴一般位于骨节、肌肉缝隙或凹陷之中。腧穴是人体接受针刺、艾灸等刺激，从而能够调整机体，产生治疗作用的特殊部位。或许有人会有疑问，人体体表的区域那么大，这些特殊的部位是如何被发现的呢？一般认为，古人在长期与疾病做斗争的过程中发现，在病痛或发病部位的局部进行按摩、针刺、艾灸等能够起到一定的缓解或治疗作用。随着时间的推移，实践经验的积累，这种现象出现得越来越多，古人所总结、归纳的腧穴也不断增加，有关腧穴的理论知识逐渐形成、发展。除了这个途径，腧穴的形成可能还与古人的脉诊活动有一定的关系。古人在对四肢末端的脉搏活动进行观察时发觉，头身一些部位发生病变可导致四肢末端一定部位脉搏的改变，此时如果在脉诊的部位进行针刺、艾灸等，可产生一定程度的治疗作用。那么，这些脉诊的部位也就相应地变成了腧穴。脉诊形式总结出来的腧穴够治疗远端部位的病变，从病变局部总结出的腧穴则主要治疗局部病症。

2. 腧穴分类

随着古人临床实践的增加，经验的丰富，对于腧穴的运用也逐渐增多，对其认识也相应地深刻。在腧穴不断增多的过程中，古人发现某些腧穴具有共同的特性或特征，故将之归为一类，这样便于学习与运用。当然对于腧穴的分类也是逐渐形成并不断发展的。早在《内经》之中，已有对于某类腧穴的描述。

（1）十二原与十二原穴

十二原，出于《灵枢·九针十二原》，五脏各有一个位于腕踝附近的腧穴为原，左右对称为10个，分别为：肺之原太渊穴、心之原大陵穴、肝之原太冲穴、脾之原太白穴、肾之原太溪穴，再加上膏之原鸠尾穴、肓之原脖胦穴，共计为十二原，能主治五脏相应的疾病。《灵枢·本输》记载了六腑的原穴，后《难经》将两者综合，并增加了"少阴之原兑骨"。十二原穴分别为：手太阴肺经之太渊穴、手少阴心经之神门穴、手厥阴心包经之大陵穴、手阳明大肠经之合谷穴、手太阳小肠经之腕骨穴、手少阳三焦经之阳池穴、足太阴脾经之太白穴、足少阴肾经之太溪穴、足厥阴肝经之太冲穴、足阳明胃经之冲阳穴、足太阳膀胱经之京骨穴、足少阳胆经之丘墟穴。十二原穴是脏腑经脉原气在腕踝部经过和留止的部位，原气导源于肾间动气，是人体生命活动的原动力，通过三焦运行于脏腑，是十二经的根本。因此，脏腑发生病变时，就会相应地反映到原穴上，也可取用原穴治疗。

（2）十五络穴

早在《内经》中便已载有有关十五络穴的内容。从十二经脉从腕踝部分出的络脉走向相表里的经脉，《内经》以"某某之别"的形式表述，所分之处即为相应络穴，其穴名亦与相应络脉之名相同。此外，任脉之别、督脉之别、脾之大络亦有相应络穴，合之为十五络穴。十五络穴分别是：手太阴肺经之列缺穴、手少阴心经之通里穴、手厥阴心包经之内关穴、手阳明大肠经之偏历穴、手太阳小肠经之支正穴、手少阳三焦经之外关穴、足阳明胃经之丰隆穴、足太阳膀胱经之飞扬穴、足少阳胆经之光明穴、足太阴脾经之公孙穴、足少阴肾经之大钟穴、足厥阴肝经之蠡沟穴、任脉之鸠尾穴、督脉之长强穴、脾之大络之大包穴。因为络脉能够沟通表里两经，所以络穴（主要是十二经脉之络穴）不仅能主治所属经脉的疾病，而且还能主治相表里经脉的疾病。因此，临床上某一脏腑经脉发生疾病之时，不仅取本经的原穴，还取用与之相表里经脉的络穴，这就是所谓的"原络配穴"。

（3）五输穴

五输穴最早出现于《内经》。十二经脉在肘膝关节以下各有5个腧穴，从四肢末端分布至肘膝关节，古人以水流由小至大的形象方式，分别喻称为井、荥、输、经、合。《难经》对于五输穴理论有进一步的发挥，认为这个五个腧穴各有自己的主治病症，为临床取穴提供了便捷，如"井主心下满，荥主身热，输主体重节痛，经主喘咳寒热，合主逆气而泄"（图2–10）。《难经》还将五行学说与五输穴理论相结合，将阴经经脉的井荥输经合穴配属于木火土金水，阳经经脉的井荥输经合穴配属于金木水火土，即阴经、阳经的五输穴五行属性是不同的。五输穴理论对于临床针刺补泻意义重大，依据"虚则补其母，实则泻其子"的原则，又有"本经补泻"和"异经补泻"之分。例如，肝的病症如果属虚，肝五行属木，肝经为阴经，虚则补其母，当补水，取肝经五输穴中属水的曲泉穴，此为"本经补泻"；如果是"异经补泻"，则应取肾经五输穴中属水的阴谷穴。五输穴位于四肢肘膝以下，主治病症较广，临床极为常用。

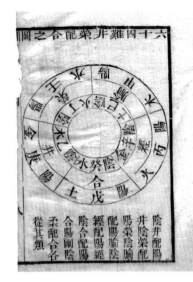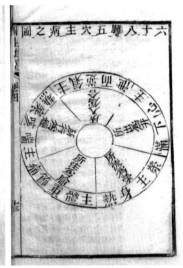

图 2-10　五输穴主病图

（引自《图注八十一难经》，中国中医科学院针灸研究所藏）

（4）十六郄穴

郄穴的概念首见于《针灸甲乙经》，以"某某（经脉名）郄"的形式表述。郄，即隙、缝隙之义。早在出土经脉文献及《内经》之中，"郄"便已成为针砭治疗常用之处，一般位于关节（主要是膝关节）附近血管丰富之处，临床针刺常要求出血。《针灸甲乙经》所载十六个郄穴，分别是十二经脉各有一个郄穴，再加上阴阳维、跷脉各有一个郄穴（此四脉本身并无腧穴，乃是其他经脉之腧穴以之命名而已）。从部位来看，手经的郄穴都位于腕肘之间，足经的郄穴基本位于踝膝之间，个别位于踝下、膝上，但也是很临近的部位。这与五输穴分布于肘膝以下的部位特点是基本相同的。从《内经》以郄表示针刺部位到《针灸甲乙经》的十六郄穴，并不仅仅是郄穴数目的增加和部位的扩展，在更深层次上意味着，《内经》以后随着腧穴理论的丰富、发展，对日益增多的腧穴进行分类是认识深入的必然结果。《针灸甲乙经》所载十六郄穴分别是：孔最，手太阴之郄；郄门，手心主郄；手少阴郄（《千金要方》将之明确为"阴郄"），在掌后脉中；温溜，手阳明郄；会宗，手少阳郄；养老，手太阳郄；地机，足太阴郄；中都，足厥阴郄；水泉，足少阴郄；交信，阴跷之郄；筑宾，阴维之郄；梁丘，足阳明郄；外丘，足少阳郄；阳交，阳维之郄；金门，在足太阳郄一空；付阳，阳跷之郄。

（5）俞穴与募穴

背俞穴分布于足太阳膀胱经腰背部第一侧线，不仅包括五脏背俞穴，而且还有六腑背俞穴。背俞穴是胸腹部脏腑之气输注于腰背部的腧穴，能够反映脏腑的功能状态，可以通过按压局部腧穴（敏感、压痛、结节、凹陷、出血点、丘疹及温度、电阻变化等），诊断相应脏腑的疾病，同时也是调整脏腑功能的主要途径，临床较为常用。背俞穴的主治，除了能够治疗局部病变外，主要表现为与脏腑的特异性关联：其一，主治相应脏腑的疾病；其二，主治相表里的脏腑的疾病，即某一脏或腑发生病变时，除了取其相应背俞穴，还有加取与之相表里的脏或腑的背俞穴，可起到协同作用，增强疗效；其三，主治相应脏腑所属的五官、五体的疾病，这主要是基于脏腑理论的运用。募穴，是脏腑之气汇聚于胸腹部的一些特定腧穴，五脏六腑及心包络各有一个募穴。临床治疗中，背俞穴常与募穴相配，两者一在前一在后，一为阴一为阳，共同主治脏腑疾患，即所谓的"俞募相配"。背俞穴包括：肺俞、厥阴俞、心俞、肝俞、胆俞、脾俞、胃俞、三焦俞、肾俞、大肠俞、小肠俞、膀胱俞。募穴包括：肺募中府、心包募膻中、心募巨阙、肝募期门、胆募日月、脾募章门、胃募中脘、三焦募石门、肾募京门、小肠募关元、大肠募天枢、膀胱募中极。

（6）八会穴

八会穴，出于《难经》，与人体的脏腑组织生理功能密切相关，是脏、腑、气、血、筋、脉、骨、髓之气所汇聚的8个特定腧穴，分别为：脏会章门，腑会中脘，气会膻中，血会膈俞，筋会阳陵泉，脉会太渊，骨会大杼，髓会悬钟。原本专设为治疗热病，后临床运用范围扩展，可取之治疗脏、腑、气、血、筋、脉、骨、髓八者相关之疾病。

（7）八脉交会穴

八脉交会穴，载于《针经指南》，以"流注八穴""交经八穴"称之，指与奇经八脉相同的 8 个腧穴，分别为：通于冲脉的公孙、通于阴维脉的内关、通于带脉的临泣、通于阳维脉的外关、通于督脉的后溪、通于阳跷脉的申脉、通于任脉的列缺、通于阴跷脉的照海。这 8 个腧穴有自己相应所属的经脉，又与八脉相通，所以不仅能主治所属经脉的疾病，还能主治相应奇经八脉的疾病。临床取穴之时，常两穴配合使用（上下相配），如公孙与内关相配，治疗心、胸、胃部的疾病；临泣与外关相配，治疗目锐眦、耳后、颊、颈、肩部的疾病；后溪与申脉相配，治疗目内眦、颈项、耳、肩部的疾病；列缺与照海相配，治疗肺系、咽喉、胸膈部的疾病。再从八脉交会穴的所在部位来看，都是位于四肢腕踝关节附近，反映了四肢远端部位腧穴的广泛的主治范围。

3. 腧穴归经

马王堆、张家山出土医学文献之中虽有早期经脉理论的详细描述，但并无具体腧穴名称的记载。《史记·扁鹊仓公列传》记载扁鹊针灸治病时已有个别腧穴名称，但仓公医案针灸治病内容中则未出现腧穴，而是经脉名称、具体部位。可见，至少在战国末期至西汉初期，腧穴并未大量出现，并形成体系化的认识。随着医学理论与实践的发展，两者逐渐融合，这种情况在《内经》中有较为明显的体现。

四肢肘膝以下的腧穴最早进行归经，《素问·气府论》以"脉气所发"的形式表述相应经脉与腧穴之间的关系，可能是因为其主治范围广、规律明显。《内经》中的腧穴数量是 160 个，至第一部针灸专著《针灸甲乙经》时，腧穴数目已增至 349 个。虽然腧穴数量有了很大增加，但与《内经》相同的是，归经的依然是四肢部的腧穴，躯干部的腧穴依然没有归入相应经脉，而是以相应部位的形式分列论述。这表明头面躯干部的腧穴较难按经脉划分，而且后世医家在个别腧穴的归经上有不同认识。直至元代医家滑寿所著《十四经发挥》，才开始将人体腧穴以十四经为纲进行分类排列。

4. 取穴方法

腧穴的具体位置在明堂文献中虽有明确而详细的记载，但临床如何准确取穴与疗效关系重大。腧穴取穴方法有多种，如骨度分寸折量法、体表标志取穴法、简便取穴法等。骨度分寸法，又称"骨度法"。关于骨度，早在《灵枢·骨度》已有专论，对人体各部分骨骼之间的长度有明确计量。后世医家在此基础上略有修改，变化不大。取穴时依据腧穴具体定位，按照骨度分寸折量定取。体表标志法是根据人体体表一些特征性部位标志来取穴的方法。体表标志又可分为固定标志与活动标志。固定标志便是依据人体五官、毛发、爪甲、骨骼、肌肉突起或凹陷、边缘等固定不移的部位作为取穴的标志。活动标志就是依据人体局部活动（肌肉收缩、关节活动等）后出现的隆起、凹陷、皱纹、缝隙等作为取穴标志。同身寸法，指以手指一定部位的长度为单位，折量人体其他部位长度的方法。又可分为拇指同身寸（以拇指第一节的横向长度为一寸）、中指同身寸（拇指中指屈曲，中指指端抵于拇指指腹，中指中节两横纹之间为一寸）、一夫法（拇指以外其余四指并拢，掌心向下，以中指第二节横纹为准，四指之间的宽度为三寸）。简便取穴法是历代医家在长期实践中总结出来的方法，如垂肩屈肘，肘尖所抵躯干侧面之处即为章门穴。以上诸法，总以骨度分寸为基准，相互参合。

三、文化理念与针灸理论

植根于中国传统文化土壤之中的针灸理论，在其构建之时，不可避免地深受早期思想文化观念的影响与制约，甚至可以说后者是前者构建的思维方式。在早期诸多异彩纷呈的思想文化观念之中，天人相应的思想在医学领域表现得尤为显著，道家思想与生命医学的关系极其密切。在对早期针灸理论进行解读时，必须返回到其当初产生的那个时代思想文化背景之中，否则难以把握其本质规律，不能做出正确解读。

1. 天六地五与十一脉、十二与循环

数字在中国传统思想文化中被赋予重大的意义，反映着深刻的思想内涵。与经脉理论相关的十一、十二均是如此。出土经脉文献之中，经脉的数目为十一。《国语·周语》："天六地五，数之常也。"可见，十一是天地之间的大数，代表了天地最本质的规律。天六地五合为十一，天为阳，地为阴。出土经脉文献所载十一条经脉之中，也是阳经（足脉）数目为六，阴经（臂脉）数目为五，与天六地五的思想恰好相符。

十二也是具有特殊文化涵义的数字，阴阳各六体现了一种对称，十二经脉不仅是对称，而且还有循环，所谓的"如环无端"是也。循环的思想也是先秦、秦汉时期的天道圜观念的体现。秦汉时期的文献《吕氏春秋》《淮南子》中反复涉及十二月、十二时、十二节气等内容，也对古人构建经脉理论产生了重要的影响。

2. 道法自然与针道自然

《老子》："人法地，地法天，天法道，道法自然。"受其影响，此后《庄子》《管子》《淮南子》等相继提出顺应、因时等概念，并将之运用于社会政治生活等之中。医学领域亦不例外，《内经》提出针刺应当顺应具体的体质气血情况，体质壮盛者应深刺，反之则应浅刺。人与自然界是统一的整体，人体阴阳气血活动与自然界阴阳盛衰密切相关。一年之中，春夏之季，阳气升发，气血外浮，故刺之即浅；秋冬则反之。刺之浮沉（浅深）与气之浮沉相合。正如《素问·诊要经终论》所言"春夏秋冬，各有所刺，法其所在"。同理，一日之中、一月之中亦有气血盛衰的变化，针

刺时必须要顺应这种情况，否则就会阴阳相错。即使是十二经脉气血之多少亦有常数，针刺亦应顺之。《内经》针刺补泻手法操作的立意也遵循顺应的特点，针刺补法操作表现出静、微、留、操作较少的特点，这也是与虚证虚弱、无力、不足、低下的病势、病性一致的，故其针刺手法动作幅度较小，刺激量较轻。针刺泻法操作表现为刺激量大、速度快、转针多、操作频繁的特点，这也与实证所表现出来的亢盛、有余、激烈的特征一致。概言之，针道顺应自然的特性表现于两方面：其一，随顺生理特性，即着眼于针灸方法与机体阴阳气血活动的特性相顺应，如顺体质、顺天时、顺十二经血气多少等；其二，随顺病症特性，强调针灸方法须与病症表现的特性相一致，如补泻刺法、寒热刺法等。

3. 以水喻理

《易传·系辞传上》："立象以尽意。"水原本只是自然界最为常见的物质之一，却在中国传统社会文化中扮演着极其重要的角色。令中国古代哲人兴味盎然、心驰神往的水，不仅滋润着生命，并为芸芸众生所体验、感悟。先人们从这种最寻常多变的自然现象中，体悟到自然、生命之道，并将之扩展到诸多领域。关于这些，在道家思想文献（《老子》《庄子》《管子》等）中几乎俯拾皆是，水被赋予了一些重要的特性，水性趋下，水性清、平、一，水的本原性、至高无上性，水的普遍联系性（尤其是与生命的密切关联）等。

《灵枢·经水》将人体的十二条经脉与自然界的十二条大的河流相类比。百川入海，十二经水注于东西南北四海之中，人体与之相应，亦有四海（见《灵枢·海论》）。五输穴之"所出为井，所溜为荥，所注为输，所行为经，所入为合"，也是以自然水流形象化论述腧穴。《内经》治疗水肿病的"水俞五十七穴"分布于"尻上、伏兔上、踝上"，从部位而言，都位于身半以下，符合水性趋下的特点。此外，还有不少腧穴之名与水相关，如小海、曲池、涌泉、太冲、太渊、太溪、阳陵泉等，且这些腧穴都位于肢体的远端。

第三章

针灸器具

针灸是一门实践性很强的医疗技术，它通过运用特殊的针具、灸具、治疗仪等器具，施以不同的方法而治疗疾病。因此，针灸器具是针灸医学中必不可少的内容。针具的演变经历了一个漫长的历史，它最初是从砭石发展而来，历史上早期的医疗工具还有骨针、陶针等。春秋战国时期随着金属冶炼技术的进步，出现了金属针具，后逐步发展成为今天的毫针和一次性无菌针灸针。灸法使用的材料主要是艾叶，将艾叶捣碎即为艾绒，再制成艾炷与艾卷。明代出现了在艾绒中掺入中药的艾卷，至今广泛流传的有"雷火神针""太乙神针"。灸具早期采用瓦甑、苇管，"灸盏"是清代专门的灸具，它对后世灸具的发展影响很大，现代的灸具更为丰富多样。随着现代科技成果不断引入针灸领域，针灸治疗仪的研究得以深入，出现了多种新型的电针仪和灸疗仪，用来代替人工操作，在临床上应用非常广泛。

一、针具

1. 原始医疗工具——砭石

砭石，被认为是中国原始人类使用的医疗工具，《说文解字》释"砭，以石刺病也"。在新石器时期到来以后，随着石器制作技术的进步，有了特定形状的医用砭石出现，如锋锐的针石、有利刃的镵石等。先民们用砭石来剖开痈肿，排脓放血，或用以刺激身体的一定部位以消除病痛。

在金属针具出现之前，古人多采用砭石治病。关于砭石治病，古代早期文献有不少记载，如《素问·异法方宜论》："东方之域……，其病皆为痈疡，其治宜砭石。"南北朝全元起注释曰："砭石者，是古外治之法……古来未能铸铁，故用石为针，故名为针石。"在中国内蒙古自治区呼和浩特、多伦旗以及河南新郑、淅川下王岗等地出土的医药文物中，均可见到新石器时期的砭石。如

1963 年，在内蒙古多伦旗头道洼新石器时代遗址出土了一枚经过磨制的石针，是中国目前发现最早的石针。这根石针长 4.5 厘米，一端有锋，呈四棱锥形；另一端扁平有弧刃，刃部宽 0.4 厘米；中身四棱略扁，横断面呈矩形，可以容纳拇、食二指夹持。考古工作者与医史工作者鉴定，认为它是针法的原始工具——砭石。此后，在山东日照、徐州高皇庙等多处又出土了多枚砭石。还有，在山东微山县出土的汉代画像石中，扁鹊被刻画成人面鸟身的形象，手握砭石，为病人治疗，这展示了东汉之前砭石的形状及其治疗实景。

2. 骨针、陶针、金属针等

原始先民们在使用砭石治病的同时，还将动物骨骼、陶土和竹子等做成针刺工具（图 3-1，图 3-2）。旧石器时期已有骨针的发现，在山顶洞人遗址中，人们见到一端带孔的精致骨针，它既是缝纫工具，又可能用于破痈、放血。四川巫山大溪文化遗址出土两枚新石器时期骨针，两者尖端锐利，针体光滑。山东平阴县商周遗址中出土的骨针，锐端为圆锥尖，钝端卵圆。在城子崖龙山文化遗址中，还发现了两根灰黑色陶针。广西少数民族地区也曾发现有古代陶针。针早期写作"箴"，说明古代曾有应用竹针的过程，只是由于竹针难以久藏，故在出土文物中未见竹针实物。据民俗学资料记载，在中国西南地区，古代还流行过一种瓷锋针疗法，即采用瓷器碎片中的锋利者为刺疗工具。

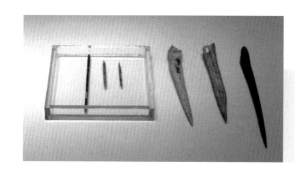

图 3-1 骨针、骨锥（放血、穿刺工具，属于仰韶文化（约公元前 5000—前 3000），1955 年陕西西安半坡出土（张立剑摄）

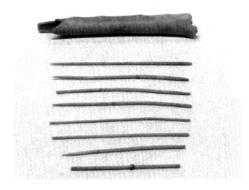

图3-2 骨针（带针管），属于大汶口文化（距今约6300—4600年）。1969年泰安大汶口遗址 M67出土，包括骨针8根，针筒一个。骨针表面刮磨得很光滑，最长为8.17厘米，直径不足0.7毫米（张立剑摄）

随着金属冶炼技术的进步，古人不断制造出青铜针、铁针、金银针等针刺工具。出土文物中也发现了不少这类针具，如1978年在内蒙古达拉特旗发现一枚战国时期的铜质砭针，长4.6厘米，一端为针尖，腰呈三棱形，一端为半圆状刃。金属针细小，操作方便、灵活，对人体的伤害较小，故在针灸临床上被广泛使用，逐渐取代了石针、骨针等较为原始的治疗工具，它的出现与使用，是刺疗工具发展史上的一次飞跃。

3. 九针

九针，为九种不同形制的针具，是古代医家在长期的医疗实践活动中发展而来。九针最早记载见于《灵枢·九针十二原》，篇中对九针的形制与功用有详细描述：镵针乃九针之首，法天而制，长一寸六分，头部较大，针尖锐利，主治热在头身，泻其邪热之气；员针，法地而制，长一寸六分，形如椭圆之卵，末端不尖锐，用于按摩分肉之间，以泻其间邪气；鍉针，法人而制，长三寸半，针锐如黍栗，圆而微尖，刺按于脉可致气出邪；锋针，法时而制，长一寸六分，针尖锐利，刃有三隅，可放血泻痈热，主治痼疾；铍针，法音而制，长四寸，宽二分半，末端如剑锋，用于放出痈脓；员利针，法嶅而制，长一寸六分，针尖稍大，既圆且锐，主治痈痹之疾；毫针，法星而制，长三寸六分，形似毫毛，尖如蚊虻之喙，主治痛痹在经络者；长针，法风而制，长七寸，针身长而薄，针尖锋利，主治邪气深藏远在之痹；大针，法野而制，长四寸，针尖如折断的竹茬，其锋微圆，用于泻出关节壅滞积留之水。

《灵枢》中还记载了九针是由更早期的綦针、巾针、絮针等演变而来，并指出"九针者，天地之大数也，始于一而终于九"。由此看出，先贤创制九针是与中国传统哲学中的天人相应思想、数术观念密切相关。关于九针的形制，在《灵枢》中只有文字记载而没有相应的图形，传世文献中最早绘有"九针图"的古医籍是元代杜思敬的《针经摘英集》（图3-3），之后明清医家结合针灸临床实际情况对"九针图"有所修订。

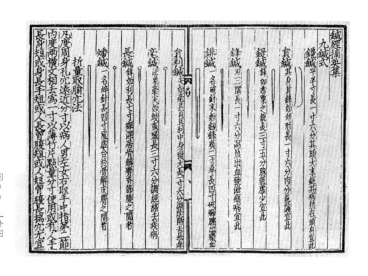

图3-3 九针图
（引自《针经摘英集》影元本，中国中医科学院图书馆藏）

1968年，在河北省满城县西汉刘胜墓里出土了一批医药器具，其中有4枚金针，6枚银针。4枚金针完好无损，金针在形制上与《灵枢》"九针"中的锃针、锋针、毫针相似，而6枚银针都残缺，无法辨认。金、银针的出土展示了一部分古代医针的面貌，被研究人员认为是现存最早的金属针具实物。

临床实践发展至今，九针也发生着变化（图3-4）。有学者认为：镵针是由砭石直接发展而来，作为浅刺的工具，后人又称之为箭头针，用做刺络放血；圆针与镍针在临床上用于皮肤浅表的按压与揩摩，类似现在的圆头针或按摩棒；锋针后来发展为二棱针，用来刺血泻络；铍针多用于割治痈脓外症，为古代外科工具。毫针是目前运用最多的一种针具，它加长则变为长针，进一步加长又变为芒针，加粗后成为大针可当作火针使用，临床上毫针还有多种类型，如皮肤针、挑治针等，现代毫针材质普遍使用不锈钢，坚硬而富有韧性。现代科研人员还研制了一些新的九针，如山西省针灸研究所师怀堂先生经过五十余年的临床实践，在《内经》古九针的基础上，研制出新的九针。该九针的外形及适应范围等都与古九针有所不同，强调在治疗过程中因病制宜，发挥每种针具的特殊作用，其中火针、梅花针等应用取得了良好的临床疗效，成为山西省针灸临床中的一个特色。

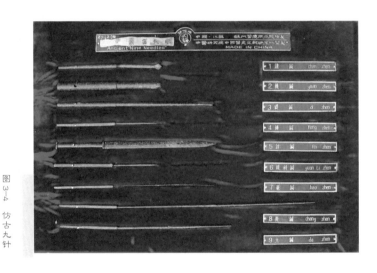

图3-4　仿古九针
（苏州医疗用品厂有限公司制造，中国中医科学院医史文献所监制，中国中医科学院针灸研究所藏）

4. 毫针

毫针是针刺治病的主要针具，在针灸临床上应用最为广泛。现代以来，毫针在材质和形状上得到了很大的改进和发展，民国及以前毫针的材质多为铜、铁、金、银质，其形状也较为粗大

（图3-5）。1953年，在针灸医家承淡安先生的大力倡导下，中国开始研制不锈钢质针灸针。不锈钢针灸针具有较高的强度和韧性，使针身更细，表面光洁度更高。用不锈钢针灸针治病，能减轻患者的痛苦，而且可以一次多针，患者也完全能够耐受，这大大提高了临床的疗效。目前，不锈钢针灸针是针灸临床上广泛被使用的毫针，而其他金属制作的毫针，如金针、银针则用得很少。

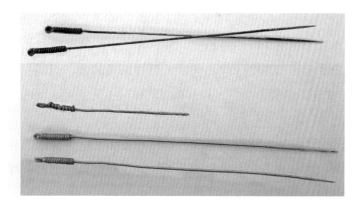

图3-5　金银毫针，20世纪30～40年代制造，著名针灸学家朱琏曾在延安、太行山区使用（中国中医科学院针灸研究所藏）

（1）毫针的结构

毫针的结构可以分为针尖（芒）、针身（体）、针根和针柄4个部分：①针尖，指针的前端锋锐部分，又称"针芒"；②针身，指针根与针尖之间的部分，又称"针体"；③针根，针身与针柄之间相连处；④针柄，针根之后，是执针着力的部位，多用金属丝缠绕，以便于持针，针柄的形状有圈柄、花柄、平柄、管柄等多种。

（2）毫针的规格

毫针的规格是以针身的长短和粗细确定的，临床应用时，根据病人的具体情况选用适当规格的毫针。毫针的规格多种多样，其中以25～75毫米长和0.32～0.38毫米直径粗细者最为常用。

（3）毫针的选择

选择毫针时应注意4个方面：①针尖，不宜过于尖锐，须圆而不钝，以形如"松针型"为佳，要求"尖中带圆"，尖端正而不偏，并应注意是否有钩曲和卷毛；②针身，必须挺直、光滑、坚韧而富有弹性，如有斑剥锈痕或曲折就应停止使用；③针根，必须牢固，不能有锈蚀和松动；④针柄，以金属丝缠绕紧密为佳，不宜过长或过短。

（4）毫针的制备工艺

毫针的制作由很多道工序组成，其制备工艺的好坏将直接影响着它的质量和使用。我们以中华老字号"华佗牌"针灸针为例，该品牌有着140年的历史，并在实践中不断探索和改进，形成了自己独特的生产工序，保证了毫针的高品质，被国际针灸界誉为"中国针灸第一针"（图3-6，图3-7）。其常规毫针的生产工序共有13道：

①拔直：将符合硬度、韧性和表面质量等要求的各线径不锈钢丝进行拔直，并按所需长度切断，成为针坯材料，保证符合针坯挺直和表面光洁等要求。

②磨尖：将针坯在磨尖机上进行磨尖成形，使针尖形状符合工艺规程要求。

③抛光：将磨尖成形后的针体进行抛光处理，使其表面质量符合工艺规程要求；再目力拣剔除不合格品。

④敲铆/定位：将抛光后的针体，以针尖为基准，按所需长度截去多余部分，然后在针尾部分加工定位，符合工艺规程的要求，这关系到针体与针柄结合的牢固度。

⑤绕柄/剪塌：将经过上述过程后的合格品按要求进行绕柄或针体针柄连接，这样，一支针灸针就基本形成了。

⑥根据客户的需求，可以对针柄进行装饰性处理镀银纯化等。

⑦抛毛头：对针尖再进行抛光处理，防止上述工序、流转过程中碰伤、起钩的针尖并进行修复。

⑧清洗：在清洗前对针灸针再次进行抛光，以确保最后出厂时的表面质量和针尖锋利。将针灸针进行超声波清洗，去除针的

表面杂质、污物，然后再用100%乙醇进行擦拭，使针身确保洁净。清洗过程在10万级净化厂房内进行。

⑨包装：将清洗后的针，按照ISO11607-1、ISO11607-2确认的工艺条件进行单位热封包装，该过程同样在净化厂房内进行，然后移出净化区进行中包装和外包装。

⑩灭菌：将包装好的针灸针按根据ISO11135-1等标准确认的消毒灭菌法进行工业用环氧乙烷（EO）灭菌处理。该过程的主要参数采用连续监控，灭菌结束后将产品移入待检解析室，待检解析室内设有防爆通风设备，便于环氧乙烷残留量的挥发，或者进行辐照灭菌。

⑪微生物性能检测。

⑫物理性能检测。

⑬所有的检测和规定的记录得到确认后，合格产品入库交付。

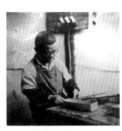
拔直工序

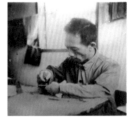
捲柄工序

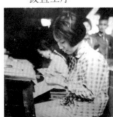
绕柄工序

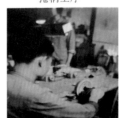
磨尖工序

图3-6 20世纪50年代，"华佗牌"毫针的制作完全是手工操作。20世纪80年代，"华佗牌"针灸针的制作是半机械化操作。今日，"华佗牌"毫针的制作全部实现了自动化操作

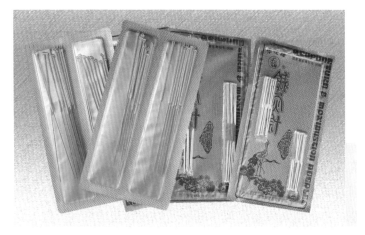

图 3-7 「华佗牌」
毫针
（苏州医疗用品厂有
限公司制造）

5. 一次性无菌针灸针

随着国民素质的提高，人们自我保护意识逐渐增强，对医疗质量、卫生安全、无菌操作要求越来越高，为了避免在针灸临床治疗中，由于针具消毒不严引起的疾病交叉传染，20 世纪 90 年代，中国研发了一次性无菌针灸针，并很快在临床上得到认可和推广。

一次性无菌针灸针是在普通毫针基础上，经过特殊方法灭菌，外面由塑料或铂金等材料加封制成，使用时不需再行灭菌和消毒，即拆即用，用后即弃。一次性无菌针灸针的临床应用，不仅深受广大患者的欢迎，解除了他们因针具消毒不严而产生的担忧，同时也促进了针灸的国际传播，提高了针灸的普及率，使其能更好地为人类服务。正如世界针灸学会联合会前主席陈绍武教授曾说过，如果没有一次性无菌针灸针行销世界，各国政府承认针灸医学的合法性就不会那么容易。

二、灸材与灸具

灸法是以艾为主要施灸材料，在穴位或患处进行烧灼、熏熨和贴敷，借其温和热力或药物的刺激作用，通过经络穴位调整人体生理功能的平衡。随着艾灸疗法的不断发展，出现了借助于专门的灸具进行施灸，临床上深受广大患者的青睐。

1. 灸材

灸法所用的材料，最初阶段很可能是用一般的树枝或杂草等燃料来灸灼以治疗疾病的。但至少在二千多年前，用艾燃烧治病已经是较为普遍了，如《灵枢·经水》中说"其治以针艾"等。此外，古人认为艾的芳香气味能够驱除邪秽，民间在端午节有用艾束悬挂门上的习俗，以驱除害虫、毒气，有的还编成各种小饰物，佩在身上，达到辟邪除秽和健身的目的。在早期医巫不分的年代，巫师同时也身兼医生，将艾用到医学治疗之中也是相当自然的。

（1）艾叶

艾叶别名"艾蒿""艾草"，为菊科多年生灌木状草本植物艾的叶，质柔软，气清香，味苦（图3-8）。中国各地均有艾生长，河北产者称"北艾"，浙江四明产者称"海艾"，古代以湖北蕲州产者为佳，特称"蕲艾"。艾在春天抽茎生长，茎直立，高60～120厘米，艾叶表面暗绿色，背面灰绿色，叶片卵状椭圆形，边缘呈粗锯齿形。采集艾叶的时间，在每年农历的3～5月间，这个季节的艾叶，既茂盛又柔嫩，纤维较少。

艾叶性温，味苦，能通调十二经脉，正如《本草从新》所载："艾叶苦辛，生温，熟热，纯阳之性，能回垂绝之阳，通十二经，走三阴，理气血，逐寒湿，暖子宫，……以之灸火，能透诸经而除百病。"施灸之所以选用艾叶加工制成艾绒，一则取其性温，艾火的温热刺激能窜透皮肤，直达组织深部，起到温通经脉、驱散风寒的作用；二则取其气味芳香，能开毛窍、透肌肤；三则取其易燃，不起火焰又不易熄灭；四则艾属菊科植物，中国遍地皆产，取其便于采集、价格低廉之优点。

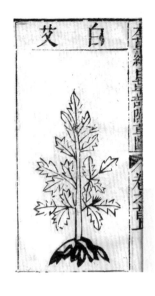

图3-8 艾草图形
（引自《本草纲目》，
中国中医科学院针
灸研究所藏）

（2）艾绒

艾绒的制作，明代李时珍《本草纲目》有记载："凡用艾叶，须用陈久者，治令细软，谓之熟艾。若生艾，灸火则易伤人肌脉。""拣去净叶，扬去尘屑，入石臼内，木杵捣熟，罗去渣滓，取白者再捣，至柔烂如绵为度。用时焙燥，则灸火得力。"将采集的艾叶放置日光下曝晒干燥，然后放在石臼中捣碎或碾压，筛去杂梗和泥沙，再晒再捣再筛，如此反复多次，即成为淡黄色洁净细软的艾绒（图3-9）。

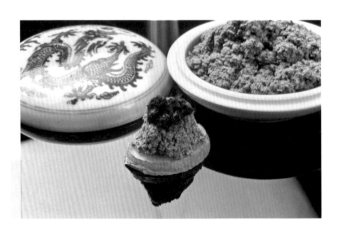

图3-9 艾绒

质量好的艾绒,容易燃烧,火力均匀,气味芳香。制作好艾绒,一般与4个条件有关系:①选择采集艾叶的季节,以春末夏初为最理想;②加工要细致,除净泥土和纤维等杂物;③贮存条件通风,使艾绒保持干燥;④保存时间长久,艾绒陈旧,其中的纤维结构已进一步崩解。艾绒质量对施灸的效果有一定的影响,质量好,无杂质,干燥,存放久的效力大,疗效好;反之则差。劣质艾绒,因杂质较多,生硬而不易团聚,燃烧时火力暴躁,易使患者感觉灼痛,难以忍受。

艾绒按其加工程度不同,分粗细几种等级。新加工的艾绒内含挥发油质较多,灸时火力过强,而陈旧的艾绒,其中的纤维结构进一步崩解,故以陈久的艾绒为上品。因艾绒以陈久为好,故制成后须经过一段时期的储藏后再使用,《孟子》有"七年之病,求三年之艾"之说。艾绒性吸水,易于受潮,贮藏时应保存在干燥之处,谨防潮湿和霉烂。

(3)艾炷

由艾绒制成的圆锥形艾团称为艾炷,将艾炷直接或间接置于人体穴位或患处,点燃施灸叫作艾炷灸法,每燃烧一个艾炷,称为一壮,一般每处灸 3 ~ 7 壮。古代的艾灸,以艾炷灸法最为普遍,隋唐时期出现了在艾绒中加入不同的药物制成的艾炷,以治疗不同的病症,体现了辨证施灸和辨证用药的相互结合,如孙思邈《千金要方》卷二十九记述,治瘰疬破溃者,将大麻花与艾叶"等分合捣作炷,灸疮上百壮"等。

古代艾炷形式有圆锥形艾炷、牛角形艾炷和纺锤形艾炷多种形式,但现代临床上常用的艾炷为圆锥形艾炷,它的制作一般通过手工或器具完成。

①手工制作

手工制作一般就是用手捻。取纯净陈久的艾绒置于左手食指指腹上,用左手及右手的拇、食四指边捏边旋转,令其紧实,捏成上尖下平的三棱形状的小体,这种形状不但放置方便,而且燃烧时火力由弱到强,患者易于耐受。艾炷制作时要求搓捻越结实越好，燃烧时火力逐渐加强，透达深部，效果也会更好，如果松散，则燃烧不均匀。

②艾炷器制作

艾炷器一般由艾炷模、压棒、探针3部分组成，艾炷模上铸有锥形洞孔，洞底留一小孔。将适量的艾绒放入艾炷模的洞孔中，用金属制成下端适于压入洞孔的圆形棒，直插孔内按压紧实，即成为圆锥形小体，然后用探针从模背面小孔将艾炷捅出来即成。用艾炷器制作的艾炷，艾绒紧密，大小一致，更便于使用（图3-10）。

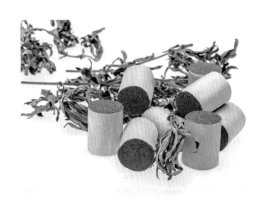

图3-10 用艾炷器制作的艾炷

临床上常用的艾炷分为大、中、小3种规格，可因人、因病、因穴的不同而灵活选择，如在肌肉丰厚如背腰胸腹等处，选用的艾炷可略大，而在四肢手足以及耳尖等处，则根据部位适当减小艾炷，最小者可小如粟米，最大者可大如蒜头。

（4）艾卷

相对于艾炷灸法而言，艾卷灸法出现较晚，大约始于明代初期。艾卷，又叫艾条，是用细草纸或桑皮纸将艾绒卷成圆柱形长条的艾绒制品，一般长约20厘米，直径约1.5厘米，每支重量约10克，可燃烧1小时。因艾卷使用时操作简便，不起泡，不发疮，无痛苦，患者还可以自灸，故临床应用广泛。

艾卷可分为纯艾卷（清艾卷）和药艾卷两种。在艾绒中不掺入任何药物的艾卷为纯艾卷，在艾绒中掺有多种药物粉末的艾卷为药物艾卷，近年来还有含药的无烟艾卷为适应临床的需要应运而生。药物艾卷中的药物多是中草药中的温热、活血、行气类药物，可增加单纯艾卷的温经散寒、通经活络的作用，有利于治疗虚寒较重的病症，如风寒湿痹、虚寒性腹痛和肩周炎等（图3–11）。

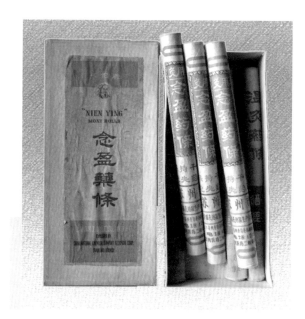

图 3–11 念盈药条（20世纪50年代制造，田从豁先生收藏）

①纯艾卷制作

取艾绒 24 克，平铺在约 26 厘米见方，质地柔软而又坚韧的细草纸或桑皮纸上，用手工卷烟机，像卷纸烟一样将其卷成直径约 1.5 厘米的圆柱形，要求越紧越好，然后用糨糊或蛋清封口而成。

②药艾卷制作

药艾卷主要包括普通药艾条和广泛流传的"雷火神针""太乙神针" 3 种。

普通药艾条：取肉桂、干姜、丁香、独活、细辛、白芷、雄黄、苍术、没药、乳香、川椒各等分，研成细末。将药末混入艾绒中，每支艾条加药末 6 克，取纸二方，一方平行放置，一方双折重复于上，上铺洁净艾绒，以木尺或藤条轻轻叩打使其厚薄均匀，然后将药末匀铺于艾绒上，卷成爆竹状，外以鸡蛋清涂之，再以桑皮纸厚糊一层，放置阴干以防药味走泄。

雷火神针，或称"雷火针"，首见于《本草纲目》卷六，原书对其主治项记载为："心腹冷痛，风寒湿痹，附骨疽等。凡在筋骨隐痛者，针刺后，火气直达病所，甚效。"雷火神针是一种艾灸法，之所以称为"针"，是因为操作时，实按于穴位之上，类似针法之故。药物处方：沉香、木香、乳香、茵陈、羌活、干姜、穿山甲各 10 克，麝香少许，共研细末，和匀备用。制作时取桑皮纸 2 张，宽约 30 厘米见方，取艾绒 24 克，均匀铺在纸上，再取药末 6 克，均匀掺在艾绒里，其余制作与普通药艾条同，但两头留空纸约 3 厘米，捻紧即成。操作时将药艾卷点燃后，衬以数层纸或布，按压以灼烧患处。

太乙神针，或称"太乙针"，它是至清代才出现的掺药艾卷灸法，是在雷火针的基础上进一步改变药物处方而成，雍正年间出现了以"太乙神针"命名的专书，韩贻丰的《太乙神针心法》是最早问世的太乙神针专著。太乙神针的药物配方历代各家记载不一，现代的用药处方基本按传统配方制备，但有所发挥，方法亦有所改进，治疗范围更进一步扩大。其制法、操作与雷火神针相同（图 3-12）。

（5）其他灸材

除了艾叶作为主要施灸材料以外，灸法中还常常针对不同的疾病，采用一些其他材料，如灯心草、桑枝、桃枝、榆枝等多种植物，《黄帝虾蟆经》《外台秘要》曾记载有"八木之灸"，另外天灸法中较多地采用毛茛叶、吴茱萸、斑蝥、白芥子、蓖麻子、甘遂等为施灸材料。

灯心草，中国各地均有分布，于夏末至秋季茎尖开始枯黄时采收，它性味甘、淡、微寒，入心、小肠经，有清心利尿之功。灯心草为多年生草本植物，呈细柱形，高 40 ～ 100 厘米，直径

0.1～0.4厘米，表面白色或淡黄白色，有细纵纹，因可用于点油灯而得名，为灯火灸之材料。施灸时用灯心草蘸油点燃，在患者身体上焠烫，这种方法又叫"灯草焠""灯草灸""爆灯火"，江浙一带称为"打灯火"，是民间沿用已久的简便方法。

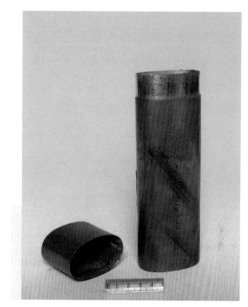

图3-12 太乙神针筒，民国时期制造。铜质，长20.5厘米，底径6.2厘米，椭圆形。正面刻有"太乙神针，中国针灸学研究社制"字样，该社系承淡安创办（现藏于上海中医药大学博物馆）

2. 灸具

（1）古代灸具

借助器具施灸，至少在晋代就有明确的记载，当时用瓦甑、苇管代替灸具。用瓦甑的最早记载见于晋代葛洪《肘后备急方》卷三，据称"治中风身中有掣痛不仁，不随处者，干艾叶一斛许，丸之，纳瓦甑下。塞余孔，唯留一目。从痛处著甑目上，烧艾以熏之，一时间愈矣"。同一时期孙思邈在《千金要方》中也记述了用苇管作为灸具，向耳内施灸。

明清以来，人们更加注重使用灸具施灸，如明代龚信的《古今医鉴》记载了用铜钱为灸具，清代李守先《针灸易学》记载了泥钱，高文晋在《外科图说》中则记载了灸罩与灸板为灸具等，但以上这些灸具在后世并没有得到普及应用。对后世灸具发展影响较大的是清代的"灸盏"（图3-13），在清代《灸法秘传》中有记载："四围银片稍厚，底宜薄，需穿数孔。下用四足，计高一分许。将盏足钉在生姜片上，姜上亦穿数孔，与盏孔相通，俾药气可以透入经络脏腑也。"该灸盏是在清代咸丰年间叶圭的"面碗"灸法基础上发明的银质专用灸具，其形如杯盏，是一种融隔姜灸、灸具灸及药物灸等多种方法于一体的灸法灸具，也是晚清以来最完善的灸具（图3-14）。至此，随着灸具的普及和应用，灸法也从烧灼灸法向温和灸法的方向发展。

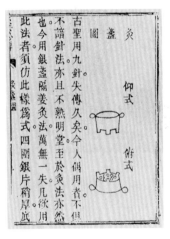

图3-13　清代灸盏图（引自《灸法秘传》，清刊本，中国中医科学院图书馆藏）

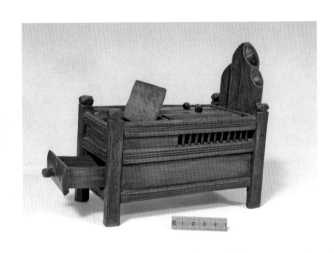

图3-14　清代灸具盒，清代制造，竹制，通高16.5厘米，长17厘米，宽8.7厘米，可放艾条、艾绒等（现藏于上海中医药大学博物馆）

（2）现代常用灸具

现代临床常用灸具多为温灸器，如温灸筒、温灸盒、温灸杯等，它们与《灸法秘传》中的灸盏有许多相似的地方，是在其基础上演变发展而来的（图3-15，图3-16，图3-17）。其中温灸筒是一种特制的筒状金属灸具，它底部大多有数十个小孔，筒壁亦有圆孔，上部有盖，可以随时取下，筒壁上安有一长柄，便于手持，内部有一小筒，可装置艾绒和药物。温灸筒有多种形状，常用的有平面式和圆锥式两种，平面式适用于较大面积的灸治，圆锥式作为小面积的点灸用。施灸前，先将艾炷放入温灸器的小筒内燃烧，然后手持柄将温灸器悬置于拟灸的穴位或患病部位上，来回温熨或固定不动，直到局部皮肤发热出现红晕、病人感到舒适为度，一般每次灸 20～30 分钟。

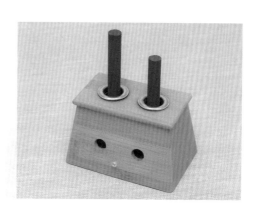

图 3-15 温灸盒

图 3-16 半自动悬灸器，20 世纪 80 年代，成都中医学院针灸科制造（中国中医科学院针灸研究所藏）

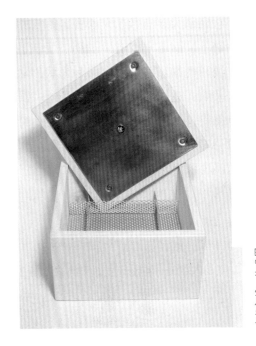

图 3-17　常用灸具

　　借助灸具施灸能够长时间给患者以舒适的温热刺激，不仅方便施灸，而且减轻患者烧灼痛苦，使灸法更为安全可靠，成为患者乐于接受的一种治疗方法。此外，现代科研人员还创制出一些新型的灸疗器具，他们将物理技术，如光、电、磁、红外线等引入灸疗器具的开发，研制出多种灸疗仪器用于针灸临床。

三、刮痧器具

　　刮痧是在中医经络腧穴理论指导下，使用不同材质和形状的刮痧器械和介质，在体表进行相应的手法刮拭，以防治疾病的中医外治法。刮痧的起源可以追溯到两千多年前的《黄帝内经》时代，是砭石疗法或刺络疗法之一，一直在民间流传应用。清代出现了第一部刮痧专著《痧胀玉衡》。

　　明清以前，人们多用砭石、竹叶、麻绳、苎麻、麻线、棉纱线，或桃枝，或铜钱，或瓷碗、磁调，或刮舌抿子，或盐、姜等；

明清以来，多用铜钱，且南方多用水牛角。随着刮痧工具的改进，目前刮痧操作多选用水牛角、玉石、砭石刮痧板。这些材质具有光滑耐用、易于擦洗消毒和清热解毒、活血止痛、安神镇惊、润肤美容等作用。同时可制作成多种形状，如椭圆形、方形、缺口形、三角形以及刮痧梳子等，便于不同身体部位的操作和使用。

刮痧介质也有了很大的改进，明清以前较常用水、药汁、香油、食用油、桐油、苎荽酒、猪脂等；随着技术的改进，以前的介质逐渐被淘汰，目前人们研制了新型的刮痧专用介质——刮痧油和刮痧乳等，具有清热解毒、活血化瘀、解肌发表、缓解疼痛、帮助透痧以及润滑护肤增效等作用。（图 3-18）

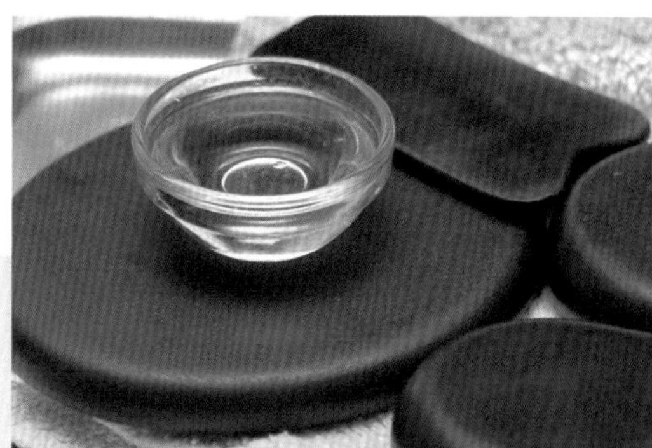

图 3-18　刮痧板和刮痧油

四、拔罐器具

拔罐法，古代称之为"角法"，因最初使用兽角为罐具而得名，它的记载最早见于长沙马王堆汉墓出土文献，即两千多年前的《五十二病方》中。早期拔罐法是用挖空的兽角（动物犄角）磨成有孔的筒状，刺破脓肿后以角来吸拔脓疮和脓血，后来又叫"吸筒法"，并发展成多种不同材质的专用罐具。

1. 古代罐具

晋代医家葛洪在《肘后备急方》中载有用牛角治疗痈肿的内容，说明"牛角"是当时的一种罐具。唐代开始使用竹罐作为拔罐工具（图3-19），因竹子取材广泛，制作简单，所以被广泛应用，逐渐替换了最初的"角法"，称"吸筒法"。但由于竹罐吸力较差，且久置干燥后，易产生燥裂漏气，于是又出现了由陶土烧制而成的陶质罐具，并提出沿用至今的"火罐"一词。唐代耀瓷拔火罐：瓷质，高4.7厘米，口径2.3厘米，底径2.1厘米，20世纪70年代陕西铜川唐代窑址出土，现藏于陕西医史博物馆。清代紫铜拔火罐：铜质，高5厘米，底径3.4厘米。1978年在内蒙古包头采集，是藏医、蒙医的拔火罐，现藏于陕西医史博物馆。

随着医疗实践的不断发展，火罐的材质又逐步改进为金属罐（铜罐、铁罐）、玻璃罐等，临床上也从单纯吸拔脓血、吸毒排脓等治疗外科疮疡疾病，发展到治疗风寒痹病及虚劳喘息等多种疾患。

2. 现代常用罐具

现代常用罐具为玻璃罐（图3-20），从大到小有多种型号，较大者用于背部、腰部、臀部及腹部，中型者用于胸部、肩胛部、大腿部等，小型者用于四肢部，最小型号者可用于某一穴位较小范围的吸拔，如太阳穴处、足三里穴处、曲池穴处等。此外，拔罐还用一些其他新型的罐具，如挤气罐、抽气罐等，它们是利用拔罐时产生负压的原理，但从严格意义上讲，并不是真正的传统拔罐用具，因罐具从最初的角罐用于吸疮排脓，到后来借助火热之力活血通络，逐渐演变为竹罐、陶罐等，其作用原理很大程度上是一种温热刺激，而这是单纯抽气罐所欠缺的。

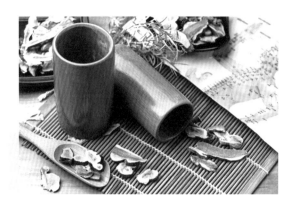

图 3-19 竹罐

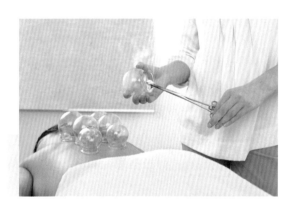

图 3-20 常用玻璃罐

五、按摩器具

按摩，现称"推拿"，其历史悠久，源远流长。按摩是以中医理论为指导，运用手法或借助于按摩工具作用于体表特定部位或穴位以治疗疾病。按摩最原始的工具是砭石，不同形状的砭石其功能也不相同，在长沙马王堆出土的文献中，记载了按摩、导引、吐纳等内容，其中在《五十二病方》中还记载了富有特色的按摩工具，如治疗疝气的木椎，治疗小儿瘛疭用的钱匕等。（图3-21）

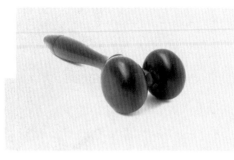

图 3-21 按摩棒

六、现代针灸治疗仪

自 20 世纪 60 年代起，科研人员研发了多种针灸治疗仪，用于针灸的临床和科研。针灸治疗仪包括电针仪和灸疗仪等，随着研究的深入这些仪器不断地被更新换代，如电针仪从早期晶体管低频脉冲，发展为新型生物信息电针仪，它克服了规律性刺激易产生耐受的缺点，可根据患者的病情进行个体化治疗。

1. 电针仪

电针疗法，是将针灸毫针刺入人体经络腧穴"得气"后，在针具上通以接近人体生物电的微量电流，利用针和电两种刺激相结合作用于腧穴或特定部位，达到止痛或防治疾病的一种方法。这种针灸治疗仪称为电针仪，它不仅能代替手捻针刺做较长时间的运针，且能比较客观地控制刺激量，提高针刺治疗效果，目前临床应用十分广泛。

（1）针刺麻醉与电针疗法

中国早期电针疗法的记载，见于 1934 年《针灸杂志》的第 2 卷第 1 期，唐世丞最早将电子管产生的脉冲电针应用于临床上，研制了电针仪，但真正在临床上推广使用是 1953 年西安的朱龙玉所兴起（图 3-22）。1958 年 8 月，上海市第一人民医院耳鼻喉科尹惠珠医生与该院的中医科合作，第一次运用电针针刺代替药物麻醉，成功实施了扁桃体摘除手术，创造了突破性纪录；同年12月，西安市第四人民医院也运用电针开展针刺麻醉。由此，引发了科研人员对针刺镇痛机理、电刺激针刺与针刺神经生理作用的研究，自20世纪60年代起中国晶体管低频脉冲电针仪研制成功，使电针疗法迅速在全国推广普及，并用于针刺麻醉，取得了较好的效果，引起了国际医学界的高度重视。

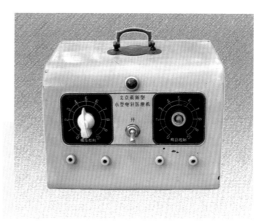

图3-22 20世纪50年代电针仪，采用机械方式产生脉冲刺激信号（中国中医科学院针灸研究所藏）

（2）低频脉冲式电针仪的优劣

目前针灸临床上使用的电针仪大多为低频脉冲式电针仪（图3-23），这种电针仪具有许多优点：它能代替长时间的持续运针，节省人力，比较准确地控制刺激量。但电针治疗也具有相应的适应证，这是当前各类电针治疗无法回避的现实问题，对治疗的临床疗效受到一定的制约，无法与针刺手法治疗效果相一致。对于一些顽固性病症、痛症可通过较强的刺激而收到效果；而有的疾病则不宜用电针，用后不仅无效，反而会加重病情，甚至带来严重的后遗症，面瘫便是这类病症中的一种，即使采用电针治疗也应在急性期过后，患侧耳后乳突区疼痛消失后方可使用，并且在电针的波型上也有讲究。这是因为电针刺激无法与针刺手法治疗效果相一致，它必然会影响电针治疗的临床疗效。

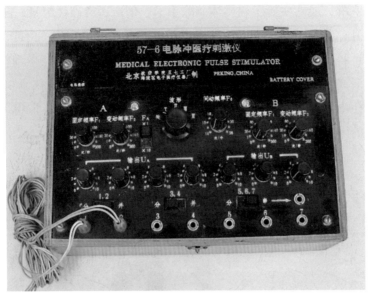

图3-23 57-6型电脉冲中医疗刺激仪，是自20世纪70年始，使用较多的一款针灸电针仪（北京航空学院制）

针对这种情况，迫切需要科研人员对电针疗法进行不断深入的研究，开发既能节省人力、体现电针疗法作用，又能不削弱手法运针效果、客观地控制刺激量的新型电针治疗仪。

（3）生物信息电针仪的创新与特点

2007年10月，由中国中医科学院针灸研究所主持的国家自然科学基金项目"不同手法针刺引发的传入信息编码反应"获得成功，为现代电针仪的创新奠定了理论基础。项目课题组将针灸名家各具特色的针刺手法刺激下产生的群组编码信息，运用到电刺激疗法与中医针灸针刺手法的结合中，与苏州医疗用品厂有限公司合作研制而成一种新型的生物信息电针仪，即SXDZ-100型针刺手法电针仪，该项成果已经获得国家发明专利（图3-24）。

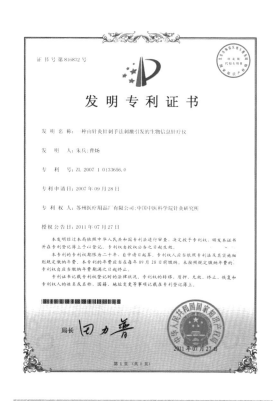

图 3-24 SXDZ-100 型针刺手法电针仪及国家发明专利证书

（中国中医科学院针灸研究所与苏州医疗用品厂有限公司联合研制）

生物信息电针仪的研制，避免了以往传统电针仪在治疗时采用固定的波段而易使人体感受装置产生适应的弱点，采用 8 路输出，可分别设置 12 种不同模式，操作简便，临床适用范围广泛，满足了针灸个体化治疗及科研量化的需求，为今后电针仪的发展提供了新的思路和方法。

2. 灸疗仪

针灸临床上还常用灸疗仪代替传统的艾灸疗法，现代灸疗仪大致可分为两类：仿传统艾灸疗仪和模拟艾灸热刺激的物理量治疗仪。

（1）仿传统艾灸疗仪

仿传统艾灸疗仪使用药物为传热介质，它保留了艾灸的作用，在临床运用上也较为方便，不仅代替了人工操作，而且保证了患者的安全和疗效。这类灸疗仪常见的有：自动温控无烟艾灸仪和多种治疗功能的风疗仪等，自动温控无烟艾灸仪，是通过加热使艾草及药物成分充分挥发，并作用到人体患处或穴位，其灸疗方法相当于"焖灸"；而多种治疗功能的风疗仪，是通过电热件加热形成热药气流，能同时进行药灸、热敷、按摩等多种治疗功能，对劳损、湿疹、风湿等疾病有明显的疗效。

（2）物理量治疗仪

物理量治疗仪通过引入光、电、磁等物理量，产生温热刺激作用于人体穴位上，这类仪器有：激光针灸仪、磁疗仪、特定电磁波（TDP）治疗仪等。激光针灸仪，它利用激光束照射穴位，以激光束聚焦为"针"，扩束为"灸"，对穴位进行有效的刺激，使人体自我调节以治疗疾病；磁疗仪，利用磁疗机通电后产生磁场作用于穴位，通过改变外加磁场的方向和大小，以控制人体电子的传递方向和速度来调整机体，恢复人体平衡（图3-25）；此外，特定电磁波治疗仪，简称为"神灯"，被广泛应用于针灸临床治疗、诊所以及家庭保健中，该治疗仪采用电加热装置对特定电磁波治疗器的TDP辐射板进行加热，使其产生一定波长的电磁波，对患者病灶部位或穴位进行照射，可改善局部血液循环和肌肉放松，缓解关节的疼痛和僵硬，具有消炎、镇痛作用，对肌肉痉挛、扭伤、疲劳和背部疼痛等均有所帮助。

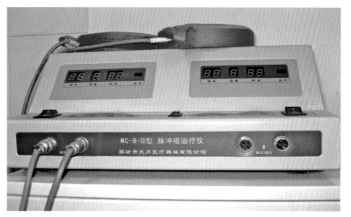

MC-B-II型 脉冲磁治疗仪
廊坊市天月医疗器械有限公司

图 3-25　MC-B-Ⅱ型脉冲磁治疗仪

第四章

图谱模型

针灸的传承载体，主要以文字文献为主，此外还有图谱与模型，如"明堂图""经络图"和"针灸铜人"等，它们是针灸独具特色的一部分，使针灸的内容更为丰富、专业特色更为鲜明，为后人留下了宝贵的知识和财富。

一、古代经脉腧穴图

在中国古代，针灸腧穴图（或穴位图）常被称作"明堂图"，用来表示腧穴体表定位或腧穴与经络的关系，也用来作为考察和学习腧穴定位时的参考。按照其内容可分为两类：一类是全身总穴图，另一类是局部穴图。

早在汉代就出现了附图的针灸著作，如《黄帝中诰孔穴图经》；三国时期有了明堂图专书，如曹翕《曹氏十二经明堂偃侧人图》；公元 5 世纪又有了著名的秦承祖《明堂图》等。孙思邈所言"欲将指取其穴，非图莫可"即可为证。在隋唐以前，明堂图一般为正（仰）人、伏人、侧人三人图，这时明堂图也称作"偃侧图"，如《隋书·经籍志》著录的《黄帝明堂偃人图》。唐代还出现了对后世影响深远的经脉腧穴图，如甄权的《明堂人形图》和孙思邈的彩色《三人明堂图》等。

1. 甄权与官修腧穴图

隋唐年间针灸医家甄权，针术高明，临床取穴不多，却效如桴鼓，同时他亦谙养生，获 103 岁高龄。唐太宗李世民曾亲临他家，咨询药性及养生之道，并赐以衣服几杖，授其"朝散大夫"之号。甄权除了精于针灸临床和养生之外，还有着其他方面的重要贡献，也就是他绘制的《明堂人形图》，对后世"明堂图"的发展产生了深远的影响。

据王雪苔先生研究考证，甄权的《明堂人形图》完成于唐初武德年间（618—626）。甄权在考证并修订针灸腧穴的名称和位置之后，将其结果撰成此书，这是一部专述经脉腧穴、文图兼备而以图为主的图谱，成书不久被人竞相传写，流传广泛。唐贞观年间（627—649），唐朝政府组织人员修订明堂图，这是官方首次主持修订明堂图，此次修订的明堂图称为《明堂针灸图》。王雪苔先生在对比前后两次修订的明堂图，并在重新解读《千金翼方》相关内容以及参以新旧《唐书》后认为：官方这次主持修订的明堂图是以甄权《明堂人形图》为基础，而且还于完成之后以所作呈示甄权审定；在编撰体例和内容上，两部明堂图非常相似，都是以仰人、伏人、侧人三幅图形统编了349个穴名，明显带有对《明堂人形图》的修订痕迹，即增加了腧穴别名和郄、络穴性，更加明确了对腧穴位置的表达，并且纠正了个别腧穴的位置。因此，可以认为官修《明堂针灸图》实际上是对甄权《明堂人形图》的一种修订或再版。

2. 最早的彩色腧穴图

药王孙思邈与甄权生活于同一时期，他们之间在针灸方面也有着联系，例如他们都对经络腧穴图的绘制有着深入的研究。孙思邈在前人明堂图的基础上，结合自己的见解，绘制了彩色《明堂三人图》，该图共有3幅，分别为仰人图、背人图和侧人图。孙思邈在《千金要方》卷二十九中记载了《明堂三人图》的绘制情况："旧明堂图，年代久远，传写错误，不足指南。今一依甄权等新撰为定云耳……其十二经脉，五色作之，奇经八脉，以绿色为之，三人孔穴共六百五十穴，图之于后亦睹便令了然。"这段文字记述了孙思邈绘制《明堂三人图》是为了纠正旧明堂图的"传写错误"，并言明所绘的明堂图是以甄权明堂图为依据，还用五种颜色分别匹配对应十二条经脉，用绿色标记奇经八脉（如任脉、督脉等），统编的穴位总数为650个（双侧计数）。

孙思邈《明堂三人图》是一套彩色人体经脉腧穴图，这是历史上有记载的第一套彩色经脉腧穴图，该图的绘制年代应该是在《千金要方》成书时或之前（公元652年），也就是唐高宗永徽年间就已经绘制完成了。孙思邈的这种绘图体例对随后的医家王焘以及宋以后明堂图的演变产生了深远的影响，随着后世医家"明堂"专书的不断问世，明堂图的绘制也日臻丰富和完善（图4-1）。

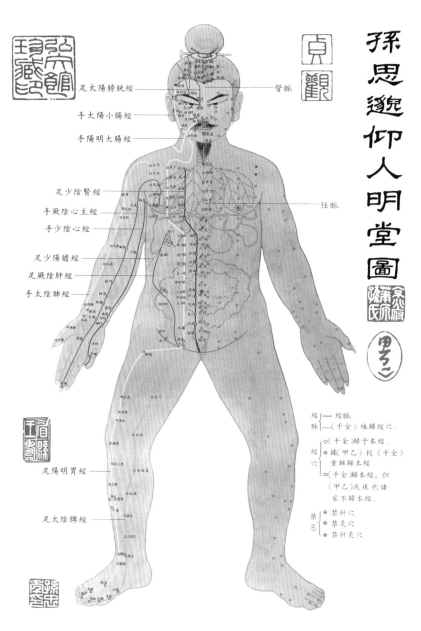

孫思邈仰人明堂圖

足太陽膀胱經

手太陽小腸經

手陽明大腸經

督脈

足少陰腎經

手厥陰心主經

手少陰心經

足少陽膽經

足厥陰肝經

手太陰肺經

任脈

足陽明胃經

足太陰脾經

經 ┌── 經脈
脈 ┤..... 《千金》誅歸經穴。

經 ┌ ○《千金》歸于本經。
穴 ┤ ◎ 據《甲乙》校《千金》
  │   重輯歸本經
  └ □《千金》歸本經，但
     《甲乙》或後代諸
     家下歸本經。

禁 ┌ ⊕ 禁針穴
忌 ┤ ⊙ 禁灸穴
  └ ○ 禁針灸穴

（a）

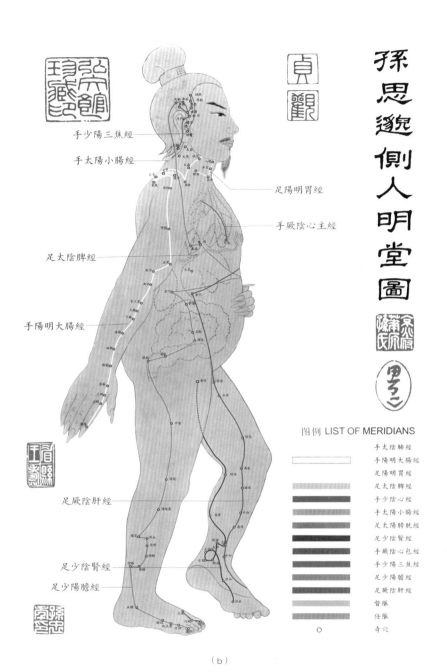

孫思邈側人明堂圖

手少陽三焦經
手太陽小腸經
足陽明胃經
手厥陰心主經
足太陰脾經
手陽明大腸經
足厥陰肝經
足少陰腎經
足少陽膽經

图例 LIST OF MERIDIANS

手太陰肺經
手陽明大腸經
足陽明胃經
足太陰脾經
手少陰心經
手太陽小腸經
足太陽膀胱經
足少陰腎經
手厥陰心包經
手少陽三焦經
足少陽膽經
足厥陰肝經
督脈
任脈
○ 奇穴

（b）

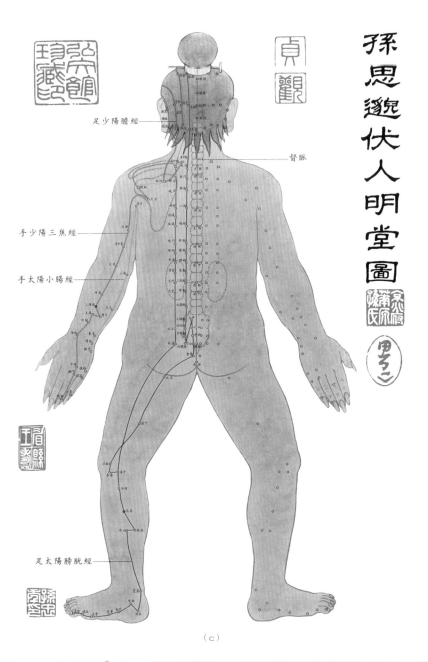

足少陽膽經

督脈

手少陽三焦經

手太陽小腸經

足太陽膀胱經

孫思邈伏人明堂圖

（c）

图4-1 重绘孙思邈《明堂三人图》
［孙忠年设计，邵苯棠绘画（1992年）］

126 ┌回┐／第四章 图谱模型／

3. 王焘与十二经脉图

唐代医家王焘，今陕西省眉县人，出身官宦世家，喜爱医学，在皇家图书馆任职二十多年的时间里，博览群书，采集诸家医方，于唐天宝十一年（752）编撰《外台秘要》四十卷。该书非常重视经脉腧穴与图的关系，在此前明堂图一般多为3幅图，而王焘则将十二经脉分别绘成12幅大型彩色挂图，也用不同的颜色标出十二经脉和奇经八脉。《外台秘要》卷三十九"明堂序"中记载："今依准甲乙正经，人长七尺五寸之身（《千金方》云七尺六寸四分）。今半之以为图，人长三尺七寸五分（《千金方》云三尺八寸二分）。其孔穴相去亦半之，五分为寸，其尺用古尺，其十二经脉，皆以五色作之，奇经八脉，并以绿色标记。诸家并以三人为图，今因十二经而尽图人十二身也。"王焘继承甄权、孙思邈等前人的绘图经验，以《甲乙经》为准，创绘了十二人身分绘手足十二经脉，外表孔穴内连五脏六腑，所用的颜色与孙思邈明堂图色彩一致，该图简称为《十二人明堂》。

综上可知，经脉腧穴图绘制在唐代时就已经达到了一定程度，但可惜的是，无论是甄权《明堂人形图》、官修《明堂针灸图》、孙思邈《明堂三人图》，还是王焘《十二人明堂》等均已不存世，有关它们绘制情况的文字内容只能从孙思邈、王焘等医家的著作中找到记载。

4. 杨介与十二经脉图

杨介（约1068—1140），今江苏省盱眙县人，著名医家。在北宋政和二年（1112年），杨介著成《存真图》一卷，之后又增加十二经脉图文内容，合为《存真环中图》一书，于公元1113年刊行，所谓"存真"是指五脏六腑图，"环中"是指十二经脉图。由此，经脉腧穴图由形成、发展演变至宋代时，已明显重视经络走行、腧穴定位与解剖之间的关系，其图形中已融入了脏腑图的内容。

《存真环中图》是宋代较为完整、典型的经脉图谱，也是中国著名的解剖学著作，对后世解剖学和针灸学的发展具有相当的影响。原书已佚，但十二经脉图通过日本医籍《万安方》的转载而得以保存，从中我们可以看出其所绘的经脉循行线，不仅有主干，也有相应的分支，除体表循行线外，还绘有经脉属络内脏的内行线，手阳明脉图等还绘有相应的内脏等。（有关杨介的环中图，可参见第二章"针灸理论撷英"。）

5. 其他经脉腧穴图

在古医籍中，经脉腧穴图大多是以插图或折页附图的形式附在相应的内容中，一般不以专书的形式出现，如《十四经发挥》载有十四经穴图、《针灸大成》载有十四经穴图及五脏六腑图、大型综合性医书《医宗金鉴》载有十二经循行图及奇经八脉图等。元代医家滑寿撰有《十四经发挥》三卷，刊行于1341年，滑寿在该书中确定以十四经脉为统领的腧穴分类排列形式，书中所载的十四经穴图是以表现经穴为主，兼及经络内容的综合图，为后世许多医家医籍所沿用。乾隆四年（1739），吴谦等奉敕编纂大型医学全书《医宗金鉴》，该书包括经络、腧穴、针灸证治及刺灸法部，并配有歌诀、注文和插图（图4-2），首次将十四经的经脉与经穴这两种性质不同的图分开，置于相应经脉处，以便对照其异同，这对于正确认识经络与经穴连线图的区别有重要的作用，而在此之前，经络图与经穴图多为单行，或混作一图。

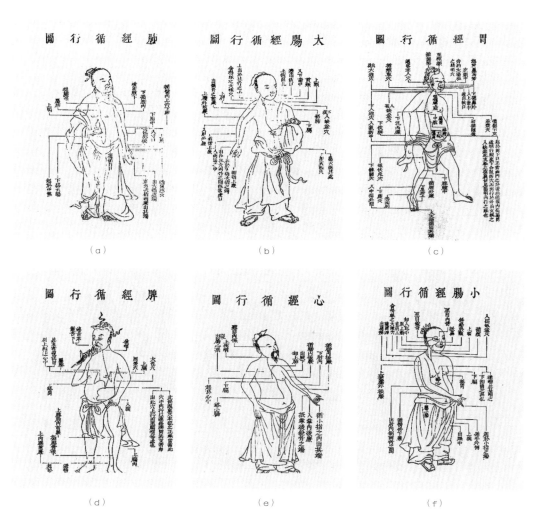

(a) 　　　　　　　(b) 　　　　　　　(c)

(d) 　　　　　　　(e) 　　　　　　　(f)

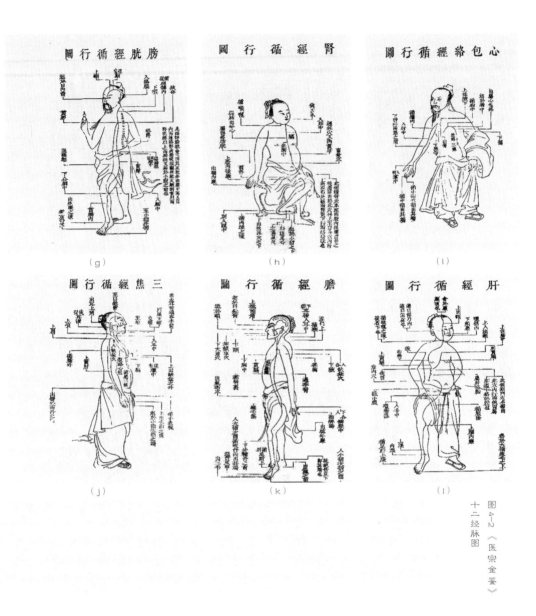

（g）　　　　　　　　　　　　（h）　　　　　　　　　　　　（i）

（j）　　　　　　　　　　　　（k）　　　　　　　　　　　　（l）

图 4-2　《医宗金鉴》十二经脉图

二、现代穴位挂图

古代明堂图演变至今，表现形式上发生了深刻的变化，为了
体现腧穴定位的准确性，多描绘出骨骼、肌肉、神经等组织结构，
名称上也不再称明堂图，而改称为"针灸穴位挂图"。"针灸穴位

挂图"因能形象、直观地展现腧穴名称、定位，方便针灸教学，成为针灸教学的重要教具，深受广大学习者的欢迎。

1990年，第一套标准针灸经穴挂图，由中国中医研究院（现名中国中医科学院）针灸研究所依据国家标准《经穴部位》绘制（图4-3）。今天，现代穴位挂图的研究得到政府高度的重视，专家学者研制出多种穴位挂图，以满足针灸研究、教育和临床治疗的需要。他们依据国家标准《经穴部位》、世界卫生组织西太区标准《针灸经穴定位》以及国际标准《针灸穴名》绘制，通常每套图为3张（即正面、背面、侧面三人图），以图解形式介绍取穴方法、主治和针法，并附详细的使用说明书，收录经穴为361个，而经外穴一般在48～80个不等。

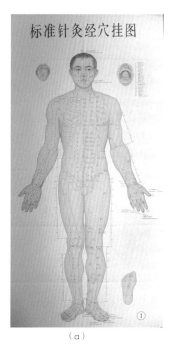

（a）

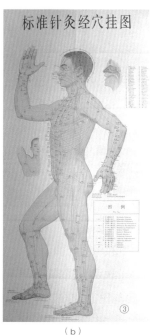

（b）

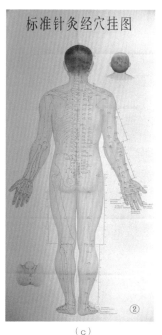

（c）

图4-3 标准针灸经穴挂图，此图为第一套由中国中医研究院针灸研究所根据国颁标准《经穴部位》绘制（1990年）

三、针灸铜人

针灸铜人，指身上刻有经脉、穴位的人体铜像，是古代用于针灸教学、医疗和考核的针灸穴位模型。针灸铜人作为古代针灸教学中的直观教具，是医学教育史实物形象教学法的重大发明。

1. 世界上最早的针灸铜人——"宋天圣针灸铜人"

据中国古代文献记载，官方历史上最早的，用来描示人体解剖部位及经脉腧穴位置的针灸铜人是"宋天圣针灸铜人"。这两具针灸铜人由医官院同时铸造于宋仁宗天圣五年（1027）十月，负责主持铸造的人是当时任职于医官院的医官王惟一。

针灸铜人出现于北宋，自有其深刻的内在因缘。首先，北宋时期的科技发展成果卓著。英国科技史家李约瑟曾指出："每当人们在中国的文献中查考任何一种具体的科技史料时，往往会发现它的主焦点就在宋代。不管在应用科学方面或在纯粹科学方面都是如此。"天圣年间正是处于这一科技文化相当繁荣的时期。其次，北宋时期铜被大量用于社会生活，且作为国家的禁榷物，民间禁止采用。当时的铜像铸造技艺也已相当成熟，这些都为针灸铜人铸造提供了物质基础。最后，不能不注意到的是，北宋医学发展的一个重要特点，即皇帝对医学的发展高度重视，并形成良好的传统，对医学的发展贡献甚大。北宋（960—1127）九位皇帝发布医药卫生政令约为248条，而且每个皇帝在位期间均有重大的医学活动，足见对于医学之重视。以宋仁宗而言，在1026～1029的4年里，他五次与医政官员商讨前代医学典籍的校勘问题和摹印颁行。宋仁宗嘉祐二年（1057），采纳了枢密使韩琦的建议，设置校正医书局于编集院，集中了一批著名医家，对历代重要医籍进行了全面校正。这是中国历史上首次由政府设立的医书校正专门机构，它使得一批古代医籍能够刊行流传至今，在中国医学发展史上，其历史作用不可低估。另外，宋仁宗对于医学的关注不仅在国家政策、活动的层面，而且在对待自身疾病治疗之时，尤其是对针灸颇有识见。这些为针灸铜人的产生奠定了物质、社会认知和医学基础。

就针灸医学发展而言，北宋时期，由于一些针灸医书辗转传抄，腧穴的名称、部位较为混乱，给临床运用和学习带来许多不便。在这种情况下，宋政府就任命当时在太医局翰林医官院任职的王惟一重新整理针灸医籍，以纠正当时学界的诸多错误认识，树立规范，便于后人遵循。

王惟一熟悉方药和针灸，经过长达 3 年深入研究《内经》《难经》等医书中的针灸理论，并广泛收集各家对针灸医学的见解和临床经验，于宋天圣四年（1026）撰成《铜人腧穴针灸图经》三卷（图 4-4）。《铜人腧穴针灸图经》载有穴位为 354 个，明堂腧穴被重新考订，统腧穴的位置和所属经脉得以统一，并增补了腧穴的主治病症。

随后，宋政府将此书颁行全国作为教材。为了便于长期的保存和流传，同时又令将其刻于石碑之上，以备观览，该石碑即为"宋天圣针经碑"。自 1965 年以来，北京从拆除的古城墙中陆续发现了数块"宋天圣针经碑"残碑，从而使我们今日有幸目睹镌刻有《铜人腧穴针灸图经》内容的"宋天圣针经碑"的原貌。

为了使针灸学习者和临床医生准确掌握《铜人腧穴针灸图经》规定的腧穴定位，宋政府又命王惟一主持铸造针灸铜人模型，以作为对腧穴定位内容的形象对照，直观而形象地表达腧穴经络的相关知识，便于理解与记忆。王惟一亲自设计铜人，从塑胚、制模乃至铸造的全部过程，他都参与并和工匠们生活、工作在一起，攻克了无数技术难关，终于在天圣五年（1027 年）铸成了两具针灸铜人。这是中国官方历史上第一次铸造针灸铜人，即"宋天圣针灸铜人"。宋仁宗看后赞不绝口，把它当作一件精湛的艺术品，一具铜人置于医官院，供医学生们研究学习参考；另一具置于大相国寺仁济殿供一般民众参观。

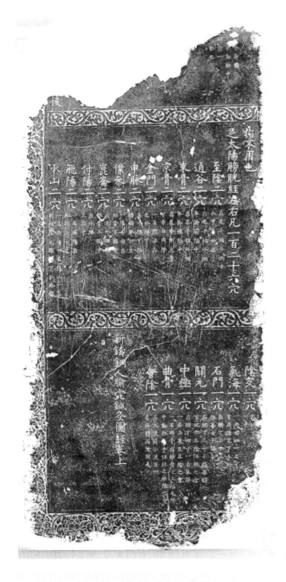

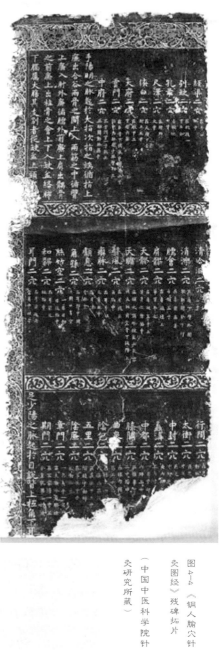

　　有关"宋天圣针灸铜人"的外形特征是什么样的，记载它的史料不多，但有专家学者通过"宋天圣针经碑"残石、明正统石

刻《铜人腧穴针灸图经》经脉图等相关资料，推测"宋天圣针灸铜人"有以下几个特征：①"宋天圣针灸铜人"是以青年男子为模特铸造，下身穿短裤及腰带，刻有头发及头冠；②铜人姿势为站立，两手平伸，掌心向前；③铜人体内有五脏六腑和骨骼；④铜人身上共刻有354个穴位。另外，当代学者吴元真等从古建筑学角度，考证宋大相国寺"宋天圣针经碑"和"宋天圣针灸铜人"的放置布局，估算"宋天圣针灸铜人"的身高约为175厘米。

"宋天圣针灸铜人"以更直观、形象、准确的立体腧穴图像超越了一般医书中所附的平面腧穴图，使人体腧穴位置标准有了更明确的实物根据。"宋天圣针灸铜人"的铸造开创了用铜制造针灸穴位立体模型的先例，这是宋代医学教育史上的一个伟大创举，它在宋代及以后的针灸教育中，不但是讲授"人体腧穴"的直观教具，也是学生考试"腧穴定位"的标准答案。

2. "宋天圣针灸铜人"下落之谜

"宋天圣针灸铜人"铸成后，一具放置在医官院，一具放置在大相国寺仁济殿。约一百年后，即北宋末年靖康之乱（1126），首都汴京（今河南省开封市）失陷于金人，当时在汴京的这两具铜人也都相继流落到民间。金人攻占汴京后，流落民间的两具铜人其中一具下落不明，杳无音信；而另一具铜人根据史料记载：在北宋灭亡的数年之后，曾辗转流落出现在湖北的襄阳（今湖北省襄樊市）。

记载襄阳发现针灸铜人的说法，始于一本叫《齐东野语》的书（图4-5），该书的作者是南宋时期的周密。周密（1232—1298），南宋著名文学家，曾为临安府幕属，监和剂药局，任义乌令，所著包括《齐东野语》在内的笔记杂著多载传闻轶事、民俗风情，是研究宋代科学文化史的珍贵资料，其中亦有不少涉及医学之事。据周密记载，他的舅舅章叔恭在襄阳任职时曾亲眼见过铜人，故较详细记述了针灸铜人的体貌特征，这也是迄今为止对宋天圣针灸铜人描述最为细致的书籍。

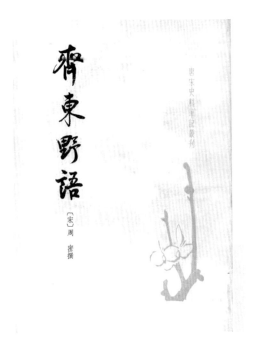

图4-5 《齐东野语》封面，宋·周密撰，唐宋史料笔记丛刊

　　《齐东野语》这样写道："又尝闻舅氏章叔恭云：昔倅襄州日，尝获试针铜人，全像以精铜为之，脏腑无一不具，其外腧穴则错金书穴名于旁。凡背面二器相合，则浑然全身，盖旧都用此以试医者。其法外涂黄蜡，中实以水（章本作汞），俾医工以分折寸，按穴试针，中穴则针入而水出，稍差则针不可入矣，亦奇巧之器也。后赵南仲归之内府，叔恭尝写二图，刻梓以传焉。"由此可知，这个针灸铜人体内有腑脏器官；铜人由背面、正面两块组成；铜人的功能和用途，为北宋测试医工针刺腧穴的准确性，因针灸铜人之上的腧穴是有孔的，当时还曾将铜人隔衣针刺，事先在其中注入水（有版本作"汞"），然后用黄蜡封住腧穴，再让医工找到某一腧穴并针刺进去，如果找得准确的话，针刺入后便能自然地流出水（或汞），反之，针则不能刺入腧穴之内。周密在此段文字的结尾处还记述了这具流传到襄阳的针灸铜人后来归属了襄阳府的赵南仲，之后赵南仲又将针灸铜人重新呈送回了南宋政府。

　　据《元史》记载，这具针灸铜人回归南宋后只保存了很短的时间，于 1233 年经蒙古使节王楫将针灸铜人转送给蒙古国政府。当时南宋正处于战败国的地位，南宋政府为了委曲求全，苟且贪安，将北宋国宝针灸铜人作为贡品献给了当时的蒙古国。由于针灸铜人历经战乱的颠沛流离，有所损坏，蒙古政府曾于元中统年间（1260—1263）请精于雕塑铸造的尼波罗人阿尼哥修复过此铜人。在铜人重修后不久，即元朝建都北京后，又将针灸铜人运至北京，存放在顺天府三皇庙内的神机堂。大约在明代初期（即洪武元年，1368 年），铜人被移入宫中。据明初由政府编纂的《大明一统志》中说到京师顺天府三皇庙内存放的铜人来源："三皇庙……东有神机堂，内置铜人。针灸图二十有四，凡五脏旁注为溪谷所会，各为小窍，以导其源委……元至元间（1264—1294）自汴移置此。洪武初，铜人取入内府。"这便是依据目前所掌握的资料，可以获知的宋天圣针灸铜人的大致流传脉络，马继兴先生有专书《针灸铜人与铜人穴法》（图 4-6）论之。

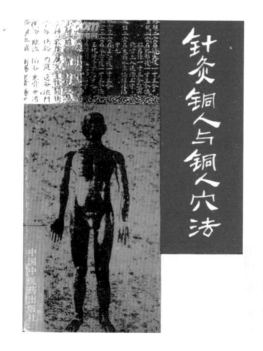

图 4-6 《针灸铜人与铜人穴法》封面（马继兴著，中国中医药出版社出版）

"宋天圣针灸铜人"历经战火的洗礼，颠沛流离，四百多年之后已经"漫灭而不完、昏暗而难辨"，难以起到学术传承之效，铜人也不能用来测试、考验医生。明代正统八年（1443年）明英宗下令重新刻石、铸造针灸铜人，严格依照"宋天圣针灸铜人"复制一具新铜人，复制后的铜人被称为"明正统针灸铜人"。然而，就在"明正统针灸铜人"铸成后，"宋天圣针灸铜人"却没有了踪迹，此后均不见史籍有它的记载，时至今日，它仍旧是个谜。长期以来，"宋天圣针灸铜人"的去向一直是学术界关注的焦点，专家学者们对此有多种猜测，有的认为它会不会也像"宋天圣针经碑"那样遭遇到同样的命运，被砌入北京的明代的古城墙里；有的则认为它可能是在明代的某次战火中被烧毁……那么，宋天圣针灸铜人的下落何在？或许时间会解开这个谜。

3. 明代针灸铜人

　　"明正统针灸铜人"的外形特征，可从清末两本书中了解到，《太医院志》："太医院署药王庙香案前立有范铜之铜人，周身之穴毕具，分寸不少。移校之，印于书，绘于图者，至详且尽，为针灸之模范，医学之仪型也。铸于明之正统年间。"《铜人经穴备考》："正统间，英宗皇帝念铜人为民命之所资，仿宋而重铸之，与旧或不爽毫厘，置之于太医院内，诸生赖以观摩考究。"可以这样认为，"明正统针灸铜人"的形制应与"宋天圣针灸铜人"基本一致，而且在某些方面甚至还应比宋代的更为精致，同时该铜人的功用是作为针灸之模型，供医生观摩研究之用。

　　"明正统针灸铜人"铸成后一直藏于明太医院署的药王庙内，并一直保留到清代。明末李自成起义时，北京的官府民宅都曾遭洗劫，据说这时存放在太医院中的明正统铜人的头部被毁伤，直到清初顺治年间（1644—1661）才重新修好。清光绪"庚子之乱"八国联军侵占北京时，太医院中的"明正统针灸铜人"及铜铸的三皇像，均被俄国的军队抢去。当时太医院的医官们为了要回这座铜人，曾和俄国军队进行了多次交涉，最后，用钱只赎回了铜铸的三皇像，而"明正统针灸铜人"则未予归还。据清光绪间《太医院志》记载，光绪二十六年（1900）俄军曾于太医院掠走一具针灸铜人。根据黄龙祥研究员考证，现藏于俄罗斯圣彼得堡冬宫的针灸铜人，即为"明正统针灸铜人"，该铜人具有很高的学术价值和文物价值，中国中医科学院针灸研究所对此铜人进行了复制。

　　明代铸造的另一具针灸铜人，是在明世宗嘉靖年间（1522—1566），由太医院所铸造的针灸铜人，为"明嘉靖针灸铜人"，现存于北京故宫博物院，它晚于"明正统针灸铜人"一百年左右。该铜人外形似一名男童，表面有经络腧穴，穴名358个，由于它一直珍藏于宫中，故免于光绪庚子年的那场劫难。民国时期，明嘉靖铜人随宫中之物移于故宫。1956～1957年，中国中医研究院针灸研究所将其借出考察并复制后送回故宫，至今保存完好，仿制品藏于中国中医科学院针灸研究所（图4-7）。

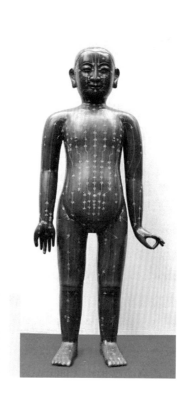

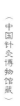

图4-7　明嘉靖针灸铜人（复制品）
（中国针灸博物馆藏）

明代还有一些医家私铸针灸铜人，如针灸医家高武致力于医学，钻研针灸，先后撰成《针灸节要》三卷和《针灸聚英》四卷。他还亲自铸造了一男、一女、一幼 3 个针灸铜人，且标记腧穴极为准确，依其临床取穴疗病多有应验，这在中国针灸史上较为少见。

另外，在湖北武当山，还征集了一款明代"半跪式针灸铜人"，其造型独特，表面有经脉腧穴，是不多见的明代铜人之一。在 2010 年上海世博会期间，这款"半跪式针灸铜人"首次在上海展出与观众见面，吸引着国内外游客，特别让他们感到神秘和喜爱的是，铜像全身清楚地标注了数百个穴位和经络的具体位置。

4. 清代针灸铜人

清代乾隆十年（1745 年）左右，铸造了一批为数较多的小型针灸铜人，这便是"乾隆针灸铜人"。"乾隆针灸铜人"系一位身材瘦高、表情慈祥的裸体老妇，全身刻有经络线和穴位小圆孔，但无穴名。"乾隆针灸铜人"是清政府作为礼物用来奖励当时编撰大型医学全书《医宗金鉴》的编写人员，参编此书的人员达八十余人，每人赠送一个铜人至少也应有 80 具以上，为数如此之多的"乾隆针灸铜人"，而今却仅存一具，它藏于上海中医药博物馆，是该馆的镇馆之宝。

光绪二十八年（1902 年），清太医院铸有一具新铜人，叫"光绪针灸铜人"（图 4-8）。该铜人外形为一名身材高大健壮的青年男子，上身袒裸，腰下佩带装饰，两臂自然下垂，赤足，立于长方形底座上，头顶上束有一小圆发髻，圆脸，大耳下垂，眉毛修长，略带羞涩的神态，给人以淳朴忠厚之感。"光绪针灸铜人"全身共标有 357 个白色穴名，无经络线，铸成后置于太医院"铜神殿"，1925 年移交故宫，现藏于中国国家博物馆。1956 年，中国中医研究院成功仿制了一具"光绪针灸铜人"，仿制品被珍藏于中国中医科学院针灸研究所。之后，该铜人又有一些仿制品被制作，分别被一些中医药博物馆收藏，"光绪针灸铜人"是当今复制品最多、出镜率最高的铜人明星。

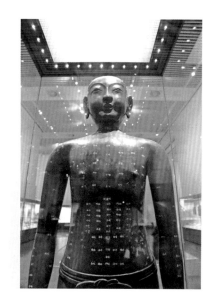

图4-8　清光绪针灸铜人

（中国国家博物馆展出实景）

　　清代还有一些民间铸造的针灸铜人，如大型药肆亦延请著名医家与工匠等点穴铸造针灸铜人，这大多是为了招徕顾客、指导患者外治疗法、解释说明病情之用。据马继兴先生研究，在各地乐家药铺中尚存的针灸铜人有"北京同仁堂针灸铜人""上海达仁堂针灸铜人""济南宏仁堂针灸铜人"等。这些针灸铜人的形制与"北京同仁堂针灸铜人"大体相似，系仿"北京同仁堂针灸铜人"所制。"北京同仁堂针灸铜人"外形为裸体男子，由黄铜铸成，身高78.8厘米，左、右上肢下垂，左手掌向前方，右手掌向内。铜人体表无经脉，全身腧穴总数为355个，即与《铜人腧穴针灸图经》一书所记穴名基本相同，仅多出"中枢"一穴，若干经穴位置取穴方法独特，可供临床参考。

5. 民国针灸铜人

　　民国铜人是由北京同济堂药铺制作，该药铺开设于民国时期，坐落于北京的大栅栏。此铜人材质为黄铜，色泽淡黄，外形为光头裸体儿童，身高57厘米，两上肢下垂，手掌向内。铜人躯干部前面胸腹部可以开启，开启胸腹部的门盖，可以清晰地看到体内彩绘内脏模型。铜人表面没有经脉，有 344 个穴名，穴点用圆圈表示。1956 年，北京同济堂药铺将这款针灸铜人赠予了中国中医研究院，现收藏于中国中医科学院针灸研究所（图 4-9）。

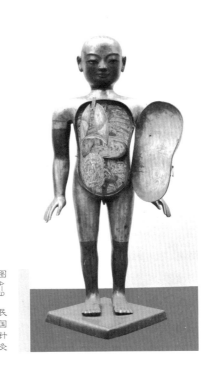

图 4-9　民国针灸铜人

（中国中医科学院针灸研究所藏）

　　综上，最早的针灸铜人出现于宋天圣年间，即所谓的"宋天圣针灸铜人"，其在后世流传之历程颇为曲折，后世也出现了不少针灸铜人，但影响均不如"宋天圣针灸铜人"。有关针灸铜人源流演变情况，可参见马继兴先生撰写的《针灸铜人与铜人穴法》专书，该书有详细研究与考证。

　　可以这样认为，针灸铜人不仅仅具有医学的实用价值，在某种程度上，针灸铜人已经与古代特别是上古一些名医一样，成为后世顶礼膜拜的对象。时至当下，针灸铜人或针灸模型早已从"深宫大院"走入"寻常百姓家"，甚至漂洋过海，远渡异国他邦。针灸铜人之形象已成为针灸医学的文化象征，经常被用来表达一种共同的医学和文化传统，对增强世界范围内针灸医学传统的凝聚性和认同感，对于针灸医学的发展和传播意义重大而深远。

四、其他针灸模型

除了针灸铜人之外，考古还发现西汉人体经脉漆雕、东汉针灸陶人等，也被一些专家学者认为是古代的针灸模型。及至近现代，随着铸造工艺的提高，针灸模型在继承古代针灸铜人的基础上，在材质和功能上有了很大的改进与提高，有锡制、木制、玻璃制、橡胶制以及形态各异、功能多样的针灸模型。

1. 西汉人体经脉漆雕

1993 年，在四川绵阳双包山二号西汉墓出土了一件木人模型。该木人左手及右脚残缺，高 28.1 厘米，木胎，体表髹黑漆，裸体直立，手臂伸直，掌心向前，体表绘有纵形红色 19 条线，与经脉循行线类似，发掘者将之命名为"人体经脉漆雕"。如果认为这些线条与经脉内容相关的话，说明早在汉代即已出现了与经脉相关的人体模型，它要比针灸铜人早千余年，可见其意义之重大。

木人正面从头顶、经胸腹、至脚有两条线。背面则有三根线条，两根从头顶经背部至脚，一根从头顶至股缝。两臂各有三根线条，从指尖，经手臂至颈，与头部线条连接，形成网络。头部和手部线条最为复杂，头部正面纵线条就有五根，横线条三根，与躯干和手臂的线条连接。背纵向分布和交汇的线条也有五根，形成彼此相通的风格。线条为红漆描绘，宽 0.1 至 0.15 厘米。

经考证，多数专家学者认为，"人体经脉漆雕"所绘线条为人体经脉，反映了早期不同的经脉学说，认为它的出土把人体经脉模型历史推前了千余年，为研究中国人体经脉的起源、经脉学理论的形成、发展提供了弥足珍贵的实物资料。但近年来，也有些专家学者认为此木人属于禁咒性质的偶桐人。

2. 东汉针灸陶人

在河南南阳医圣祠里，曾出土了一具东汉晚期制作的女形陶人，被称之为"东汉针灸陶人"（图4-10）。该陶人为国家一级文物，身高24厘米，胸宽7厘米，四肢已残缺，造型质朴，浑身遍布排列成行的数十个小孔。有专家学者研究认为，这些小孔是针灸穴位，排列方式似按经络走行，但目前对"东汉针灸陶人"的进一步研究很少，有待深入开展。

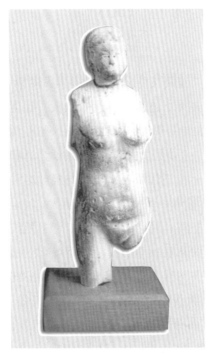

图4-10　东汉针灸陶人
（河南省南阳医圣祠藏）

3. 现代针灸模型

及至近现代，随着铸造工艺的不断提高，针灸经穴模型在继承古代针灸铜人的基础上，有了很大的改进与提高，出现了形态各异、功能多样的针灸模型。材质上除铜质外，还有铁质、木质、锡质以及近代的石膏、玻璃、塑料等多种材质；在功能方面，将声、电技术以及现代解剖学知识引入模型制作，以不同的形式表现腧穴定位以及经脉循行。

自20世纪50年代以来，针灸穴位模型的研制受到广泛重视，首先是赵尔康先生设计的"人体经穴模型"，该模型系根据一般人体比例缩小制作，分仰式、伏式二具，采用纸浆、麻布及石膏等混合原料。此项工作开始于1952年秋，经一年多的技术攻关，于1954年春完成仰人、伏人一组母模，1954年秋呈报中央卫生部审查，并由针灸疗法实验所（即今中国中医科学院针灸研究所）承担具体的审核工作。此后，多款针灸穴位模型陆续被研制，有"人体经络穴位模型""电动针灸经络穴位模型""经络经穴玻璃人模型"等等。"经络经穴玻璃人模型"（图4-11）是1963年由上海中医学院（现名上海中医药大学）与上海医学模型厂合作研制的，该玻璃人模型是当时的攻关产品，曾获省部级二等奖，其造型精美，底座可旋转，接通电源后，可逐经显示十四经穴及其所属脏腑情况，也可选择任一经经穴按该经穴的排列次序逐穴显示，并配录音装置，可随显示内容同步播放相关内容的录音等。

近年来为了学习、使用和携带的方便，针灸穴位模型大多采用塑料材质制造，这种模型通常按人体正常比例或者同比缩小，有大、中、小多种型号供选择，以满足临床、科研、教学的不同需求（图4-12）。

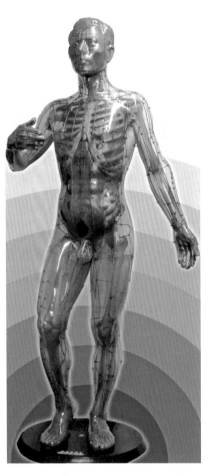

图4-11 针灸经穴玻璃人
模型人高180厘米，上海
中医药大学与上海医学模
型厂联合研制

（中国中医科学院针灸研
究所藏）

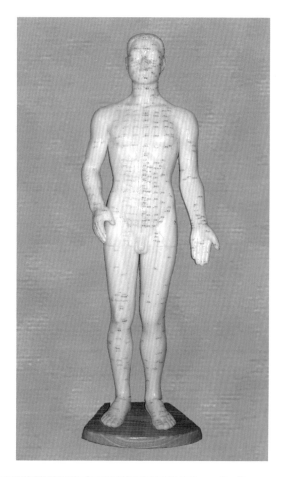

图 4-12　针灸穴位塑料人模型（人高 50 厘米）

刺灸方法

刺灸方法，是中医针灸的重要内容，也是针灸临床起效的关键。临床刺灸法众多，其中最为重要的，应用最广的，当属毫针刺法与艾灸法。此外，刺法还包括三棱针刺法、梅花针刺法、皮内针法、火针刺法等；灸法又包括穴位敷贴法。现代针灸又发展出头针、耳针、腹针等诸多微针刺法，进一步丰富了刺法的内容。同时，子午流注针法作为传统时间疗法的一部分，对针刺选经取穴具有一定的指导意义，亦归刺法范畴。拔罐、刮痧法在民间流传甚广，效果显著，其机理与针灸法颇同，都是通过刺激机体体表发挥疗效，故亦作为刺灸法的变异形式。最后，针刺治疗往往要求医生具有气功练习的经验，以提高治疗效果，故亦在本章予以介绍。

一、毫针刺法

在众多的刺灸方法中，毫针刺法疗效卓著，应用范围最广，影响最为深远，是从古至今应用手法最多的一种刺法。其在操作技术上，除了进针、行针、出针等基本手法外，还有补泻、催气、行气、透刺以及针对不同的疾病而设立的专门手法等。

1. 进针

进针，是指将针通过表皮刺入真皮或皮下组织的操作方法。进针法掌握的好坏，有时直接关系到针刺的效果。医生在针刺进针时，医患双方均宜精神安静，施术者更须十分审慎，以减少针刺的疼痛。

临床上，通常用右手持针，以拇、食、中三指夹持针柄，其状如持笔（图 5-1）。左手按压所刺部位，同时辅助稳定针身。进针前，以左手食、中等指按寻腧穴或病症反应点的准确位置，夹持针身，使针身有所依附，保持针垂直，以利于进针；进针时，右手拇、食二指运指力于针尖，使针快速刺入皮肤。

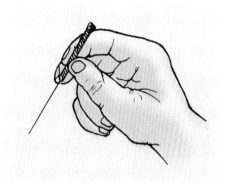

图 5-1　三指持针法

　　此外，在某些特定部位或使用特殊针具，也可以根据情况选用其他进针手法。如头面部皮肉浅薄处，可用左手拇、食二指将针刺入部位的皮肤提起，右手持针，从捏起的上端将针刺入，即提捏进针法（图 5-2）。又如腹部皮肤松弛，可用左手食、中二指将局部皮肤向两侧撑开，使皮肤绷紧，右手持针，使针从左手食、中二指之间刺入，即舒张进针法（图 5-3）。对于 4 寸以上的长针，可用左手拇、食二指持捏针身下端，将针尖固定在所刺腧穴的皮肤表面，右手持针柄，两手协同向下用力将针刺入，即夹持进针法。对于较短的针，也可采用单手进针法，即用右手拇、食指持针，中指端紧靠穴位，指腹抵住针体中部，当拇、食指向下用力时，中指也随之屈曲，将针刺入。

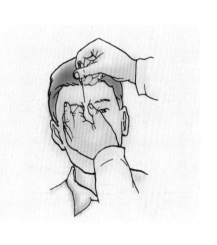

图 5-2　提捏进针法

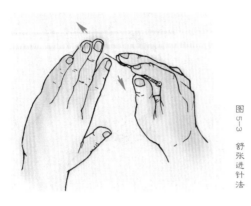

图 5-3 舒张进针法

2. 角度与深度

在针刺操作过程中，正确掌握针刺的角度和深度是获得针感、提高疗效、防止意外事故发生的重要环节。针刺同一个腧穴，如果角度和深度不同，那么所刺达的组织结构、产生的针感、治疗的效果也会有所差异。

所谓针刺的角度，是指进针时针身与所刺皮肤表面所形成的夹角（图 5-4）。常见的针刺角度包括直刺、斜刺和平刺（或称横刺）三种，根据腧穴特征及治疗要求而定。全身大多数腧穴均可采用直刺，部分肌肉浅薄处或内有重要脏器者宜斜刺，部分皮肉浅薄处如头部腧穴宜平刺；当医生要求针感出现特定方向传递时，也多采用斜刺或平刺。

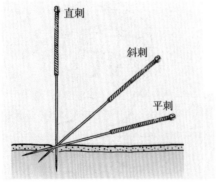

图 5-4 针刺角度

针刺的深度，是指针身刺入人体内的深浅。除每个腧穴自身的深度有异外，患者的体质、年龄、病情、部位等也是决定针刺深度的重要因素。通常年老体弱者宜浅，年轻体壮者宜深；新病阳证宜浅，久病阴证宜深；皮薄肉少处宜浅，肌肉丰满处宜深；春夏阳气外达宜浅，秋冬阳气内敛宜深。

3. 行针

行针，是将毫针刺入人体后施行的针刺手法。临床常用的行针手法主要包括提插法和捻转法两种。

（1）提插法

提插法是指将针刺入腧穴一定深度后，施以上提下插的操作手法（图5-5）。使针由浅层向下刺入深层的操作称为"插"，从深层向上提至浅层称为"提"，如此反复上下运动的行针手法，即为提插法。提插的幅度、频率需视病情与腧穴而异，一般提插幅度大、频率快时，刺激量就大；提插幅度小、频率慢时，刺激量就小。

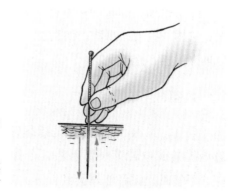

图 5-5 提插法

（2）捻转法

捻转法是指将针刺入腧穴一定深度后，施前后捻转动作的操作手法（图5-6）。此手法可使针在体内反复前后旋转运动。捻转的度数和频率也因病情和腧穴而异，捻转的角度大、频率快，刺激量就大；捻转的角度小，频率慢，刺激量就小，捻转的角度一般应在360°以内。另外必须注意，捻转时，不可单方向捻动，否则针身容易缠绕肌纤维，使病人局部疼痛，并造成出针困难。

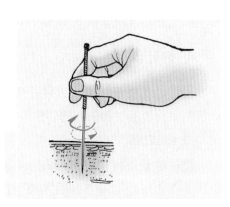

图 5—6　捻转法

　　提插和捻转两种基本手法，在临床上既可单独运用，又可结合运用，是完成各种复杂手法操作的基础。临床操作过程中，提插、捻转的幅度、频率和时间等，须根据患者的体质、病情和针刺目的等灵活掌握。

　　除了提插、捻转的基本操作方法，针灸临床上常根据临证情况，选用一些辅助手法，如刮法、弹法、飞法、摇法、震颤法等，以加强针感、提高疗效。

4. 得气

　　得气，又称"针感"，是指毫针刺入腧穴一定深度后，通过施用提插或捻转等行针手法，令针刺部位获得特殊的感觉和反应。得气时，医者能体会到针下出现沉紧、徐和或针体颤动等反应。同时，患者的针刺部位也会出现酸胀、麻重等自觉反应，这种反应可以沿着一定的方向和部位传导和扩散。如果针刺后未得气，医者会感觉到针下空虚无物，患者也没有任何特殊感觉或反应。一般来说，得气较快者疗效较好，较慢者疗效较差，始终未得气者或可无效。

临床影响得气的因素很多，主要与患者体质强弱、病性虚实，以及取穴是否得当，手法是否适宜有关。通常体质较强、实证患者易得气，反之则不易得气；取穴、手法得当则易得气，反之则不易得气。

5. 补泻

针刺补泻就是通过针刺腧穴，采用适当的手法激发经气，以补益正气、疏泄邪气，从而调节人体脏腑、经络功能，促使阴阳平衡的方法。基本的针刺补泻手法包括：

（1）提插补泻

重插轻提，动作轻缓，意在下插者为补法；轻插重提，动作较猛，意在上提者为泻法。

（2）捻转补泻

动作轻缓柔和，拇指向前者为补法（图5-7）；动作猛烈，拇指向后者为泻法（图5-8）。

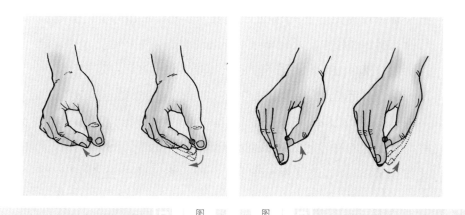

图5-7 捻转补法

图5-8 捻转泻法

（3）疾徐补泻

进针徐缓，出针迅捷者为补法；疾速进针，徐徐出针者为泻法。

（4）呼吸补泻

患者呼气时进针，吸气时出针为补法；吸气时进针，呼气时出针为泻法。

（5）开阖补泻

出针后迅速按闭针孔为补法；出针时摇大而不按闭针孔为泻法。

在上述基本补泻手法的基础上，历代针灸医家又发展出大量的复式补泻手法，如烧山火、透天凉、阴中隐阳、阳中隐阴等。其中以烧山火、透天凉二者影响最广。烧山火法（图5-9）：是将针刺入腧穴后，将针留于浅层约上1/3处（天部），得气后行捻转补法，再将针刺入中层约中1/3处（人部），得气后行捻转补法，然后将针刺入深层约下1/3（地部），得气后行捻转补法，再慢慢地将针提到上1/3，如此反复操作3次，最后将针按至地部留针。操作过程中，须配合呼吸补泻法中的补法。此法多用于治疗冷痹顽麻、虚寒性疾病等。透天凉法（图5-10）：是将针刺入腧穴后，直接留于深层约下1/3处（地部），得气后行捻转泻法，再将针紧提至中层约中1/3处（人部），得气后行捻转泻法，然后将针紧提至浅层约上1/3（天部），得气后行捻转泻法，再将针缓缓按至下1/3。如此反复操作3次，最后将针紧提至上1/3处留针。操作过程中，须配合呼吸补泻法中的泻法。此法多用于治疗热痹、急性痈肿等实热性疾病。

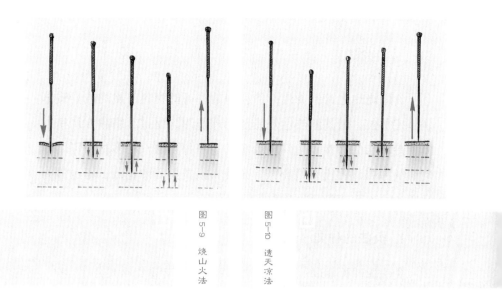

图 5-9　烧山火法

图 5-10　透天凉法

6. 留针

留针，是指将针刺入腧穴，并施行提插捻转、补泻等手法后，使针留置穴内的操作方法。留针的目的是为了便于继续行针施术，以及加强针刺的作用。留针时间的长短须视病情而定，一般病症只要针下得气后留针 10 ～ 20 分钟即可，热性病症针下得气后即可出针，而对一些特殊病症，如寒性、顽固性疼痛或痉挛性病症，则可适当延长留针时间，有时留针可达数小时，以增强、巩固疗效。未得气时，须静以久留，以待气至。

7. 出针

出针，又称起针，在施行针刺手法或留针，达到预定针刺目的和治疗要求后，即可出针。出针时，一般以左手拇、食两指持消毒干棉球轻轻按压针刺部位，右手持针做轻微的小幅度捻转，并随势将针缓慢提至皮下（不可单手用力过猛），静留片刻，然后出针。出针后，除特殊需要外，都要用消毒棉球轻压针孔片刻，以防出血或针孔疼痛。

二、灸法

灸即烧灼之意。灸法，是利用某些可燃材料，熏灼或温熨体表一定部位，借其温热性效能及药理作用，通过经络腧穴调整人体生理功能的平衡，达到防治疾病的一种方法。很多材料可用作灸法的原料，古代有蜡灸、竹茹灸、鼠粪灸等的记载，不过最为常用的灸法是以艾叶为原料的艾灸法。

1. 灸法的种类

灸法的种类很多，整体可分为艾炷灸和艾卷灸两大类。

（1）艾炷灸

艾炷灸是将纯净的艾绒搓捏成一定大小的圆锥形艾炷，置于所需施灸部位点燃治病的方法。它又可分为直接灸与间接灸两类。直接灸又称为"着肤灸""着肉灸"，即将艾炷直接放在皮肤上施灸。若施灸时将皮肤烧伤化脓，愈后留有瘢痕者，称为"瘢痕灸"；若不使皮肤烧伤化脓，不留瘢痕者，称为"无瘢痕灸"。间接灸是指用药物或其他材料将艾炷与施灸腧穴部位的皮肤隔开进行施灸的方法，故又称"隔物灸"。所用间隔药物或材料很多，如生姜、大蒜、食盐等，以生姜间隔者，称"隔姜灸"；用食盐间隔者，称"隔盐灸"等。

（2）艾卷灸

艾卷灸包括艾条灸、太乙神针和雷火神针。艾条灸即用细草纸将纯净细软的艾绒卷成圆柱形的艾卷，卷紧裹严，悬置于皮肤上方施灸的方法。因艾条始终不与皮肤直接接触，故又称悬起灸。悬起灸根据实际操作方法不同，分为温和灸、雀啄灸和回旋灸三种。太乙神针和雷火神针所用的艾条，都是在普通艾条中加入某些药物而制成的。因太乙神针或雷火神针施灸时，针端按于皮肤之上，故又称"实按灸"。

除以上艾炷灸和艾卷灸两类灸法外，临床上还有一些其他的艾灸方法，包括：将针刺与艾灸结合应用的温针灸法；借助专门的温灸器施灸的温灸器灸法；以灯心草为灸材的、独特的灯火灸法；以及用某些刺激性的药物涂敷皮肤引起发泡的天灸法等。

2. 灸法操作

如上节所述，灸法种类繁多，不同的灸法，操作方法各不相同。现依上文所列灸法次序加以介绍。

（1）瘢痕灸

瘢痕灸又名"化脓灸"（图5-11）。施灸前，先在所灸部位涂以少量的大蒜汁或凡士林，以增加黏附和刺激作用，然后将大小适宜的艾炷（临床多选小艾炷为主）置于腧穴上，用火点燃艾炷施灸。每壮艾炷须燃尽除去灰烬后，方可继续更换艾炷再灸，每换1壮，即须涂抹凡士林或大蒜汁1次，一般可灸7～9壮。施灸时，艾火烧灼皮肤可产生剧痛，此时医生可用手在施灸腧穴周围轻轻拍打，以缓解疼痛。施灸结束后，须在施灸穴位上贴敷淡水膏，灸后1周后，施灸部位将化脓形成灸疮，化脓时每天须换膏药1次。5～6周后，灸疮自行痊愈，结痂脱落后会留下瘢痕。灸疮的发与不发，与疗效的关系非常密切，出现灸疮，通常预示疗效较好，反之则较差。临床上对于哮喘、肺痨、瘰疬等慢性顽疾，可选用此法治疗。

（2）无瘢痕灸

无瘢痕灸，施灸时先在所灸腧穴部位涂以少量的凡士林，以便艾炷黏附，然后将大小适宜的（约如黄豆或枣核大）艾炷，置于施灸部位上点燃，当艾炷燃剩2/5左右，患者感到灼痛时，用镊子将艾炷移除，易炷再灸，一般可灸3～7壮，以局部皮肤出现红晕而不起泡为度。此法不会灼伤皮肤，故灸后不化脓，不留瘢痕。一般虚寒性疾患，如哮喘、慢性腹泻、风寒湿痹等，均可采用此法。

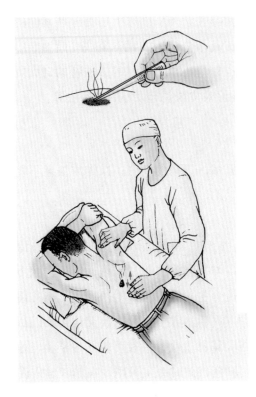

图 5-11 化脓灸

（3）隔姜灸

隔姜灸是把鲜姜切成直径 2～3 厘米，厚 0.2～0.3 厘米的薄片，中间以针刺数孔，把姜片置于应灸部位处，再将艾炷（约如蚕豆大）放在姜片上点燃施灸（图 5-12）。当艾炷燃尽，可易炷再灸，一般可灸 5～10 壮，以皮肤出现红润而不起泡为度。如果施灸过程中，患者感觉灼热难忍，可以把姜片轻轻提起，或缓缓移动，以缓解疼痛。一般因寒而致的病症如呕吐、腹痛、腹泻、痛经，以及风寒痹痛等，均可选用此法。

（4）隔蒜灸

隔蒜灸就是将鲜大蒜头，切成厚 0.2～0.3 厘米的薄片，置于应灸部位处，然后将艾炷放在蒜片上，点燃施灸。待艾炷燃尽，易炷再灸，一般可灸 5～10 壮。因大蒜汁液对皮肤的刺激性较强，艾灸后容易起泡，属正常现象。此法多用于治疗肺痨、初起的肿痒等症。民间尚有一种长蛇灸法，即将蒜捣为泥，自大椎至腰俞平铺一层，以治疗虚劳、顽痹等症。

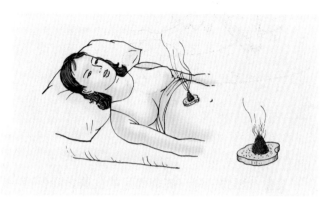

图 5-12　隔姜灸

（5）隔盐灸

隔盐灸，即将纯净干燥的食盐填敷于脐部，使盐与腹部皮肤相平，上置大艾炷施灸；也可以在盐上放一薄姜片，防止食盐经艾火灼烧而爆起伤人。此法有回阳、救逆、固脱之力，多用于治疗伤寒阴证或吐泻并作、中风脱证等。用此法治疗危重病人时，须连续施灸，不拘壮数，以期脉起、肢温、证候改善。

（6）温和灸

温和灸，将灸条的一端点燃，对准应灸部位，距皮肤 2～3 厘米，进行熏烤，使患者局部有温热感而无明显灼痛为宜。一般每处可灸 5～10 分钟，以皮肤出现红晕为度。对于昏厥、局部知觉减退的患者或小儿，医者可将中、食二指分张，置于施灸部位的两侧，通过医者手指的感觉来测知患者局部的受热程度，以便及时调节施灸的距离，防止发生烫伤。

（7）雀啄灸

将艾条点燃的一端悬于施灸部位上方，但艾条与皮肤之间的距离并不固定，而是一上一下活动地施灸，象鸟雀啄食一样，故称"雀啄灸"（图 5-13）。

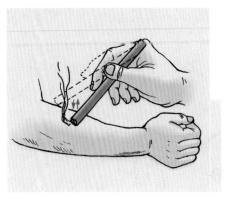

图5-13 艾条雀啄灸

（8）回旋灸

艾卷点燃的一端与施灸部位的皮肤之间保持一定的距离，但不固定于一处，而是不停地向左右移动，或反复旋转地施灸，即回旋灸。一般情况下，慢性病多用温和灸，急性病则多采用雀啄灸和回旋灸。

（9）实按灸

施灸前，先在施灸部位处垫布或纸数层，将太乙神针或雷火神针的一端烧燃，趁热按到施灸部位上，使热力深透至体内，就叫"实按灸"。当艾火熄灭，可再点再按；也可以用7层布包裹其烧着的一端，紧按于施灸处进行灸熨，针冷则再燃再熨。如此反复，灸熨7～10次为度。此法可用于虚寒证、痿证，以及风寒湿痹证。

（10）温针灸

针刺留针时，将少许艾绒捏在针尾上，或用一段长2厘米左右的艾条插在针柄上，点燃施灸就是温针灸（图5-14）。待艾绒或艾条烧完后除去灰烬，将针取出。此法是一种简便而易行的针灸并用方法，其艾绒燃烧的热力，可通过针身传入体内，发挥针与灸的作用，达到治疗目的。

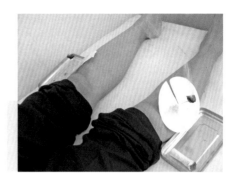

（摄于中国中医科学院针灸医院）

图 5-14　足三里温针灸

（11）温灸器灸

温灸器灸是将艾绒或艾条放入温灸器内，点燃后将温灸器悬置于施灸穴位上，或置于患病部位上来回温熨，直到局部皮肤发热出现红晕、病人感到舒适为度（图 5-15）。一般灸 20～30 分钟。本法多适用于妇人、小儿及惧怕灸治者，患者较易接受，因此目前应用较广。

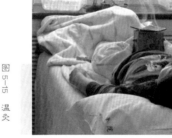

（摄于中国中医科学院针灸医院）

图 5-15　温灸器灸

（12）灯火灸

灯心草是用灯心草一根，一端用麻油浸蘸，浸渍 3～4 厘米长，燃着后快速对准穴位，猛一接触，听到"叭"的一声后迅速离开，如未听到爆焠之声可重复 1 次（图 5-16）。此法在民间习用已久，有《小儿烧针法》专论此法，多用于治疗小儿痄腮、惊风、吐泻、麻疹等病症。

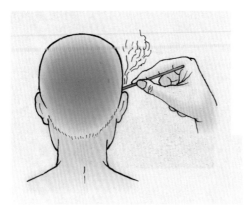

图 5-16 灯火灸

（13）天灸

天灸又称"药物灸""发泡灸"，是用对皮肤有刺激性的药物，如白芥子、蒜泥、斑蝥等，也可用复方，涂敷于穴位或患处，使局部充血、起泡，状如灸疮的一种灸疗方法。目前深受民众欢迎的"三伏贴"，就是一种天灸的方法。对于某些虚寒性病证，如慢性咳嗽、哮喘、反复感冒、过敏性鼻炎等，均可采用天灸法治疗。

3. 灸法的作用

灸法主要是通过艾叶燃烧产生的热力深透入体内而发挥治疗作用，其作用主要体现在温、通、补几个方面。具体而言，灸法的作用包括：

（1）温散寒邪

灸法产生的热力，通过体表的皮部、络脉，传递于经脉、脏腑。对于经络脏腑中存在的寒邪，灸法可起到很好的温经散寒、行气止痛作用。对于针灸临床常见的因寒凝血滞、经络痹阻所引起的寒湿痹痛、痛经、胃脘痛、寒疝腹痛、腹泻等，灸法均有较好疗效。

（2）消瘀散结

气得温则行，得寒则凝。因寒气滞阻导致的痰凝血瘀，也可以采用艾灸法温通、温散。灸法可令气机通畅，营卫调和，故痰瘀之结自散。临床可用于治疗气血凝滞之疾，如乳痈初起、瘰疬、瘿瘤等。

（3）扶阳固脱

《扁鹊心书》记载："真气虚则人病，真气脱则人死，保命之法，灼艾第一。"对于阳气下陷或欲脱的危证，可用灸法，以扶助虚脱之阳气。临床上多用于治疗中风脱证和中气不足、阳气下陷而引起的遗尿、脱肛、阴挺、崩漏、带下、久泄、久痢等。

（4）防病保健

《扁鹊心书》说："人于无病时，常灸关元、气海、命门、中脘，虽未得长生，亦可保百年寿也。"《医说》中也提到："若要安，三里莫要干。"可见，艾灸足三里、关元、气海、命门、中脘等穴具有防病保健作用，今人将这种艾灸方法称为"保健灸"。在无病时施灸，可以激发人体正气，增强抵抗力，使人精力充沛，益寿延年。

三、多种技法

1. 三棱针刺法

三棱针刺法，是用三棱针刺破体表一定部位（多为瘀滞的血络），放出瘀血，以达到治疗疾病目的的方法，也称"放血疗法"。三棱针，古称"锋针"，以不锈钢制成，型号大小有别，常用者针长约 6 厘米，针柄稍粗呈圆柱形，针身呈三棱状，尖端三面有刃，针尖锋利。

（1）操作方法

三棱针刺法一般分为点刺法、散刺法、刺络法、挑刺法四种：

①点刺法：点刺法是对表浅络脉或腧穴刺血的方法。针刺前，先从待针刺部位周围向针刺处推按，使血液积聚于针刺部位；接下来用 2% 碘酒棉球消毒，再用 75% 酒精棉球脱碘。针刺时左手拇、食、中三指紧捏被刺部位，右手持针，用拇、食两指捏住针

柄，中指指腹紧靠针身下端，令针尖露出 3～5 毫米；对准已消毒的部位，视瘀络深浅刺入 2～5 毫米，随即迅速起针，用力挤压针孔周围，令其出血。当血色由深转浅，用消毒棉球按压针孔，防其继续出血（图 5-17）。此法多用于指趾末端、耳尖、头面部腧穴，以及体表瘀络明显处。

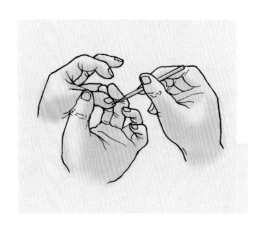

图 5-17 点刺法

②散刺法：散刺法是对病变局部周围进行点刺的一种方法。根据病变部位大小的不同，可刺 10～20 针以上，由病变外缘环形向中心点刺，以促使瘀血或水肿得以排除，达到祛瘀生新、通经活络的目的（图 5-18）。此法多用于局部瘀血、血肿或水肿、顽癣等。

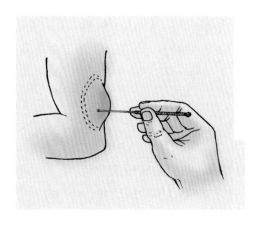

图 5-18 散刺法

③刺络法：刺络法是对体表络脉针刺放血的方法。先用橡皮管捆缚在针刺部位上端（近心端），消毒，然后左手拇指压在被针刺部位下端，右手持三棱针对准针刺部位的络脉，刺入脉中后立即将针退出，令出血（图5-19）。出血停止后，再用消毒棉球按压针孔。出血时，可轻轻按压络脉上端，助瘀血外出。此法多用于尺泽、委中等穴，络脉聚集处，治疗急性吐泻、中暑、发热等。

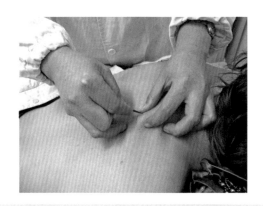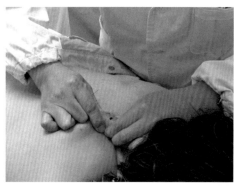

图5-19 刺络放血法
（摄于中国中医科学院针灸医院）

④挑刺法：即用左手按压施术部位两侧，以固定皮肤，在皮肤较松弛的部位，也可将皮肤捏起；右手持针，迅速刺入皮肤1～2毫米，随即将针身倾斜，挑破皮肤，放出少量血液或黏液；也可刺入5毫米左右深后，将针身倾斜，并使针尖轻轻挑起，挑断皮下部分纤维组织，然后出针，覆盖敷料。此法常用于头痛、颈椎病、肩周炎、胃痛、失眠、支气管哮喘等。

（2）作用

三棱针刺法具有活血散瘀、消肿止痛、泻热开窍等作用。其适应范围较为广泛，多种实证、热证、瘀血、疼痛等均可应用。

较常用于某些急症和慢性病，如高热、昏厥、中暑、中风闭证、头痛、目赤肿痛、咽喉肿痛、顽癣、丹毒、疖痈初起、扭挫伤等。

2. 梅花针刺法

用梅花针叩刺人体一定部位，激发经络功能，调整脏腑气血，以达到防治疾病目的的方法，叫"梅花针刺法"。梅花针刺法源于古代"半刺""毛刺""扬刺"等刺法。

（1）操作方法

首先将针具和叩刺部位用 75% 的酒精消毒，用右手拇指、中指、无名指持针柄，松紧适宜，食指伸直按在针柄中段，针头对准施术部位皮肤叩击；以腕力为主，前臂配合用力，使针尖触及皮肤后立即弹起，如此反复叩击。叩击时，针尖须与皮肤垂直，叩击的节奏、力度须均匀。

梅花针叩刺的强度，须根据刺激的部位、患者的体质和病情而定，一般分轻、中、重三种。轻刺者，用力较轻，以皮肤出现潮红、充血为度，适用于面部及虚弱久病者；重刺者，用力较重，以皮肤出现明显潮红，并有轻微出血为度，适用于肌肉丰厚、邪气较深处，以及年轻体壮者；中刺介于轻重二者之间，以局部有较明显潮红但不出血为度，四肢部位、腹部，以及一般患者均可使用。

（2）常用施术部位

一般来说，全身体表部位，除会阴部外均可用梅花针进行叩刺。根据临床针刺治疗思路，施术部位的选取通常有循经叩刺、穴位叩刺和局部叩刺三种方法：①循经叩刺，是指在沿经脉循行的体表皮部区域内进行叩刺的一种方法，常用于项背腰骶部的督脉和足太阳膀胱经；②穴位叩刺，即在腧穴体表处进行叩刺的方法，主要根据病证特点及腧穴自身的作用，选择适当的腧穴予以叩刺治疗；③局部叩刺，即在患处局部进行叩刺的方法，如扭伤后局部的瘀肿疼痛及各种癣、湿疹等，均可在局部进行围刺或散刺。

（3）作用

梅花针可通过对体表皮部的刺激，疏通气血滞阻，进而调整经脉以及脏腑的功能，因而对临床各科多种病症均可调治，如皮科的斑秃、白癜风、癣、湿疹等，内科的感冒、咳嗽、便秘、头痛、失眠、腰痛等，妇科的痛经、月经不调，以及眼科的近视、视神经萎缩等。又因为梅花针刺法简便、安全、无痛苦，一些儿科病症往往可以通过此法治疗。近年来，用梅花针叩刺治疗青少年近视的方法正日益得到广泛的认可和应用。

3. 皮内针法

皮内针法，又称"埋针法"，是将特制的小型针具留置于腧穴部位的皮下，进行较长时间留针的一种方法（图5-20）。它通过对皮肤的长时间刺激，调整经络脏腑功能，从而达到防治疾病的目的。常用的皮内针有两种：一种呈麦粒型，长短不一，长者约1厘米，短者0.3～0.5厘米，针柄形似麦粒，针体似麦芒；一种呈图钉型，针体长0.2～0.3厘米，针柄呈环形。前者针体与针柄呈直线，后者针体与针柄垂直。

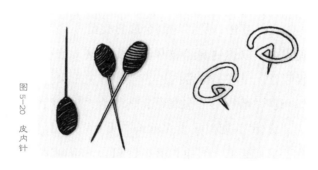

图5-20　皮内针

（1）操作方法

①麦粒皮内针：即用镊子夹住针柄，对准腧穴部位迅速刺入皮后，将针体放平，将针沿皮下横向刺入，令针体全部进入皮下，针柄留于皮外，然后用胶布顺着针体进入的方向粘贴固定。

②图钉型皮内针：即用镊子夹住针柄，对准腧穴部位迅速刺入，令针体全部进入皮下，针柄留于皮外，然后用胶布固定。也可将针柄贴在小块胶布上，手持胶布直接按压刺入腧穴皮下。

皮内针的留针时间，须根据病情决定，一般为 3～5 天，最长不超过 1 周。若夏季天气炎热时，留针时间不宜过长，以 1～2 日为宜，以防感染。在进行皮内留针操作时须注意：关节附近因活动较多，不宜埋针。埋针后，如患者感到疼痛，妨碍肢体活动时，应将针取出，调整针刺方向，或改选其他腧穴重新埋针。埋针期间，埋针处应尽量避免着水，以防感染。对于皮肤易过敏者，以及糖尿病患者，应尽量避免使用此法，以免发生意外。

（2）作用

皮内针法由于留置于皮内的时间较长，可以长时间发挥持久而缓慢的治疗作用，因而适于某些长期反复发作的疼痛性疾病以及久治不愈的慢性病证，如头痛、腰痛、失眠、便秘、咳喘、小儿遗尿、痛经等。现代有人在此法基础上进一步改良针具，提出浮针疗法，对软组织损伤性疾病有较好疗效。

4. 火针刺法

火针疗法，是将特制金属针烧红，迅速刺入特定部位，并快速退出，以达到温经散寒、活血化瘀、软坚散结等治疗作用的一种针法。早在《黄帝内经》中即有关于火针疗法的记载，称之为"焠刺""燔针"，《伤寒论》则称为"烧针"，《备急千金要方》称为"火针"，明以来大多称为"火针"。火针针具一般用钨合金制作，形似毫针，但比普通毫针粗。常用刺法包括点刺、密刺、散刺、围刺四种。

（1）操作方法

①选穴与消毒：火针选穴与毫针选穴的基本规律相同，根据病症不同而辨证选穴，但以阳经，尤其是督脉、膀胱经、胆经、三焦经的穴位为主。施术前，须用 0.5% 碘伏在选定腧穴部位进行

消毒，以防感染。

②烧针：烧针是火针操作的关键步骤。在使用火针前，必须把针烧红，可用酒精灯。烧针时，宜先烧针身，后烧针尖。待针身及针尖全部烧至炽红后，即可使用。

③针刺深度：火针针刺深度要根据患者的病情、体质、年龄，以及针刺部位的肌肉厚薄、血管深浅等情况而定。一般而言，四肢、腰腹部位针刺宜深，可刺 0.2 ～ 0.5 寸；胸背部针刺宜浅，可刺 0.1 ～ 0.2 寸。

④针刺操作：操作时，左手持酒精灯，右手持针，将已烧红的火针对准穴位，迅速刺入，随即迅速退出（图 5-21）。针刺时，动作要敏捷，力量须均匀，力量不宜太猛，深度须把握精准，一刺即达到所需深度。刺后须立即用棉球或手指按压针孔。

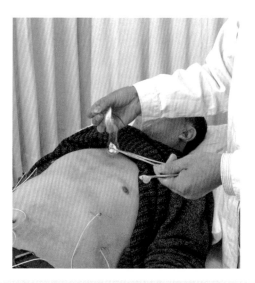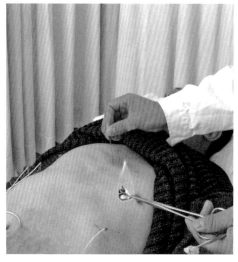

图 5-21　火针治疗
（摄于中国中医科学院针灸医院）

（2）适应证

火针集一般针灸激发人体正气的作用和艾灸温阳散寒的作用于一身，适应证广，可用于痹证、经筋病、寒性病的治疗，又由于其针刺较表浅，对扁平疣、顽癣、各种皮炎，以及瘰疬等皮外科病症也有较好疗效。但由于此法刺激性较强，故施针对象多为体质壮实者，年老体弱者宜慎用。

（3）注意事项

①大血管、神经干经过的部位禁用火针。

②除治疗面部痣和扁平疣外，面部禁用火针。

③孕妇及经期避免在下腰部及下腹部敷贴磁片，装有心脏起搏器及低血压、体质极度虚弱者忌用。

④严重糖尿病及出血性疾病患者禁用火针。

⑤精神过度紧张，饥饿劳累，醉酒之人不宜火针。

⑥针刺后局部呈现红晕或红肿时，应避免洗浴；局部发痒时，不宜搔抓，以防感染。

5. 穴位敷贴

穴位贴敷疗法，是在一些穴位上敷贴药物，通过药物和穴位的共同作用以治疗疾病的一种方法，又称天灸疗法。因这种疗法纯粹使用天然药物敷贴，不用艾火又能令皮肤发泡形成类似灸疮的瘢痕，故称为"天灸疗法"。

（1）药物与选穴

用于敷贴的药物可分为单味药和复方药两种。单味药如白芥子、大蒜、车前子等，复方药如将五倍子、何首乌各等分，共研细末。常用的溶剂有水、白酒、黄酒、姜汁、蜂蜜、凡士林等，还可根据病情应用药物浸膏做溶剂。常用剂型包括丸剂、散剂、糊剂、膏剂等。

腧穴敷贴选穴一般多选用病变局部的穴位、阿是穴或经验穴。

其中神阙穴和涌泉穴是最为常用的敷贴穴。

（2）治疗举例

①支气管哮喘：处方为复方白芥子灸，夏季从初伏开始治疗。取灸白芥子 21 克、元胡 21 克、甘遂 12 克、细辛 12 克，共研细末备用。操作方法：取上药 1/3 量，用姜汁调和成糊膏状，分成 6 小份，分别贴敷在双侧的肺俞、心俞、膈俞 6 穴上。一般贴敷 4～6 小时，每隔 10 天如上法再贴敷一次，连续 3 次。连续治疗 3 年。

②慢性支气管炎：处方为白芥子末，发作期和缓解期均可应用。将白芥子研成细末，置于瓶内密封备用。操作方法：用时取适量白芥子末，用醋或姜汁调成糊膏状，取一小团（一般每穴用 5g 左右），贴敷在穴位上，然后用胶布或伤湿止痛膏固定，贴敷时间为 2～4 小时。在背部选用肺俞、膏肓等穴。

③小儿遗尿：处方为复方五倍子灸，取五倍子、何首乌各等分，将药物共研细末。操作方法：用醋将药物调和成糊膏状，每晚临睡前贴敷于脐部或涌泉，用胶布固定，清晨起床时取下。每日 1 次，7 次为一疗程。

（3）三伏贴

三伏贴，是穴位贴敷中的一种，在初伏、中伏、末伏三天选取特定的穴位，将一些具有刺激性的药物，涂敷于穴位或患处，敷后皮肤可起泡，或仅使局部充血潮红、病人感到温热，类似艾灸的一种贴敷疗法。它是将穴位、药物和季节三者有机结合起来，通过经络气血运行，令药物渗入穴位以增强肌体免疫力，减少冬天发病次数，达到标本兼治目的的一种疗法。主要用于体质虚寒而引起的疾病：如哮喘、过敏性鼻炎、肺虚咳嗽、经常感冒（儿童效果尤佳）、胃痛、风湿关节炎等。现今，三伏贴疗法作为中医保健法，被越来越多的人接受。（图 5-22，图 5-23）

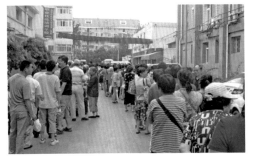

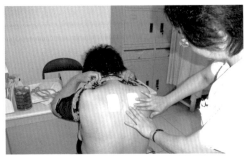

图 5-22 排队等候三伏贴的患者

（摄于北京中医药大学东直门医院）

图 5-23 医生为患者施三伏贴

（摄于中国中医科学院针灸医院）

（4）注意事项

应用刺激性较大的药物敷贴时有灼痛感，敷后会发泡，其泡愈合后会长时间遗留色素沉着。因此，应用此类药物时要注意敷贴时间，尽量避免用于面部。

6. 头针

头针，是指在头部特定的穴线上针刺，以防治疾病的一种现代针刺方法。中国古代运用头部腧穴治疗疾病的经验相当丰富，《针灸甲乙经》中即记载了大量头部腧穴。然而现代意义的具有独特理论体系的头针疗法出现较晚，临床广泛应用更在 20 世纪70 年代以后。由于各家理论与经验有别，头针形成了多个流派并存的局面。为了促进头针疗法的交流与发展，中国针灸学会拟定了《头皮针穴名标准化国际方案》，并于 1991 年由世界卫生组织颁布。

（1）理论依据

头针疗法的理论依据主要有二：一是传统的脏腑腧穴理论，二是大脑皮层的功能定位理论。按照传统的腧穴理论，腧穴具有局部治疗作用，如募穴位居相应脏腑附近，对相应脏腑具有良好的调节治疗作用。同样的，头穴处于头部，对脑源性疾病也具有良好的治疗作用。现代医学研究发现，大脑皮层具有明确的功能定位特征。脑病发生时，在相应区域的头皮部位进行针刺，对疾病的治疗具有更佳的疗效。

（2）操作方法

①进针：一般选用较粗的 28 ～ 30 号针，长为 1.5 ～ 3 寸，针体与头皮呈 30°夹角，将针快速刺入头皮下，当针尖到达帽状腱膜下层时，医者手下会感到阻力突然减小，然后将针体放平，令针与头皮平行，继续捻转进针。根据不同穴区可刺入 0.5 ～ 3 寸。

②行针手法：头针的针刺手法与普通毫针刺法相比较为独特，常用手法主要有快速捻转手法和抽添法两种。快速捻转手法操作时，通常以拇、食二指夹持针柄，以食指的掌指关节做快速连续的屈伸动作，令针体快速旋转，捻转速度在每分钟 200 次左右。进针后须持续捻转 2 ～ 3 分钟，并留针 20 ～ 30 分钟，留针期间还需反复操作 2 ～ 3 次。根据病情需要，可适当延长留针时间。对于偏瘫患者，留针期间须嘱其活动肢体。

③抽添法：该法源出《针灸问对》一书，分为抽气法和进气法两种。抽气法即当针体进入帽状腱膜下层时，平卧针体，用右手拇、食指紧捏针柄，左手按压进针处，迅速将针大力向外抽提 3 次，再缓慢地向内退回原处，以紧提慢按为主，为泻法。进气法即当针体进入帽状腱膜下层时，迅速将针大力向内插进 3 次，然后再缓慢地向外退回原处，以紧按慢提为主，为补法。

④起针：右手轻捻以松动针体，左手固定穴区头皮。如针下无紧涩感，可快速抽拔出针；紧涩感明显时，须缓缓出针。因头皮部血供丰富，起针后需用棉球按压针孔片刻，以防出血。（图5-24）

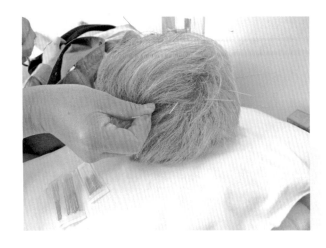

图 5-24　头针治疗（摄于中国中医科学院针灸医院）

（3）头针的作用

临床上头针主要用于治疗脑源性疾病，如中风偏瘫、肢体麻木、失语、假性球麻痹、耳鸣、癫痫、眩晕、小儿脑瘫、震颤麻痹、脑源性多尿等。此外，一些内科病症如高血压病、精神病、失眠，以及一些疼痛性疾病如肩周炎、腰腿痛等，也可以选用头针方法治疗。

7. 耳针

耳针是指在耳郭特定穴位上，采用针刺或其他方法进行刺激，以防治疾病的一种方法。中医运用耳穴诊治疾病的历史悠久，《灵枢》中即有记载："邪在肝，则两胁中痛……取耳间青脉以去其掣。"然而现代耳针疗法的兴起，与法国医生诺吉尔（Nogier P）关系密切，他在 1956 年首次发现，在耳郭内存在一个形如倒置胎儿的人体部位信息系统，并绘制出耳穴图。此后，中国医生在此基础上，结合传统中医脏腑经络理论，对耳针疗法进行验证与修订，使之广泛应用于临床。为了便于国际的研究和交流，1982 年世界卫生组织西太区委托中国制定《耳穴国际标准化方案》，1992年国家标准《耳穴名称与部位》颁布实施。（图 5-25）

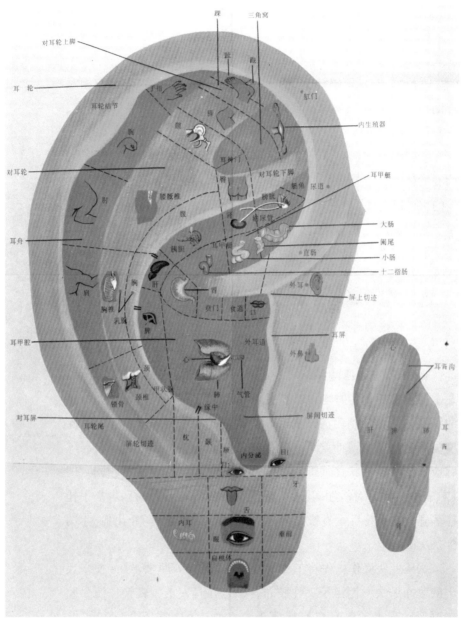

图 5-25　耳穴与脏
腑器官投影

（中国中医科学院针

灸研究所编绘）

（1）选穴思路

采用耳针疗法治疗疾病时，主要通过以下几种思路进行辨证选穴。

①根据相应部位选穴。因人体的各个部位在耳郭上都有相对应的点，当人体患病时，其耳郭相应穴点上往往会出现敏感点，它便是本病的首选穴位。

②根据脏腑辨证选穴。中医脏腑理论视人体为一个以五脏为核心的体系，依据各脏腑的生理功能和病理反应，是耳针辨证取穴的重要依据之一。

③根据西医学理论选穴。对于一些根据西医学理论命名的耳穴，如"交感""肾上腺""内分泌"等，应用时可依据西医学理论进行辨证选穴。

（2）操作方法

临床常用的耳穴的刺激方法主要有毫针法和压丸法两种。

①毫针法操作：针刺前耳穴须严格消毒，先用 2.5% 碘酒消毒，再用 75% 的乙醇脱碘，待乙醇干后施术。进针时，医者以左手拇食二指固定耳郭，中指托在待针耳穴背部，以便掌握针刺的深度，减轻针刺疼痛；然后右手持针，快速刺入耳穴；刺入深度视患者耳郭厚薄而定，令针保持站立而不摇晃；针后耳穴局部感应强烈者，症状往往即刻减轻。留针时间与普通针刺相同，即 15 ～ 30 分钟，对慢性病留针时间可适当延长。出针时医者左手托住耳郭，右手将针垂直拔出，再用棉球按压针孔，防止出血。（图5-26）

②压丸法操作：先将王不留行籽贴附在 0.6 厘米 ×0.6 厘米大小的胶布中央，用镊子夹住胶布，贴敷在耳穴上，轻轻按压令胶布贴紧。患者须每日自行按压 3 ～ 5 次，每次按压 1 ～ 3 分钟，3 ～ 7 日更换 1 次，双耳交替。（图 5-27）

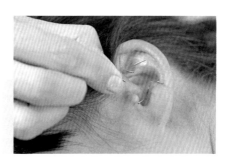

图 5-26 毫针法

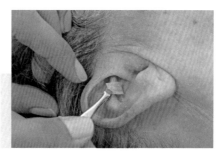

图 5-27 压丸法

（3）耳针的作用

耳针通过对人体各部位、脏器在耳郭上的反应点的刺激，实现对该部位的调整，从而起到相应的治疗作用。临床上，耳针广泛应用于疼痛性疾病，如各种急性扭伤、颈肩腰腿痛、头痛等；炎性疾病，如牙周炎、咽喉炎、扁桃体炎、腮腺炎、急慢性肠炎、胆囊炎等；功能紊乱性疾病，如胃肠神经官能症、心脏神经官能症、眩晕、失眠、多汗、月经不调、遗尿等；过敏，如荨麻疹、哮喘、过敏性鼻炎、过敏性紫癜等；内分泌疾病，如甲状腺功能亢进或低下、糖尿病、更年期综合征等；以及催产、催乳、美容、戒烟等。

8. 腹针

腹针是通过针刺腹部腧穴以调节脏腑功能，从而实现治疗疾病目的的一种针刺方法。腹针治疗一般采用综合取穴方法，常用者包括循经取穴、定位取穴和八郭取穴三种。治疗时，须根据患者病情选穴组方，进行针刺治疗。

（1）操作方法

腹针治疗时，须使用长度一致的毫针，以便于观察不同腧穴针刺的深度。毫针的长度应根据患者腹壁的薄厚进行选择。针刺时，手法宜轻宜缓。通常采用只捻转、不提插或轻捻转、慢提插的手法。腹针疗法有严格的针刺顺序：需先刺调理脏腑之穴，再刺疏通经脉之穴，最后刺定位之穴，以调整局部之气。（图5-28）

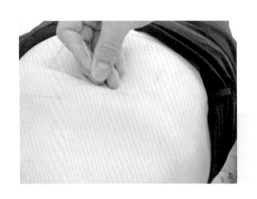

图5-28　腹针治疗
（摄于中国中医科学院针灸医院）

（2）适应证

腹针疗法适应证广泛，临床主要用于治疗内伤性疾病，对多种疑难病、慢性病，疗效较为显著。具体来说，腹针疗法擅长治疗以下几类疾病：

①各种骨性关节病，如肩周炎、颈椎病、腰椎病、骨性关节炎、腰腿痛、风湿性关节炎、类风湿性关节炎、强直性脊柱炎等。

②多种心脑血管疾病，如脑动脉硬化、脑血管疾病及其后遗症、冠状动脉粥样硬化性心脏病、糖尿病等。

③多种感染性疾病、过敏性疾病，如妇科感染、泌尿系感染、前列腺炎、荨麻疹、过敏性皮疹、过敏性鼻炎、支气管哮喘等。

④多种内分泌疾病，如前列腺增生、女性乳腺增生、卵巢囊肿、性功能障碍等。

⑤多种疑难病，如产后风、肺纤维化、血栓痔等手术后镇痛、

骨折固定后功能恢复等，以及经各种针灸疗法治疗效果欠佳的疾病。

（3）注意事项

①由于腹针疗法直接在腹部进行针刺，因此对诊断不明的急腹症、急性腹膜炎、急性阑尾炎等，肝、脾肿大引起的腹部静脉曲张，腹腔肿瘤以及妊娠中、后期均禁用此法。

②对慢性病体质虚弱的患者，施术时应谨慎为宜，针刺手法尤须轻柔。

③对肝、脾肿大患者，两季胁部不宜针刺过深，以免伤及脏器。

④腹针深刺不宜针刺过深。

四、拔罐法

拔罐法，俗称"拔火罐"，是以罐为工具，借用火的燃烧造成罐内相对负压，使火罐吸附于施术部位，产生温热刺激及局部皮肤充血、瘀血，以达到治疗疾病目的的一种疗法。它的原理是利用燃烧时消耗罐中部分氧气，并借火焰的热力使罐内的气体膨胀而排除罐内部分空气，造成罐内负压而吸附于皮肤上，其吸拔力的大小与罐具、罐内燃火及施术技巧等诸多因素有关。

1. 吸罐方法

（1）闪火法：用止血钳夹取 95% 的酒精棉球一个，用火点燃，使燃着的酒精棉球在罐内绕 1～3 圈后，退出，并迅速将罐扣在应拔的部位，罐即吸附在皮肤上。（图 5-29）此法罐内没有持续燃烧的火，比较安全，而且操作方便，适合多罐同时施术操作，因此在临床上最为常用。

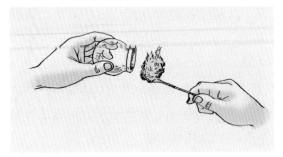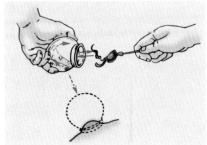

图 5-29 闪火法

（2）投火法：将纸片或棉球点燃后投入罐内，迅速将罐扣在应拔的部位，罐即可吸附在皮肤上。此法应用时须小心罐内燃烧物质落下烫伤皮肤，适宜于侧面横拔。

（3）煮罐法：主要用于竹罐的吸附。将完好的竹罐放在锅中，加水煮沸，然后用镊子将罐夹出，令罐口朝下，用凉毛巾紧扣罐口，之后迅速将罐扣在应拔部位，即能吸附在皮肤上。整个操作过程要求轻快、迅捷。此外，可根据病情需要在锅放入适量的祛风活血药物，如羌活、独活、当归、红花、麻黄、艾叶、川椒、木瓜、川乌、草乌等，即称"药罐法"。

此外，还有一些吸罐方法，如贴棉法、架火法，以及针对塑料气罐的抽气法等，临床应用较少，此处不再详细介绍。

2. 拔罐方法

拔罐方法即将罐吸附于体表一定部位后，根据不同的病情，所施行的不同的操作方法。常用的拔罐方法有留罐、走罐、闪罐、刺络拔罐等。

（1）留罐：将罐吸附在体表后，使罐子吸拔留置于施术部位10～15分钟，然后将罐起下。此法是非常常用的一种方法，一般疾病均可应用，单罐、多罐皆可应用。

（2）走罐：拔罐前先在所拔部位的皮肤或罐口上，涂一层润滑油（如凡士林）。罐吸住后，医者将罐子向上下左右需要拔的部位往返推动，至所拔部位的皮肤红润、充血，甚至出现瘀血时，再将罐起下。（图5-30）此法适宜于面积较大而平坦，肌肉较丰厚的部位，如脊背、腰臀、大腿等部位。

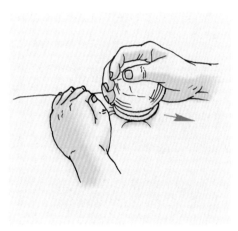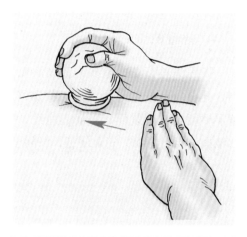

图 5-30 走罐法

（3）闪罐：将罐拔住后，立即起下，如此反复多次地拔住、起下，直至皮肤潮红、充血，多用于局部皮肤麻木、疼痛或功能减退等疾患，尤其适用于不宜留罐的患者或部位，如小儿、面部。

（4）刺络拔罐：先将应拔部位的皮肤消毒，用三棱针点刺出血或用皮肤针叩刺令皮肤潮红，再将火罐吸拔于点刺部位，促进局部出血，以加强刺血治疗的作用。一般刺血后拔罐留置时间不超过15分钟，多用于治疗丹毒、扭伤、乳痈等病症。

3. 起罐方法

一般而言，留罐 10 ～ 15 分钟左右，待拔罐部位的皮肤充血、瘀血时，即可将罐取下。起罐时，可先用左手夹住火罐，右手拇指或食指从罐口旁边轻轻按压，使气体进入罐内，即可将罐取下。若罐吸附过强时，操作宜轻柔，切不可用力猛拔，以免损伤皮肤。同时，如果罐较大且吸拔力强时，可适当缩短留罐的时间，以免出现起泡，损伤皮肤。

4. 拔罐的作用

拔罐法具有祛风散寒、行气活血、通经活络、消肿止痛等作用，其适应范围十分广泛，一般伤风感冒、头痛、风寒湿痹、腰背肩臂腿痛、胃脘痛、腹痛、痛经、中风偏枯等均可使用。由于此法操作相对简单，安全便利，民间多有应用。

五、刮痧

刮痧疗法，是用有光滑接触面的器具，如牛角、玉石或专用刮痧板等，在皮肤相关部位反复刮拭，以治疗疾病的一种方法。刮痧疗法历史悠久，流传于民间，是一种自然、简易的治疗方法，是对古代砭石的继承和发展。"痧"本是指一种病症，古代痧疹并称，皮肤细疹为痧，稍大者为疹，片状粒大者为斑。除皮肤表现外，常伴有寒热、泻泄等病症。刮痧也常用于中暑、霍乱等急性疾病，治疗时用刮痧工具在体表部位由上而下或由内向外反复刮拭，对人体肌表、关节、神经和血管产生一定的刺激，使体内的痧毒，即病理产物得以外排，从而达到治疗疾病的目的。很多病症经刮拭过后，皮肤表面也会出现红色、紫红色或暗青色的类似"沙"样的斑点，因而得名。

1. 操作方法

刮痧法操作较为简便，用有光滑接触面的器具，如牛角、玉石或专用刮痧板等，蘸食用油、酒、清水或其他油脂，在体表相关部位进行由上而下、由内向外的反复刮拭，直到皮肤出现红色斑点或瘀血斑块。（图5-31）操作时，须注意刮痧器具与皮肤之间形成的夹角，夹角越大（即越接近于与皮肤平行），刮痧强度越大，清泻效果越明显；夹角越小，刮痧强度越小，补益效果越明显。除刮法之外，尚有撮法、挑法、揪法、挤法、捏法、搓法、拍法等。

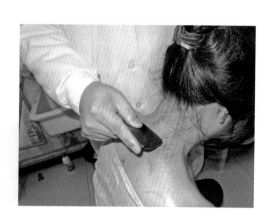

图 5-31　刮痧治疗
（摄于中国中医科学院针灸医院）

2. 适应证

刮痧的临床应用广泛，适用于内、外、妇、儿、五官等各科，最为常用的是治疗感冒、发热、中暑等病症，对疼痛性疾病、骨关节退行性疾病和神经、肌肉、血管性疾病等也有较好效果。此外，由于此法操作简便、安全易学，也被广泛应用于保健、美容等。

六、子午流注针法

子午流注针法是根据一天中十二经脉气血盛衰开合的时间，选取相应的值时开穴，施行补泻手法调理经脉脏腑气血，以治疗疾病的一种针刺选穴方法，是中医时间医学的重要组成部分。此法以五输穴、原穴配合阴阳五行，以天干地支配合脏腑时辰，推算经气流注盛衰开合情况，按时取穴。

1. 纳子法

纳子法是根据每日气血输注于十二经的地支时辰，结合病证虚实，配合五行生克规律，在每日的十二个地支时辰按时开穴，以取穴治病的方法。纳子法又包括补母泻子法和一日六十六穴法两种取穴法。

（1）补母泻子法：补母泻子法是以本经脉的五行属性，以及五输穴的五行属性为基础，推算其母子关系，再依"实则泻其子，虚则补其母"的原则选穴治疗；如手太阴经发生病变，其所属的肺脏在五行属金，其母穴即为本经土穴太渊，子穴为水穴尺泽。若经脉病症属虚，则应在寅时补尺泽穴；属实，则应在卯时泻太渊穴。若病症不虚不实，则取本经本穴经渠，或本经原穴太渊治疗。

（2）一日六十六穴法：该法是将一天的十二时辰各配一经，当此时辰内，该经的五输穴、原穴均处于开穴状态。具体应用时，须根据病证的具体表现，在相关经脉气旺之时，灵活选取本经五输穴、原穴进行治疗。

2. 纳甲法

纳甲法是根据每日气血输注十二经的天干时辰进行选穴治疗的方法。首先须推算患者就诊的年、月、日、时干支，再按十二经脉流注，以及五输穴的五行相生规律而顺次开穴。主要也包括两种取穴法：其一是以时天干为依据，在此天干时辰内，该经的五输穴、原穴均处开穴状态，都可用治该经病症，如肝病，应在乙时，足厥阴经大敦、行间、太冲、中封、曲泉诸穴均开，可根据病情灵活选穴治疗。

另一种方法较为复杂，由按时开穴、循经开穴两部分组成。

按时开穴，是根据日、时的干支，阳日阳时开阳经之穴，阴日阴时开阴经之穴，本着阳进阴退的规律循环，只适用于开井穴。所谓"阳进"，是指天干为阳者主进，即以甲→乙→丙为序。所谓"阴退"，是指地支为阴者主退，即以戌→酉→申为序。干支相配，须阳干配阳支，阴干配阴支。循经开穴，即根据时干配合脏腑阴阳，依五输穴五行相生顺序开穴，亦须秉承阳日阳时开阳经之穴，阴日阴时开阴经之穴的原则。

七、气功

气功是在中医理论指导下，以防病治病、保健强身为目的的一类保健治疗方法。气功强调心理、呼吸和身体的协同训练，是以导引、吐纳、行气等训练方法的统称，其形成受到先秦哲学心斋、坐忘，佛家坐禅、道家内丹术等影响，具有鲜明的民族文化特色。

气功练习通常要求松静自然、形神兼备、心身和谐，有动功和静功之分。动功如八段锦、五禽戏、太极拳；静功如六字诀、站桩等。中国古代气功流派甚多，此仅列流传较广，影响较大，且操作较简易的八段锦、五禽戏为例，对气功的操作略加介绍。

1. 八段锦

八段锦是古代流传下来的一种气功法，见于明代朱权《活人心法》。（图 5-32）整套动作由八节组成，体势动作古朴高雅，故名。八段锦形成于 12 世纪，后在历代流传中形成许多风格各异的流派，各流派的练习方法又自不同。从练习的姿势看，八段锦可分为坐势和站势两种。坐势练法恬静，运动量小，适于起床前或睡觉前锻炼，可以柔筋健骨、养气壮力；站势运动量大，适于各种年龄、各种身体状况的人锻炼。

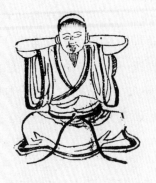

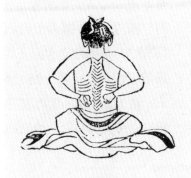

叩齒集神
三十六兩
手抱崑崙
雙手擊天
鼓二十四

雙関轆轤
三十六

（a）

（b）

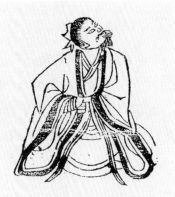

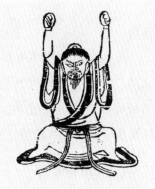

左右手
搖天柱
各二十
四

左右舌攬
上腭三十
六漱三十
六分作三
口如硬物
嚥之然後
去得行水

（c）

（d）

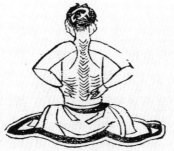

两手摩肾
堂三十六
以数多更
妙

(e)

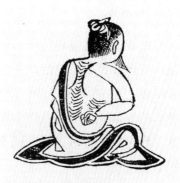

左右单
关辘轳
各三十
六

(f)

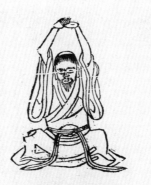

两手相撑
当呵五呵
后又手托
而按顶各
九次

(g)

以两手如
钩向前攀
双脚心十
二再收之
端坐

(h)

图 5-32　八段锦

明·朱权《活人心法》

/ 第五章　刺灸方法 /　　189

2. 五禽戏

五禽戏，是通过模仿虎、熊、鹿、猿、鸟（鹤）五种动物的动作、姿势和神态，以活动关节、舒展肢体，保健强身的一种气功动功功法。（图 5-33）相传由华佗在前人的基础上再创造的，故又称华佗五禽戏。五禽戏能治病养生，强壮身体。练习时，可以单练一禽之戏，也可选练一两个动作。单练一两个动作时，应增加锻炼的次数。

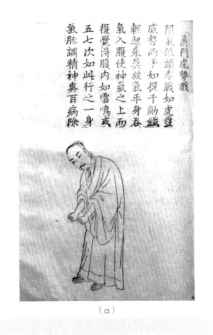

（a）

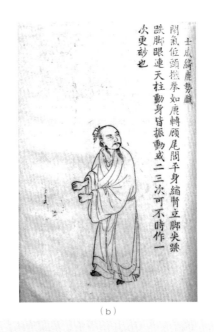

（b）

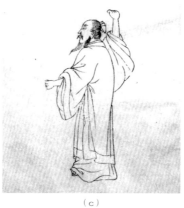

寅桑熊勢戲
閉氣撚拳如熊身
側起左右擺腳安
前投立空使氣兩
脇肉骨節皆響能
安腰力能除腹脹
或三五次止亦能
舍筋骨而安神養
血也

（c）

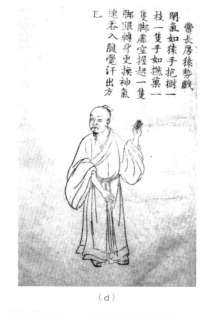

費長房猿勢戲
閉氣如猿手抱樹一
枝一隻手如撚菓一
隻腳虛空握起一隻
腳跟轉身更換神氣
連吞入腹覺汗出方
巳

（d）

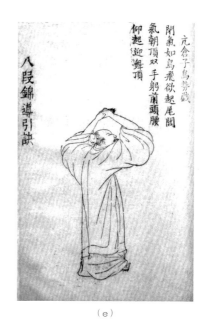

亢倉子鳥勢戲
閉氣如鳥飛欲起尾閭
氣朝頂雙手齊頭踭腰
仰起迎舞頂

八段錦導引訣

（e）

图5-33 明·周履靖
《赤凤髓》中之五禽戏
图

第六章

适宜范围

中医认为，疾病的发生，从根本上来说是机体阴阳失去相对平衡，造成阴阳的偏盛或偏衰。针灸治疗疾病的过程，就是调节人体阴阳的盛衰状况，补虚泻实，促使其恢复平衡。传统针灸理论认为，针灸的这种调整作用，主要是通过经络系统实现的，其本质是基于人体固有的自我调整功能、自我康复能力，或者说自稳机制。这种调整作用对于正常机体也有一定的影响，因此针灸不仅可以对病痛发挥治疗作用，而且还有良好的预防及保健作用。

一、针灸治病原理

针灸的治疗作用，离不开经络，以及在经络中运行的经气。经气在人体内循环流注、如环无端、昼夜不休，将肢体与躯干、体表与内脏、经脉与脏腑有机地连为一体。针灸通过对经脉、腧穴的刺激，激发人体经气，调节人体上下左右、阴阳表里之间的关系，改变其间存在的种种不和谐状态，促使整个机体保持协调和相对平衡，从而发挥其防治疾病的作用。总体而言，针灸的治疗作用主要体现在疏通经络、调和阴阳、扶正祛邪三个方面。

1. 疏通经络

疏通经络是指通过针灸刺激，使瘀阻的经络通畅，令经气运行自如，是针灸最基本的治疗作用。经络"内属于脏腑，外络于肢节"，运行气血是其主要生理功能。经络功能正常时，气血运行通畅，脏腑器官、体表肌肤、四肢百骸得以濡养，故而发挥其正常的生理功能。相反的，如果经络不通，气血不行，则会引起疾病的发生，表现为疼痛、麻木、肿胀等症状。针灸疏通经络，主要是根据经络循行，选择相应的腧穴和针刺手法，使经络通畅、气血运行正常，从而治疗疾病。

2. 调和阴阳

调和阴阳，即令机体从阴阳失衡状态转向相对平衡的"阴平阳秘"状态，是针灸治疗的根本目的。疾病的发生，机理各异，从总体上可归纳为阴阳失调。"阴胜则阳病，阳胜则阴病。"运用针灸方法调节阴阳盛衰，可以使机体趋向"阴平阳秘"的状态，从而治愈疾病。针灸调和阴阳的作用，须根据经络、腧穴的阴阳属性，进行选经、选穴，并结合一定的针刺手法来完成。

3. 扶正祛邪

扶正祛邪，即扶助正气，祛除病邪。疾病的过程，实质上就是正邪相争的过程。《素问遗篇·刺法论》说："正气存内，邪不可干。"《素问·评热病论》说："邪之所凑，其气必虚。"说明疾病的发生，是由于正气相对不足、邪气相对强盛所致。正胜邪退则疾病缓解，正不胜邪则病情加重。针灸可以治病，就在于其扶正祛邪的作用。在临床上，扶正祛邪主要是通过补虚泻实的方法来实现的。

除以上三点外，针刺的治疗原理常被归结于"调气"。调气，在针灸治疗中占有极为重要的地位。《灵枢·刺节真邪》中讲道："用针之类，在于调气。"杨上善注曰："气之不调则病，故疗病者在于调气也。"可见，疾病的发生，往往因气不调而起。这种气不调的病理状态，可以表现为虚实、寒热等性质的差异，发生在左右、上下、阴阳、表里等不同的部位，也可存在病势上的轻重、深浅等区别。调气即针对不同部位出现的程度各异的虚实寒热等病理表现，随其证而调其气。

二、针灸适宜病症

针灸作为一种通过体表刺激的治疗手段，具有多方面的调整效应，以及广泛的适用范围。这主要表现在消除或减轻人体各种不适症状，调整机能失常，改善病理状态，提高生存质量，增加美容效果和预防疾病的产生，等等。针灸治疗的适应范围很广，内、外、妇、儿、五官、皮肤、伤等各科的许多疾患，均可治疗。世界卫生组织（WHO）也公开宣布针灸对一些疾病确实有帮助。

1. 世界卫生组织公布的首批 43 种针灸适宜病症

1979 年，世界卫生组织向全世界宣传针灸的安全性和针灸治疗的适应证，提出了 43 种针灸适宜病症，并在次年出版的《世界卫生针灸专刊》中公布了以上内容，这是经专家研究后正式向世界各国推荐的首批针灸治疗适宜病症。世界卫生组织除积极推广宣传针灸有效适应证外，还从事各种针灸培训及研究工作，该组织前总干事中岛宏博士曾说：针灸已成为世界通用的一种新的医学科学，能治疗很多西方医学难以奏效的病症。

首批 43 种针灸适宜病症为 6 个类别，分述如下：

（1）上呼吸道疾病：急性鼻窦炎、急性鼻炎、感冒、急性扁桃体炎。

（2）呼吸系统疾病：急性气管炎、支气管哮喘（对儿童和单纯性患者效果最好）。

（3）眼科疾病：急性结膜炎、中心性视网膜炎、近视（儿童）、单纯性白内障。

（4）口腔科疾病：牙痛、拔牙后疼痛、牙龈炎、急慢性咽炎。

（5）胃肠性疾病：食道及贲门痉挛、呃逆、胃下垂、急慢性十二指肠溃疡（缓解痛）、单纯性急性十二指肠溃疡、消化不良、肠易激综合征、急慢性结肠炎、急性菌痢、便秘、腹泻、肠麻痹。

（6）神经肌肉骨骼疾病：头痛、偏头痛、三叉神经痛、面神经麻痹（早期 3～6 个月内）、中风后的轻度瘫痪、周围性神经疾患、小儿脊髓灰质炎后遗症（早期如在 6 个月内）、梅尼埃病、神经性膀胱功能失调、遗尿、肋间神经痛、颈臂综合征、肩凝症（五十肩）、网球肘、坐骨神经痛、腰痛、关节炎。

2. 世界卫生组织认可的64种针灸适应证

为适应针灸临床治疗和研究发展需要，世界卫生组织于1996年11月召开了意大利米兰会议，提出64种针灸适应证，并作如下论述：

（1）采用类似针灸法或传统疗法随机对照试验过的针灸适应证：戒酒、变应性鼻炎（花粉症）、竞技综合征、面瘫、胆绞痛、支气管哮喘、心神经官能症、颈椎病、运动系统慢性疼痛（颈、肩、脊柱、膝等）、抑郁、戒毒、痛经、头痛、偏瘫或其他脑病后遗症、带状疱疹、高血压、原发性低血压、阳痿、引产、失眠、白细胞减少、腰痛、偏头痛、妊娠反应、恶心呕吐、肩周炎（冻结肩）、手术后疼痛、经前期紧张综合征、神经根疼痛综合征、肾绞痛、类风湿性关节炎、扭伤和劳损、下颌关节功能紊乱、紧张性头痛、戒烟、三叉神经痛、泌尿系统结石。

（2）有足够数量的病人为样本但无随机性对照试验的针灸适应证：急性扁桃体炎和急性咽喉炎、背痛、胆道蛔虫症、慢性咽炎、胎位不正、小儿遗尿、网球肘、胆结石、肠易激综合征、梅尼埃病、肌筋膜炎、儿童近视、单纯性肥胖、扁桃体切除术后疼痛、精神分裂症、坐骨神经痛。

（3）有反复的临床报道，效果较快或有一些试验依据的针灸适应证：便秘、缺乳、泄泻、女性不孕、胃下垂、呃逆、尿失禁、男性不育（精子缺乏、精子活动力缺乏）、无痛分娩、尿潴留、鼻窦炎。

此外，针灸临床近二十年来比较集中报道的治疗病症大约一百五十种，涉及内、外、妇、儿、皮肤等各科，以神经、运动、免疫、内分泌等系统病症为多见，其中对中风、面瘫、风湿、周围神经损伤等100种左右的病症有较好或很好的疗效。

第七章

传承发展

中医针灸在古代通讨"师徒授受""家传其业""自学成才""文仕通医""官办教学"传承至今，在现代通过专科院校、科研机构、学术团体、学术期刊的教育研究、推广应用、宣传交流等，得到了更好的创新和发展。目前，中医针灸正在被世界上越来越多的国家认可，并得到广泛的应用。中医针灸作为优秀的非物质文化遗产，在历代或民众自发，或政府主导，通过传承教育、学术研究、弘扬保护等得以存续发展，正如《保护非物质文化遗产公约》所倡导的通过"研究、保存、保护、宣传、弘扬、传承（特别是通过正规和非正规教育）和振兴"等措施以确保非物质文化遗产的生命力。

一、针灸古代教育

在中国古代，特别是在秦汉之前，针灸技艺主要是通过"师传"和"家传"的形式传承，这一时期民间教育对针灸的传承发展起了重要作用。南北朝时期，政府举办医学教育开始形成制度，由此改变了自古以来只以师承家传和自学成才为主的民间教育方式，为隋唐时代官方针灸医学教育的发展奠定了基础。

1. 民间师承

针灸是中医学的重要组成部分，民间教育是针灸传授的重要途径，主要包括两种方式：一是师传徒，如扁鹊、仓公、涪翁、华佗等通过收徒培养了大量针灸人才；另一种方式是家传，或由于技艺不愿外传，只愿世代沿袭，或因生长于医学世家，从小耳濡目染，具有较好的学习条件，易于家传，历代通过家传也培养了不少针灸医生。

（1）师徒相授

在春秋战国及秦汉时期，学术往往是以门派授受的方式进行的，知识与思想的传授往往局限于同一门派的师徒之间，学生必须亲炙师教才能学到本领，而老师也必须开门授徒才能传授技艺。如《内经》全书以黄帝、岐伯等师徒问答方式来阐述医学理论，可能正是秦汉时期师徒相授的一种反映。

《史记·扁鹊仓公列传》记载，扁鹊少年时遇长桑君为其传授秘方，而精通医术。扁鹊不但自己业于诊病，还十分重视培养弟子，在医疗实践中将医术传授给弟子，相传他的弟子有子阳、子豹、子容、子明、子同、子越、子游、子仪、子术、虢太子10人。记载在抢救虢太子尸厥症时，指导弟子子阳、子豹相互配合，采用"针刺""药熨""药物"相结合的综合疗法，使不省人事的虢太子逐渐恢复了健康。虢太子感于扁鹊医术之高超和出于对医学的神奇向往，立志要拜扁鹊为师，专事医学，扁鹊通过对他的多次考验，最终决定收他为关门弟子。以上是《史记》记载的关于扁鹊师承及传授弟子的故事，虽然带有神话色彩，但说明了其医术有所承传，代表了早期中医针灸传承的一种普遍方式。（图7-1）

之后的仓公（名淳于意）、涪翁、华佗也教授了很多弟子。西汉初期的仓公，曾师从公孙光、公乘阳庆学医。他像扁鹊一样，并没有把医学经验的传承限定在神秘而狭小的范围内，而是广泛传授医术。他因材施教，培养宋邑、高期、王禹、冯信、杜信、唐安以及齐丞相府的宦者平等人，是秦汉时期文献记载带徒较多的一位医家。东汉初年的涪翁，将针术传授给程高，程高再传于郭玉，后来郭玉成为东汉时期的一代名医。东汉末年的华佗，一生有弟子多人，其中樊阿、吴普和李当之等，皆闻名于世，如吴普常练五禽戏，年高90多仍耳聪目明，牙齿完坚；樊阿善用长针深刺胸背等处治病，疗效甚佳，他遵循华佗的养生法，享寿百余岁。

古人认为医乃仁术，且技术性强，故有"非其人则不授"的行业规矩，唯有被老师认定具备"大慈恻隐之心"者才能学习和传承医业。这一点在《内经》中颇有反映，如"非其人勿教，非其真勿授，是为得道"，"余闻……而宣明大道，非斋戒择吉日，不敢受也""受师不卒，妄作杂术，谬言为道，更名自功……"。
文献记载的仓公学医经历就很有代表性，他的第一个师傅公孙光
在授学之后，叮嘱他："毋以教人！"仓公应诺到："不敢妄传人。"
这说明古人挑选徒弟非常严格，不轻易传授于人。

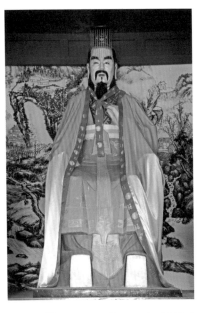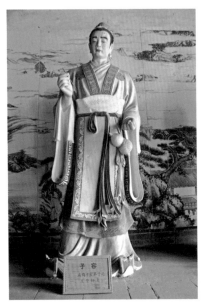

图7-1 扁鹊祠根
据传说制作的扁鹊
及弟子的塑像
（张立剑摄于河北省
内丘县扁鹊祠）

（2）家传其业

由于行医可赚取糊口之资，因此民间存在一些专职医生，行
医成为父子代代相传的技艺，可见家传这种传承方式也是很早就
存在的，尤其是在早期"官守其学"的时代，医学知识可能就是
由一些世袭家族来世代掌握并传承的。魏晋以后，由于封建私有
制的不断发展，技术保守日趋严重，学派中的家族关系显得突出
起来，原先的师徒传授有逐步为家族亲属传授或师徒家族夹杂传

授代替的倾向。在此背景下，出现了一些知名的针灸世家，如魏晋时期的李亮父子、南北朝时期的徐熙家族、宋明之际的席弘学派及凌云针派等。在针灸医学史上，家学渊源、医承祖业者造就了不少名医，尤以许多士族为著，往往仕于历朝而以医名。六朝时期，门阀士族势力极重，几乎垄断了大部分的政治权力与社会资源，因而世医在这一时期也达到最盛，这正是当时的社会形势在医学史中的一个反映，对此古代有"医不三世，不服其药"之说。明代，对世医传承有了明确的规定，如太医院的医学生一般从医户子弟中选拔；医户无嫡系子孙，可在亲支弟侄中选拔一名有培养前途的补任。明代实行的世医制度使医药行业中自愿选择的子承父业变成了带有指令性的制度，虽可防止庸医误人，但亦阻挡了其他有志者学医。

晋统一全国后，国内暂时没有了战争，平静安逸的生活使士大夫们普遍重视养生，许多士人还潜心研究医学，这种风习也沿袭到了南朝，东海徐熙针灸世家就出现在这样的时代背景之下。徐氏针灸世家的创始人徐熙，为南朝宋濮阳太守，精通医术、道学。以徐熙为始，徐氏家族先后有 7 世 12 位医家享誉医林，如其子徐秋夫针灸治腰痛；其孙徐道度为南朝刘宋文帝的皇子看病，手到病除；第四代传人徐文伯针泻足太阴，补手阳明下胎；第六代传人徐之才为北魏武成帝治疗精神失常"针药所加，应时必效"等。徐氏针灸世家亦医亦仕，其中徐道度、徐文伯、徐成伯、徐之才、徐之范都曾进入宫廷，或在太医署任职，或被皇帝封为高官，给皇族治病，史传皆有载。其时，浙江钱塘一带医学、文学、佛学、道学及金石书画交融繁华，故被刘宋文帝赞曰："天下五绝，而皆出钱塘。"一语道出了徐氏针灸世家在当时社会的影响力。徐氏家族至元明时犹有余绪，唯不及先世之显，是中国较大的家族针灸派系。（图 7-2）

席氏家传针灸，由宋到明，相传 12 代历久不衰。其 12 代是：席弘、席灵阳、席玄虚、席洞玄、席松隐、席云谷、席素轩、席雪轩、席秋轩、席顺轩、席肖轩和席天章、席伯珍。其中，医名最显赫者，当属席氏针灸学派的创始人席弘。席弘一生潜心研究针灸，特别讲究刺法，对感冒、中暑、风湿、麻痹、半身不遂及高烧不退诸症，辨穴施针，有立竿见影之效。此外，席弘十世孙席肖还把针灸术传给了外姓陈会。之后，陈会又授徒24人。席氏门徒众多，遍及江西各地，形成了中国历史上较大的地区针灸派系——江西针灸学派。

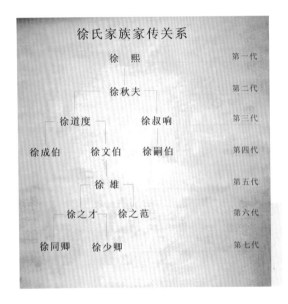

图 7-2 涂氏针灸世家家传关系

凌云，早年为诸生（明清时经省考录入府州县的各种生员），后弃学从医，尤以针灸术名噪一时。凌云后人传承其业者众多，其后人凌瑄、凌千一、凌声臣、凌贞候等均享誉医林，尤其第十一世孙凌晓五尝有"凌仙人"之称。从明至清光绪年间，已传13代，形成了明显的家族针灸派系。《明史》载"子孙传其术，海内称针法者，曰归安凌氏"，可见凌氏针派的威望。除家传承继外，凌云也教授了其他弟子，如聂莹，明代浙江人，取穴准确，"虽厚衣可按穴定针"，《浙江通志》载："聂莹得湖州凌汉章针法，针至病起。"

从中国历史上看，师承是针灸学术传承中不可或缺的方式。

通过师徒授受与承继家学的传统传承方式，优秀的学术思想得以弘扬，有效的治疗经验得以继承，培养和形成了针灸人才群体，造就了众多的著名医家；通过一脉相承、几代传人的努力，逐渐形成各具特色的学术流派，从而使针灸流派纷呈，为针灸的延续和发展提供了可靠的保证，推动了针灸医学的发展。如今，中国政府也日益意识到这种师承教育的重要性，1990年国家中医药管理局颁发《关于采取紧急措施做好老中医药专家学术经验继承工作的决定》，先后启动了"全国老中医药专家学术经验继承工作"和"著名中医药专家学术经验传承博士后研究工作"，确认全国老中医药专家学术经验传承人，筛选一批综合素质高的学生作为继承人，师从这些名老中医。截至目前，已先后启动4批全国老中医药专家学术经验继承工作，这是传统师承教育与现代院校教育相结合的中医教育新形式。民间师承方面，出台了《传统医学师承和确有专长人员医师资格考核考试办法》，使一大批从事中国传统医学临床工作者可作为师承人员的指导老师，进行学术思想和临床经验的传承。这些均是对传统师徒授受方式的进一步发扬。

2. 读书自学

古代还有一些著名医家没有明显的师承关系，通过自学方式掌握医学知识和技能，或出于兴趣，或感于医术太低，或由儒通医，甚至弃官从医，凭借自身的悟性和努力而成为一代名医。

（1）自学成才

在医学学术发展到一定水平、医学知识普及到一定程度，医疗资源稀缺、医师考核等行业管理制度尚不十分严格的条件下，通过读书自学获取医学知识和实践技能，并加入医生的行列，这是中国古代医学教育的一种特殊形式。如皇甫谧（215—282）出身名门，然幼时家道衰落，发愤读书，废寝忘食，成为当时著名文人。由于他身体素弱，加之长年劳累，也卷入当时社会上服食之风，后来竟罹患风痹，右脚偏小，十分痛苦，自此立志学医。他抱病期间，自读了大量的医学经典，尤其对针灸十分有兴趣，结合自身的体会，著述了中国第一部针灸学专著——《针灸甲乙经》。王焘（约670—755）少时体弱多病，为治病接触了许多名医，加之其母疾病弥年，他侍汤奉药，衣不解带，有感于不明医者，不得为孝子，遂立志学医。在阅读了大量医书和文献资料的基础上，历30年的努力，撰成医学巨著《外台秘要》一书，该书对灸法阐述较多，将艾灸疗法广泛应用于内、外、妇、儿、五官各科病证的治疗。

（2）文仕通医

翻开中医学的历史，可以看到这样一个有趣的现象：在浩如烟海的历代医学典籍中，竟有相当一部分出自具有突出业绩的文人或仕人。文仕通医在古代不是个别人的行为，而是一种普遍的社会现象。历代士大夫阶层有关注医药的传统，儒家思想也将医药知识视作"养生奉亲"之术，对这一现象也持肯定和鼓励的态度，认为其符合"孝道"，所谓"为人子者，尝膳视药，不知方术，岂谓孝乎"。于是，大量儒家读书人或仕途失意者，因"不为良相，即为良医"的志向而投身医学，通过自学以掌握医学知识成为一代名医；或在从文或从仕的同时，兼攻医学，成为有多方面成就的学者。如一代针灸巨擘甄权（约540—643）曾为秘书省正字，后称病辞职而专攻医学；杨继洲（1522—1620）博学绩文，热衷科举考试，后来又弃儒学医，是明代一位针灸学之集大成者，总结明以前针灸学的重要成果编纂而成《针灸大成》。撰灸法专著《太乙神针心法》之韩贻丰，幼功诗文，善书法，为清康熙四十二年（1703）进士。

中医药学术源远流长，其形成和发展直接受中国传统文化的影响，正是这一因素的作用，造就和培养了古代文仕通医的这一特殊现象。因为在文学基础上，医理与文理相通；在社会地位上，良医与良相同尊；在伦理道德上，良医比良相更能尽忠孝爱抚之职；在养生观点上，保健养生是求本之举。文仕通医是文仕博学多才和受传统文化熏陶的必然结果，同时也反映了传统文化根基对中医学的影响。

3. 官办教学

随着医学的发展与进步，逐渐出现由政府举办的医学教育机构。官办医学教育的兴起，促进了针灸学的发展，也培养了一定数量的针灸人才。历代不少针灸名医都来自官方中医学校，如宋代王惟一，元代危亦林、齐德之，明代徐春甫等。

（1）隋代太医署的设立

中国古代政府办校培养医生始于南北朝。据《唐六典》载，443年，南北朝刘宋王朝皇帝刘义隆采纳名医秦承祖"置医学，以广教授"的建议，创办医学教育机构，这是中国最早由国家创办中医学教育的开始。但该校到453年即告停办。581年，隋朝创设"太医署"，类似现在的医学教育行政机构，设有医科、按摩科、咒禁科，但没有针博士，针灸由医博士兼教。

（2）唐代针灸首次设科

唐王朝建立后，若干方面沿袭了隋代的制度，在长安也设置了太医署。唐太医署是兼有医学教育和医疗两种职能的机构，既是官办的最高医疗单位，又是一所规模相当大的医学校，负责皇室、朝廷大臣的医疗保健及医生的培养。

太医署设有医学部和药学部，医学部相当于现代的医疗系，主要培养医师，内设有医、针、按摩、咒禁四科，针灸作为独立科目首次被设置。药学部相当于药学系，主要培养药师。医学四科均设有博士，主要负责教授学生。各科学习年限不同，针科学制七年。针科教育除针博士掌教外，还设针助教一人，针师10人，针工20人，辅佐针博士教学。唐太医署有较合理的课程设置，既强调集中教学基础课程，也重视根据分科进行专业技术课程的小班教学。如《唐六典》明确规定：针生习《素问》《黄帝针经》《明堂》《脉诀》，兼习《流注（针经）》《偃图》《赤乌神经》等。其考试制度严格，在基础考试及格的基础上，才可以参加分科学习，考核贯穿于教学、临床等各个环节，按月、按季、按年进行考试；同时重视临床操作技能的培养，对学生成绩的评定，除笔试成绩外，还要依据他们对疾病的诊治疗效进行评分，毕业考试成绩优秀者，方予选拔任用。

（3）宋代教学考核制度

宋代医学教育与医事行政各设机构分别管理，改太医署为太医局，负责医学教育，设翰林医官院掌医政和医疗，二者各有专责，有利于医药行政管理的实施和医学人才的培养。这是宋代医学比前代有较大发展的表现之一。

宋代医科分科改变较大，由最初的九科改为三科，之后又析为九科，针科均为其中一大科。宋代针灸教育的另一特点，在教学中采用了王惟一发明铸制的针灸铜人，作为人体穴位模型，形象直观，成为中国古代医学史上的一大创举。同时编制《太医局诸科程文》以规范考试命题，建立题库，对应考者的知识结构、医学理论、临床技能等进行全面考察。（图7–3）太医局给每个医学生提供实习的机会，并给每个学生发"印历"，用以记载治疗经过和结果。学校每年考核1次，分别给以奖励或"降舍、屏出学"的处理。

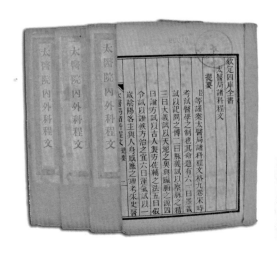

图7–3 《太医局诸科程文》
（四库全书本，中国中医科学院针灸研究所藏）

宋代地方医学教育也较发达和普及，各道、州、府仿照太医局的教学方式，设立地方医学学校，吸收当地学生习医，逐渐形成从中央到地方全社会重视医学教育的局面。

（4）元明另设医学提举司

元明均设有太医院，负责宫廷的医疗保健，另设医学提举司，掌管医学教育的行政事务，其职能是考察各路医学生的课业学习成绩、考核太医教官教学效果、校勘名医撰述文字、辨认药材、教导太医子弟、管理各地设立的医学提举。医学提举司的设立，显示了统治者重视医学教育，也反映了医学教育管理制度日臻完善。元代将医学分为 10 科，明代分为 13 科，针灸均为其中一科。

（5）清代废止针灸科

清初针灸官方教育多沿袭明朝旧制。嘉庆二年（1797 年），太医院改为 9 科，针灸仍为其中一科。地方医学教育机构在明清设置也较为普遍，各府州县均设"医学"，主管地方各级医药行政及医学教育。道光二年（1822 年），道光帝下令太医院废止针灸科，官方医学教育中针灸科的地位遭到严重破坏，针灸教育之责再度落入民间。

虽然针灸学校教育在中国历史上出现的较早，改变和丰富了传统的培养模式，官方教育具有专门的管理和教学机构，设有统一的教材和考试，对针灸医学发展有一定的规定和示范作用。但官方针灸教育培养医生数量不多，且多为上层统治者服务，对地方医疗资源的影响有限，不能成为针灸医学人才培养的主体。

二、现代发展

中医药是中国文化宝库中一颗璀璨的明珠，虽曾一度遭遇冷落乃至贬损，但终因其自身的优势而巍然留存。1949 年 10 月中华人民共和国成立后，政府十分重视继承发扬中国传统医学遗产，制定政策，采取一系列措施发展中医事业，如 1950 年 8 月的"第一届全国卫生大会"确定了"团结中西医，正确地发挥中医的力量为人民健康事业服务"的方针；1955 年，时任政务院总理的周恩来，为刚刚建院的卫生部直属中医研究院题写了"发扬祖国医药遗产，为社会主义建设服务"的题词；1958 年 10 月，毛泽东为中医研究院首届西学中班结业题写"中国医药学是一个伟大的宝库，应当努力发掘，加以提高"的批示，足以说明中医药遗产传承保护的重要性以及党和国家领导人的高度重视。在中国共产党和政府的中医政策指引下，中国传统医学得到了继承和发扬，针灸的医疗、教育、科研、交流推广普及等各方面也获得了很好的发展与促进。

1. 院校教育

中华人民共和国成立以后，政府大力支持中医药的教育，将传统中医教育与现代教育接轨，先后创办中医药进修学校及高等中医药院校，大力发展院校教育，使中医教育呈现出多样化、规模化、规范化、制度化等特点。为了培养新一代的针灸高级人才，在中医院校中，针灸逐渐从一门课程发展成为了一个专业乃至针灸学院，由之前民间教育为主转变为国家办学为主的教育模式。

（1）江苏省中医进修学校的成立

"第一届全国卫生大会"后，1951 年卫生部颁布了《中医师暂行条例》和《中医考试办法》，规定了一些要求苛刻、不合中医实际的办法。1954 年 6 月，毛泽东主席关于加强中医工作的指示，纠正了卫生部个别领导轻视、歧视、排斥中医的错误。改组后的卫生部发布《加强中医工作方案》。在此背景下，江苏省中医进修学校（今南京中医药大学）的筹建工作展开。（图 7-4）1954 年 10 月 30 日，江苏省人民政府任命承淡安为江苏省中医进修学校校长，叶橘泉为副校长兼江苏省中医院院长。1955 年 3 月 13 日，江苏省中医进修学校在南京市朱雀路邀贵井 14 号举行了学校成立大会和第一期中医进修班、针灸专修班开学典礼，由此揭开了中国高等中医教育的序幕。在第一期进修班学员中，包括了后来的多位中医和针灸泰斗，如董建华、王玉川、王绵之、颜正华、程莘农、周仲瑛、吴贻谷等，他们中有的成了院士，有的成为著名的中医教育家或者名医。1956 年 3 月，该校更名为江苏省中医学校，

1958年9月，又更名为南京中医学院，1995年经教育部批准正式更名为南京中医药大学。

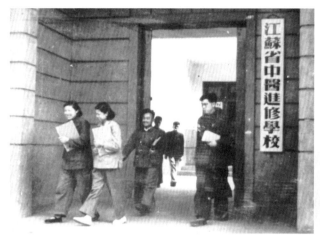

图7-4 江苏省中医进修学校

（照片由南京中医药大学提供）

　　建校之初，学校在浩如烟海的古籍中积极挖掘、整理和编写了新中国高等中医教育第一套教材和教学大纲，培养和输送了以董建华、程莘农为代表的第一批师资，诞生了承淡安、叶橘泉等一批新中国中医药界最早的学部委员，为新中国现代中医高等教育模式的确立和推广做出了重要贡献，被誉为"高等中医教育的摇篮"。

　　（2）北京针灸骨伤学院的成立

　　1956年，相继在成都、上海、北京、广州四地成立中医学院，针灸作为中医学的重要组成部分，是必修课程之一。几年之后，全国各省、自治区分别成立中医学院。1979年中医院校首次批准招收硕士研究生，针灸专业位列其中。到目前为止，全国有高等中医院校30余所，中等中医药学校近50所，大多设有针灸系。目前，针灸教育在学历设置上，设有博士、硕士、学士、大专、中专等，学制有7年、5年、3年、2年等。

　　为了满足国内外对针灸高中级专门人才的需要，1986年成立的面向全国招生的外向型高等中医院校——北京针灸学院（后改

为北京针灸骨伤学院），是当时全国唯一的一所针灸学院，现并入
北京中医药大学针灸学院。（图7-5）

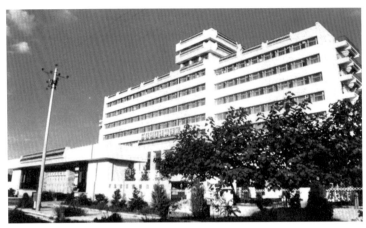

图7-5　北京针灸骨伤学院原貌

（3）教材的编制

中医院校成立之后，教材成为一个亟须解决的问题。1957年，
南京中医学院奉命组织编写中医学院试用教材，其中包括《针灸
学》（图7-6）。1961年人民卫生出版社出版了由南京中医学院针
灸教研组编写，北京、上海、成都、广州、南京5所中医学院专
家审定的中医学院使用教材——《针灸学讲义》，1964年出版第二
版，1972年第二版第三次印刷时更名为《针灸学》，至2002年已
经出版至第七版。

针灸学作为一个独立专业在中医院校中设立后，也迫切需要
一套适合针灸专业教学的系列教材，《经络学》《腧穴学》《刺法灸
法学》《针剂治疗学》《针剂医籍选》便于1984年作为针灸专业的
全国统编教材应运而生。该套教材出版两版后，《经络学》与《腧

穴学》合编为一册《经络腧穴学》。

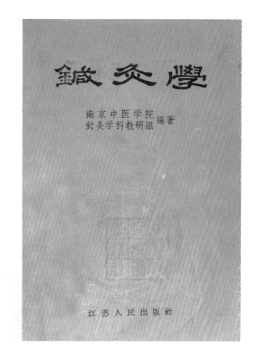

图7-6 1957年版《针灸学》

（4）其他针灸教育方式

除国家办学外，私人办学也在积极参与中医、针灸的院校教育。1985年9月张仲景国医大学在河南省南阳市成立，这是经国家教委批准成立的中国第一所民办中医药大学。此外，针灸还有自学考试和远程教育等教育方式，即参加一定科目考试成绩合格，则可取得相应文凭。鉴于医学的实践性，2002年，医学自学考试、各类高等学校远程教育的学历教育全部停止，即毕业后不得以此作为医师资格考试报名的学历依据，也就不能当医生。

2. 科研机构

目前针灸研究领域广泛，针灸文献与理论、经络、腧穴、针灸作用机制、针刺麻醉、刺灸方法等多个方面，均取得了较大成就。尤其是20世纪80年代以来，随着国家经济的快速发展，科研环境与技术条件的明显改善，针灸研究领域更加宽厚和深入，促进了针灸学的发展。

（1）第一个国家级的针灸研究机构

1951年春，《人民日报》报道了朱琏应用针刺治愈精神分裂症的消息以后，要求针灸治疗者显著增多。为了满足患者的需要，在卫生部妇幼卫生工作大队下临时开设了一个门诊部，最初只有9人，后增至13人，同时进行针灸疗法实验所（中国中医科学院针灸研究所前身）筹建工作。1951年7月，政务院文教委员会正式批准建立针灸疗法实验所。同年8月2日，针灸疗法实验所宣布成立，10月20日卫生部任命卫生部妇幼卫生司副司长朱琏同志兼任所长。针灸疗法实验所的成立，是针灸实验研究的开始，具有重要的历史意义。（图7-7，图7-8）1958年，经络实质研究首次被列为全国自然科学发展规划重点项目，之后针灸研究逐渐形成了规模，许多工作者相继投入到针灸研究工作，进行了大量临床和实验基础研究，取得了许多重要的学术成果。

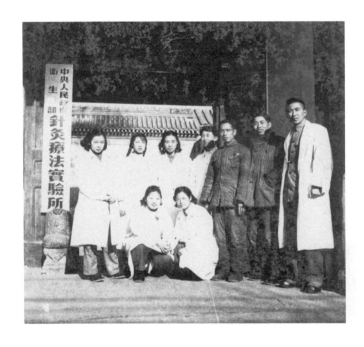

图7-7 1953年冬，针灸疗法实验所部分工作人员合影

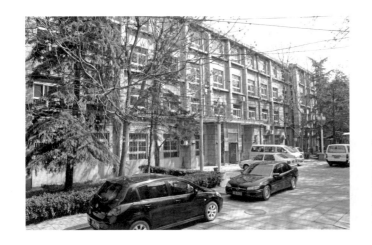

图7-8 针灸研究所基础楼原貌（该楼在2010年3月25日被拆除，原址重建新楼，于2012年竣工）

如今，中国中医科学院针灸研究所成为目前中国集科研、教学、医疗及对外培训于一体的最大的针灸科研单位，是被世界卫生组织确认的世界卫生组织传统医学针灸合作中心。主要开展针灸的创新研究，如针灸基础理论、针灸效应机制研究，探讨经络理论的生物学原理，验证和提高针灸临床疗效等，并为国内外培养针灸高级人才。

（2）其他针灸研究机构

随着针灸研究的深入开展，福建、上海、安徽等地也先后成立了针灸研究机构，如1957年成立的福建省中医药研究院经络室，1958年成立的上海市针灸研究所（上海市针灸经络研究所前身），1979年成立的安徽医学院针麻经络研究室（安徽中医学院针灸经络研究所前身），1984年成立的山西省针灸研究所以及2002年成立的上海市针灸经络研究中心等。这些机构运用现代科学知识和方法，研究针灸治病的规律及其作用原理，在针灸理论、实验、临床研究等方面开展了大量工作，对针灸医学的继承、创新和发展做出了贡献。

3. 学术团体

据文献记载，中国最早的自然科学团体是一个医学组织——1563年徐春甫在顺天府（今北京）发起创办的"一体堂宅仁医会"。之后一段历史时期内，医学未得到大规模兴办。清末中医药学界受维新思想的影响，一批具有敏锐眼光的人士注意到西方国家通常都有医会、医士聚集研究，医学因此得以精进的现象。民国时期，为了挽救和发展中医药事业，在全国范围内掀起了成立中医学会、协会、公会的热潮。

（1）中国针灸学会

中华人民共和国成立后，随着中医药临床、科研和教育等各项事业的发展，为加强中医药的学术交流和技术的推广普及，1979年5月18日，"首届全国中医药学术会议"在北京西苑饭店隆重开幕，并成立了中华全国中医学会（中华中医药学会前身）。参加这次会议的针灸代表有六十余人，选举产生了针灸学会委员，针灸学会委员会正式成立，为中华全国中医学会的二级学会，鲁之俊任第一届会长，挂靠在中国中医研究院（现名中国中医科学院）针灸研究所。（图7-9）1985年经国家体制改革委员会批准，升为国家一级学会，改名中国针灸学会。

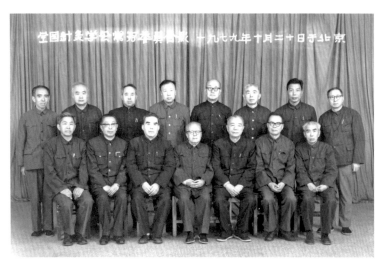

图7-9 首届针灸学会常务委员合影（前排右三为鲁之俊会长）

中国针灸学会是由全国针灸医学科学技术工作者组成的群众性学术团体，是发展中国针灸医学事业的重要社会力量。目前，按不同学科和专业，设立专业委员会（分会），现设有临床、针法灸法、实验针灸、针刺麻醉、经络、腧穴、耳穴诊治、针灸文献、针灸器材、手疗法医学、针灸教育、腹针、砭石与刮痧、脑病科学、针灸康复学、经筋诊治、微创针刀、刺络与拔罐、循证针灸学、针推结合 20 个二级专业委员会（分会），设有中国针灸学会标准化工作委员会、学科与学术工作委员会和科普工作委员会，并在全国 31 个省、自治区、直辖市设有针灸学会分会。

（2）世界针灸学会联合会

随着针灸在国际上受到越来越多的关注，学习、应用、研究针灸的医生和学者与日俱增，国际性的针灸学术交流活动日益频繁，各国针灸界一致认为，组建一个世界性的针灸学术联合组织，以促进世界针灸医学发展，势在必行。

1982 年 12 月，世界卫生组织西太区办事处在马尼拉召开经络穴名工作会议，通过筹建世界性针灸组织的倡议：中国作为针灸的发源地，在国际针灸学术活动中应发挥重要作用，牵头建立世界性的针灸组织，以期团结各国针灸团体，共同促进针灸事业的发展。1987 年 11 月 22 日，由中国针灸学会作为东道主，举行世界针灸学会联合会（简称世界针联）成立大会暨第一届世界针灸学术大会，世界针联在北京宣告成立，总部设在北京，时任中国卫生部副部长、国家中医药管理局局长的胡熙明当选为第一届世界针联主席。第一届会员大会共接纳团体会员 57 个（包括 5 个国际性团体，团体会员必须是拥有 50 名成员以上的合法针灸学会或针灸机构），大会通过了世界针联章程和世界针联道德准则。（图7-10）世界针联的创建是中国针灸走向世界，发展到一定历史阶段的必然产物，是历史上第一个总部设在中国的国际性学术组织，标志着国际上对中国针灸学科先进水平和领导地位的肯定。（图7-11）

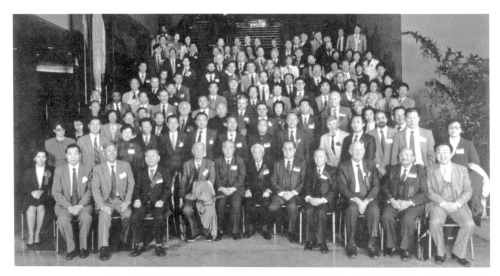

图 7-10 世界针联第一届会员大会代表合影

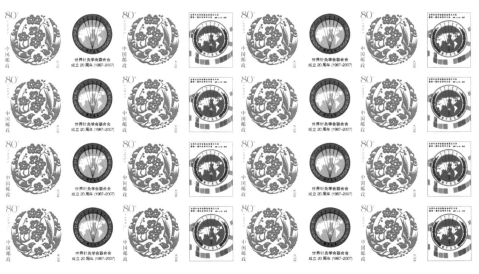

图 7-11 世界针联成立 20 周年纪念邮票

1997 年世界针联成立了国际针灸水平考试委员会，开展国际针灸水平考试工作，以促进针灸工作者业务素质和学术水平的提高。1998 年世界针联与世界卫生组织建立了非政府性正式关系，成为世界卫生组织非政府组织成员机构之一。

目前世界针联拥有团体会员 136 个，代表着 50 个国家和地区的二十万名针灸工作者，并创办世界针联期刊《世界针灸杂志》，发行到 30 多个国家和地区。世界针联在宣传针灸、推广针灸，促进针灸学术交流，提高针灸学术水平方面发挥着重要作用。

4. 针灸刊物

为了加强学术交流与沟通，国家还创办了针灸刊物，首先于 1976 年创办了《针刺麻醉》，1980 年更名为《针刺研究》（图 7–12），随后创办了《中国针灸》《上海针灸杂志》《针灸临床杂志》和《世界针灸杂志》。

《针刺研究》由国家中医药管理局主管，中国中医科学院针灸研究所与中国针灸学会联合主办，以"基础实验研究为主，兼顾临床研究与报道"为特色，主要刊登针灸实验和临床研究新成就，介绍实验与临床研究之间的联系；宣传与鼓励广泛利用现代科技方法与技术，研究与发展针灸医学。开辟的栏目有：实验研究、现代技术应用、临床研究、综述、经络与穴位、方法与仪器等。《针刺研究》是中国唯一集中报道针灸作用机理的刊物，国家自然科学基金等各级资助课题的论文可占总发表论文数的 50% 左右，具有较高的学术水平，多年来深受国内外作者、读者的好评。2007 年，该刊被美国国立医学图书馆《医学索引》（*Medline*）收录，2010 年列中国学术期刊中医药类期刊影响因子第一。

《中国针灸》创刊于 1981 年 8 月，由中国科学技术协会主管，中国针灸学会、中国中医科学院针灸研究所主办。主要报道国内、国外针灸学科的最新研究成果，介绍临床有效的治疗方法，对世界医疗卫生专业人员从事针灸临床、教学、科研工作，具有很好的指导作用。《中国针灸》已经成为中国科技核心期刊、中文核心期刊、中国医学专业核心期刊、全国中医药优秀期刊、RCCSE中国权威学术期刊，并被《中文科技期刊数据库》《中国科学引文数据库》及美国《化学文摘》（CA）、美国《医学索引》（*Medline*）等数据库收录。

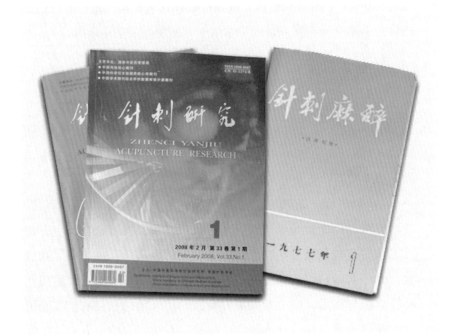

图7-12 《针刺麻醉》与《针刺研究》

　　《上海针灸杂志》是一本在国内具有较高知名度的针灸专业杂志，在针灸界享有盛誉，创刊于1982年，由上海市卫生局主管，上海中医药研究院、上海市针灸学会主办，上海市针灸经络研究所承办，国内外公开发行，为中国科技核心期刊、中国生物医学核心期刊等。设有"973计划"专栏、名医经验、临床研究报道、思路与方法、动物实验、学术动态等栏目，融学术、技术、普及为一体，已成为广大从事临床、教学和科研人员以及针灸爱好者的良师益友。

5. 国际培训

为了满足外国朋友学习针灸的愿望，一些国际组织多次表示希望中国举办针灸学习班。1974年8月2日，卫生部、外交部、外经部联合向国务院请示举办"外国医生针灸学习班"。世界卫生组织对针灸的重视也促进了针灸事业在世界范围内的发展。1975年4月，受世界卫生组织委托，经国务院批准，通过联合国多边援助途径有计划地开展针灸对外培训，在北京、上海、南京三地成立"国际针灸班"，在全世界招收学员。随着针灸国际传播和交流的发展，世界各地人们学习针灸的需求日益增加，原"国际针灸班"已不适应形势发展。1981年，在联合国开发计划署的协同下，在世界各地建立了321个"世界卫生组织传统医学合作中心"，北京、上海、南京"国际针灸班"均被联合国计划开发署确定为"国际针灸研究培训中心"。1983年，分别更名为"中国北京国际针灸培训中心"（图7-13）、"中国上海国际针灸培训中心"（图7-14）、"中国南京国际针灸培训中心"（图7-15）。

目前，针灸国际教育培训规模更加扩大，各大中医院校成立了国际教育学院以进一步开展针灸的国际教育培训，如北京中医药大学国际学院、上海中医药大学国际教育学院、长春中医药大学国际教育学院等。针灸国际教育培训的开展，为世界各国和地区培养大量针灸人才，促进了针灸在世界范围的广泛传播与应用。

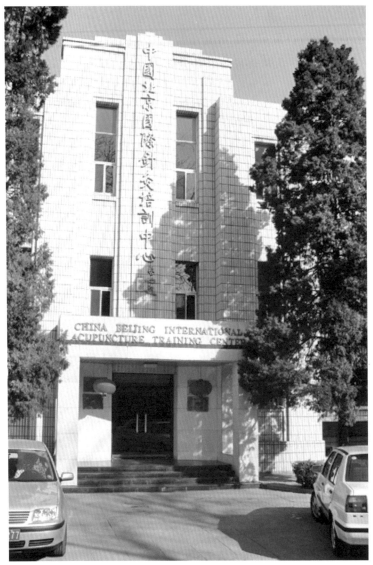

图 7-13 北京国际针灸培训中心

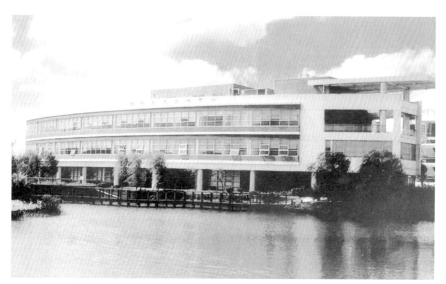

图 7-14 上海国际针灸培训中心

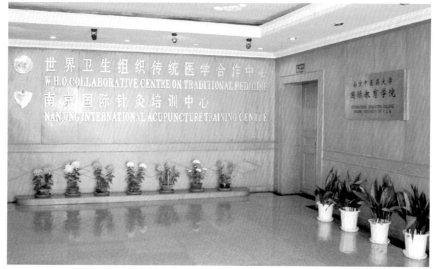

图 7-15 南京国际针灸培训中心

6. 国外现状

中医针灸传到国外已有上千年的历史，随着社会的不断发展，针灸在世界范围的传播与影响日益扩大，针灸国际合作与交流也步入较快的发展时期。目前，针灸已传播到世界上一百六十多个国家和地区，海外针灸医疗机构已达八万多家，针灸师超过 20 万人，这些机构和人员已成为在国外提供针灸医疗服务的主体。

针灸在国际上的立法与管理不断加强，教育与培训逐渐规范，临床应用范围不断扩大，临床研究水平不断提高。据不完全统计，美国的针灸学院达八十多所，有 40 个州和华盛顿特区立法承认针灸，准予办理执照或注册登记，设有比较完善的针灸执业考试制度。1985 年，法国卫生部成立了针灸专门委员会，中医药被法国医学会确认为正统医学的一部分，一些公立医院还常把针灸作为一种治疗手段，患者可为此获取医疗保险，拥有近十个针灸专门学校，18 个针灸、中医研究单位，6 家针灸杂志。针灸在英国的发展始于 20 世纪 60 年代，1993 年始与北京中医药大学联合创办"伦敦中医学院"，现有 4 所大学设中医针灸本科课程，2002 年始倡导中医针灸立法，2004 年成立了中医管理委员会，2008 年英国卫生部立法小组给政府提交"针灸、草药、中医"立法提案，针灸治疗的病症有近二十种，针灸治疗费用可报销。17 世纪初，针灸传到德国，20 世纪 70 年代以来，针灸在德国得到了空前的发展，先后成立了三十多个针灸学会，其中影响较大的如德国医生协会和德国 Duesseldorf 针灸协会等，一些科研机构也给予针灸研究支持，如 1997 年联邦技术和科研议会批准拨款支持 4 项针灸科研，近年来越来越多的德国人愿意接受针灸治疗。针灸在瑞士联邦政府、奥地利、意大利、荷兰、丹麦、比利时、俄罗斯等国家也得到官方认可。在亚洲，针灸已在泰国、新加坡、印度尼西亚、韩国等取得合法地位，日本有针灸学校三十多所，以培养针灸师为主，据统计全日本针灸师总数已超过 10 万人，是全世界针灸师人数最多的国家之一。在非洲，早在 1975 年埃及政府就以文件形式，对中医针灸的应用予以肯定。南非政府于 2002 年正式颁布了"南非联合健康专业委员会管理条例"，将中医及针灸列入 10 个可从事的医学专业之一，确立了中医及针灸行医的法律地位。其他国家如加纳、津巴布韦、纳米比亚、毛里求斯等都将中医针灸纳入传统医药管理部门。

针灸起源于远古时期，代代相传至今，在兴衰抗争的磨难中顽强生存并发展，在现代医学如此发达的今天，仍在世界范围内广为流传并得到越来越广泛的认可。《国务院办公厅关于加强我国非物质文化遗产保护工作的意见》中，明确指出非物质文化遗产的工作目标是："通过全社会的努力，逐步建立起比较完备的、有中国特色的非物质文化遗产保护制度，使我国珍贵、濒危并具有历史、文化和科学价值的非物质文化遗产得到有效保护，并得以传承和发扬。"可见，我们保护、传承和发扬"中医针灸"这一优秀的人类文化遗产，是对祖先的尊重和对历史的善待。我们相信，随着非物质文化遗产保护工作的加强，呵护了国人千百年健康的"国粹"——中医针灸，将在世界各国获得更加广泛的承认与推广，为世界民众健康做出更大的贡献。

第八章

各家纷呈

中医针灸在漫长的发展过程中，涌现了一代又一代的针灸医家，他们或以金针济世，或以艾灸活人，各有擅长，共同谱写了精彩纷呈的针灸学历史画卷。本章撷取了部分历代代表性针灸医家，对其擅长的针灸方法作简要介绍，以期窥见针灸学术之一斑。此外，特别介绍国家级非物质文化遗产针灸项目的代表性传承人。

　　针刺灼艾，各有所宜。历代医家中有的以针法见长，如甄权、窦汉卿；有的重视手法，如徐凤、杨继洲；有的擅用灸法，如葛洪、窦材；有的推崇刺络泻血，如张子和、刘完素；有的服膺子午流注，如何若愚、王国瑞……他们或以精湛技艺名重当时，或著书立说流传后世，或师徒授受历久不衰。

一、擅长针法的医家

　　针法是针灸技术的核心，古来针法名家众多。《后汉书·方术列传》载涪翁侧重以针石疗病，他的著作有《涪翁针经》。《酉阳杂俎》记载北魏的句骊客用针，能贯毫发。史籍称唐代的甄权、宋代的许希，均针技超凡。宋代无为军医张济也善用毫针治病，宋邵博《邵氏闻见续录》记载他针顶心治久患脱肛；针目眥治伤寒、翻胃、呃逆等。

　　金元名医窦汉卿以善用针法而蜚声医坛。他认为针刺是治病的妙法，提出"拯救之法，妙者用针""必欲治病，莫如用针"，对针刺治病推崇有加。窦氏针法对后世影响很大。明代杨继洲《针灸大成》记载了许多窦氏的针刺理论。仅举一例就足以证明他奉窦氏学说为圭臬，如《针灸大成》记载针治"心痛"案称，该患者病数年，杨氏用窦氏八法开阖针刺照海、列缺等穴，"其针待气至，乃行生成之数，而愈"。

　　江西徐凤，更是窦氏针法的传人，他的《针灸大全》收载有窦氏《标幽赋》《窦文真公八法流注》等。该书专论刺法的《金针赋》序言中提到，作者曾学针法于倪孟仲，又从学于彭九思，传习窦汉卿的针灸书及梓岐风谷飞经走气补泻法。

明代凌云是另一位针法杰出的代表人物。《明史·凌云传》记载有“凌云，……北游泰山，古庙前遇病人气垂绝，云嗟叹久之。一道人忽曰：‘汝欲生之乎？’曰然。道人针其左股立苏。曰：‘此人毒气内侵，非死也，毒散自生耳。’因授云针术，治病无不效……孝宗闻名，召至京，命太医官出铜人，蔽以衣而试之，所刺无不中，乃授御医。年七十七卒于家……子孙传其术，海内称针法者，曰归安凌氏。”（图 8-1）在《明史·方伎传》中，载有其五例验案，以下为其中两例：其一，“有男子病后舌吐。云兄亦知医，谓云曰：‘此病后近女色太早也。舌者心之苗，肾水竭，不能制心火，病在阴虚？其穴在右股太阳，当以阳攻阴。’云曰然，如其穴针之，舌如故。此知泻而不知补也，补数剂，舌渐复故。”这是一则患者舌吐症针未效而辅以进药而愈案例。其二，“金华富家妇，少寡，得狂疾，至裸形野立。云视曰：是谓丧心，吾针其心，心正必知耻……用凉水喷面，针之果愈。”这是一则丧夫而致“丧心病狂”的少妇，经针其心而愈的验案。虽未指明何穴，当属巨阙或为十三鬼穴中之“鬼心”即心包经之大陵穴。

類不立效有本草集要名醫雜著行於世肯堂所著證
治準繩爲醫家所宗行履詳父樵傳
淩雲字漢章歸安人爲諸生棄去北遊泰山古廟前遇
病人氣垂絶雲嗟歎久之一道人忽曰汝欲生之乎曰
然道人鍼其左股立蘇曰此人毒氣內侵非死也毒散
自生耳因授雲鍼術治疾無不效里人病嗽絶食五日
衆投以補劑益甚雲曰此寒濕積也穴在頂鍼之必暈
絶逾時始蘇命四人分牽其髮使勿傾側乃鍼果暈絶
家人皆哭雲言笑自如頃之氣漸蘇復加補始出鍼嘔
積痰斗許病即除有男子病後舌吐雲兄亦知醫謂雲

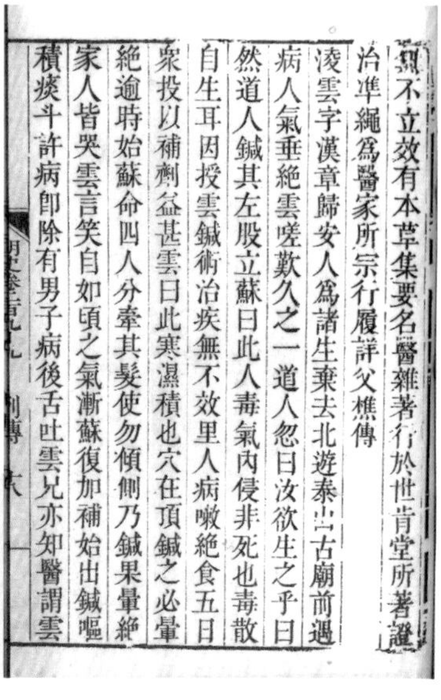

图 8-1《明史·凌云传》书影（中国中医科学院图书馆藏）

锋针与铍针，均为古九针之一，多用于外科治疗痈疽排放脓液与泻邪放血。东汉时期华佗擅长用刺血治病，《医说》载："有人苦头眩，头不得举，目不能视，积年，华佗使悉解衣，倒悬，令头去地三寸，濡布拭身体，令周匝，视诸脉尽出五色，佗令弟子，以铍刀决脉，五色血尽，视赤血出，乃下。"

宋金元时期，刺营出血疗法十分盛行。张子和尤善用铍针，屡获奇效。张氏治病主张攻逐病邪，邪去正安，常用汗、吐、下法及铍针放血，在《儒门事亲》中提出"发汗与出血相通""针同发汗""出血与发汗，名异而实同"。其放血特点是运用铍针多、刺激部位与针数多、出血量多等"三多"。刘完素（图8-2）是寒凉派代表，擅长于治疗火热病证，常用刺血方法以泻热。元代《卫生宝鉴》《济生拔粹》《世医得效方》等载有刺营出血的处方及医案，《玉龙歌》中有9首歌诀描述刺血治病，《名医类案》《续名医类案》中有一百多个刺营出血病案，包括外科、热病、头面、五官病。在清代，刺营出血法用于治疗痧证、喉疾、疔疮、麻风等疾病。

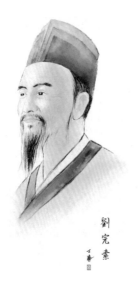

刘完素

图8-2 刘完素画像

明代汪机《外科理例》、薛己《薛氏医案》、清代张镜《刺疔捷法》等都是刺血泻邪的代表性著作。《外科理例》记载刺血排脓治疗的病证有痈、疽、丹毒、瘰疬、流注、便毒、疔疮、疮疥、咽喉肿痛、杖疮、犬伤等。(图8-3)刺血排脓的工具有锋针、三棱针、马衔铁针、砭石、磁锋、火针等。刺血所选穴位，除刺病变部位外，又刺"四畔去恶血"，在脓成之前，刺病变的周围出血，这种方法比较安全，可以避免细菌、病毒等致病微生物的感染或扩散。汪氏认为外科病证若不针砭，则脓毒反攻于内，造成严重后果，甚至危及生命。如果因患者体质虚弱而脓不成者，要用温补法，待脓成以后再刺血排脓，"凡疮不起者，托而起之，不成脓者，补而成之，使不内攻，脓成宜及时针之"。《薛氏医案》记载刺血排脓所治病证的总症次达778症次，病证涉及儿科、妇科、口腔科、伤科等，其中疮、痈、脓、血肿合计330症次，占总症次的42.9%。薛氏认为外科疾病多由于邪毒蕴结于体表，化而成脓，采用砭刺排脓，可逐邪排毒；若脓不外出，则可导致久治不愈，甚至邪毒内陷，损害脏腑气血，引起严重后果。《刺疔捷法》记载了张镜治疗疔疾的刺血经验和刺疔的操作步骤。另外，李学川《针灸逢源》(图8-4)也记载了挑刺法治疗疔疮，"将紫斑点用衣针挑出如羊毛状"，在刺血后还要"在刺处用艾灸三壮，以宣余毒"。可见，清代刺血治疗疔疮已达到一定水平。

善用铍针放血者，还有清代喉科医家郑梅涧，他用铍针挑刺患部或他处，治疗咽喉肿痛。喉病多由风邪入侵，郁热风火相搏，而致气血闭涩、凝滞，不能流通，风痰上攻，结成热毒之故。此法可疏通经络，祛风解毒。清末夏春农亦擅用刺血法治喉病，著有《疫喉浅论》。"疫喉"即流行性喉病，临床表现主要为咽喉肿痛糜烂，肌肤出现丹痧。夏氏分刺、刮、吐三步治法，即先用三棱针刺少商出血，必要时加刺患部出紫血或阳交穴放血，以泄其毒，再与刮法、吐法配合，疗效颇佳。

膿血之成積微之所生也故聖人自治于未有形愚者遭
已成也已成膿者唯砭石鈹鋒之所取也
瘡瘍一科用針為貴用之之際須視其潰之淺深審其肉之
厚薄若皮薄針深反傷良肉益增其潰肉厚針淺膿毒不出
反益其痛至于附骨疽氣毒流注及有經久不消內潰不痛
宜燔針開之若治咽喉當用三棱針若丹瘤及癰疽四畔赤
焮疼痛如灼宜砭石砭之去血以泄其毒重者減輕者消
一婦患腹癰膿脹悶瞀卧針膿出即蘇
一人囊癰膿熟腫脹小便不利幾殆急針膿水大泄氣通而
愈
大抵用針迎而奪之順而取之所謂不治已病治未病不
治已成治未成正此意也今之患者或畏針而不用豎者

從䯒出者當從少陽五穴選用竅陰
俠谿 臨泣 陽輔
陽陵泉 從䯒出者當從陽明五
穴選用厲兌 內庭 陷谷
衝陽 解谿 從䯒出
者則以絕骨一穴
一說癰疽初發必先當頭灸之以開其戶次看所發分野屬
何經脉即內用所屬經脉之藥引經以發其表外用所屬經
脉之俞穴針灸以泄其邪內外交治邪無容矣
針法總論五十一
經曰冬則閉藏用藥多而少針石少針石者非謂癰疽也癰
疽不得頃時回回者遠也 又曰癰疽之生

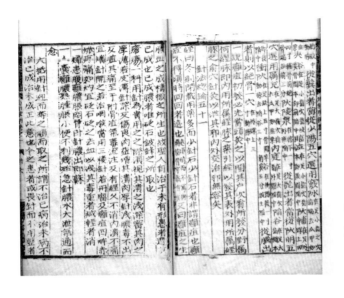

图8-3《外科理例》书影。明·汪机撰，明嘉靖刻本（中国中医科学院图书馆藏）

火鍼即焠鍼頻以麻油蘸其鍼燈上燒令通紅用方有
效若不紅不能去病反損於人燒時令鍼頭低下恐油
熱傷手先令他人燒鍼醫者臨時用之以免手熱先以
墨點穴使鍼時無差火鍼甚難須有臨陣之將心方可
行鍼先以左手按穴右手用鍼切忌太深恐傷經絡太
淺不能去病惟消息取中耳凡行火鍼必先安慰病人
勿令驚懼與灸畧同而疼無幾時一鍼之後速便出鍼
不可久留即以左手速按鍼孔則能止痛人身諸處皆
可行火鍼惟面上忌之火鍼不宜鍼脚氣反加腫痛宜
破癰疽發背潰膿在內外面皮無頭者但按毒上軟處
鍼灸逢源 卷三

图8-4《针灸逢源》书影。清·李学川编，清嘉庆刻本（中国中医科学院图书馆藏）

另外，历代多有擅用皮肤针散刺泻血治病的医家，皮肤针又名七星针、梅花针等。明代陈实功的《外科正宗》记载了皮肤针具“箸针”的制法、操作及适应证等，谓“用粗线针扎在箸头上，在患处点刺出血。”又：“用粗线针二条，将竹箸一头劈开，将针离分半许，夹在箸头内，以线扎紧……用针蘸油烧红，向患顶重手刺入五六分……”

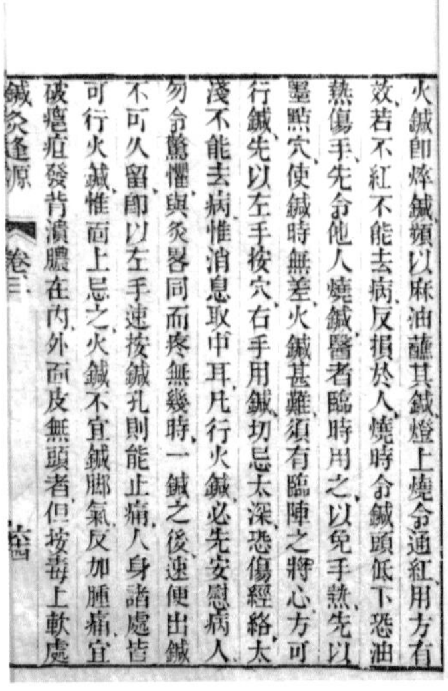

中国的藏医学、蒙医学、壮医学、哈萨克医学等均用刺血疗法，壮医盛行用陶针刺血，佛教的喇嘛也用刺血治病。自20世纪50年代以来，刺血专著不断问世，如《陶针疗法》《刺血疗法》《中国刺血疗法大全》《刺血医镜》《放血疗法》《中国民间刺血术》《实用中华刺络疗法》《中国实用刺血疗法》《中国耳穴刺血疗法》等丰富了刺营出血的内容。

三、重视手法的医家

针刺手法包括毫针进针、出针、候气、行气、补泻等内容，宋代以前都遵《内经》《难经》之说，到了金、元、明时期针法逐渐兴盛。金元时期窦汉卿对针刺手法的发展做出了巨大的贡献，提出捻转补泻"随济左而补暖，迎夺右而泻凉"等具体操作方法的雏形。

出于明代徐凤编著《针灸大全》的《金针赋》是针刺手法成熟的标志，其中记载的烧山火、透天凉、阳中隐阴、阴中隐阳等复式手法，成为针刺手法的核心内容。

明代杨继洲阐述了针刺补泻的原理，创造性地发挥了《内经》"迎而夺之""随而济之"的内涵，认为迎随是"针下予夺之机"，它包含了徐疾、提插、捻转、呼吸等手法的内容，发展了《难经》关于"所谓迎随者，知荣卫之流行，经脉之往来也。随其逆顺而取之，故曰迎随"的论述，使补泻有理论原则可依，有具体操作可凭，将手法的理论与临床有机结合，具有较大的指导意义。

明代高武《针灸聚英》中解释了14种复式手法，但又认为这是"巧立名色而已，求针之明，为针之晦"，可见对针刺手法的不同看法和争论在明代就开始了。汪机对针刺理论与手法多有发挥，对有争议的问题，直言不讳，提出自己的见解，他认为"针刺有泻无补"，但他在施术中并非完全否定补泻，而是主张务实求是，他以提按、徐疾、捻转为纲，论述各种手法。楼英在《医学纲目·刺虚实》中记载了补泻的操作："盖补者针入腠理，得气渐渐作三次推纳，进至分寸。《经》所谓徐纳疾出，世所谓退二飞、热气荣荣者是也；泻者下针入分寸，得气后渐渐作三次动伸，退出腠理，《经》所谓疾纳徐出，世所谓一飞三退、冷气沉沉者是也。"后世医家进一步发挥整理，将进、退、动、伸手法，理解为提插、重插、重提、轻插、轻提等概念。

近代医家承淡安用"兴奋""抑制""强刺激""弱刺激"等理论解释针刺补泻，说："手法古今不同，就古法而言，目的在于补泻；以新理论，则为抑制与兴奋。"针灸家朱琏更明确指出轻重刺激与兴奋、抑制的关系，在《新针灸学》中说："手法基本上只有两种，即强刺激与弱刺激。强刺激可使神经由高度兴奋转为抑制，所以强刺激又叫抑制法。""弱刺激能使神经适当地兴奋，所以弱刺激又叫兴奋。""刺激"是较为单纯的物理学概念，从力学角度看，只是个作用力大小问题，还没有包括作用力的方向和时间。而针刺补泻手法还包括进出针的快慢、呼吸的配合、针孔的按压、提插的深浅与轻重、捻针的方向与角度大小等，补泻的作用是调理阴阳，这与刺激强度仅以兴奋和抑制效应为转归，有较大的不同。补泻手法的量化对临床有直接的意义，应根据不同病情掌握合适的治疗剂量。

四、以痛为腧的医家

部分医家在临床上重视疾病的反应点，以"以痛为腧"的取穴治疗为特色。"以痛为腧"的学术思想导源于《内经》，形成于宋代，代表人物是王执中。

《灵枢·经筋》曰："以痛为腧。"《素问·缪刺论》曰："疾按之应手如痛，刺之。"《素问·举痛论》："寒气客于背俞之脉……按之则热气至，热气至则痛止。"《素问·骨空论》还说"切之坚痛如筋者，灸之"。唐代孙思邈对这类穴位取名为"阿是"，指按捏其病痛部位，病人有舒适或痛感，即可以作为灸刺的穴位。元代王国瑞的《扁鹊神应针灸玉龙经》和明代吴崑的《针方六集》称之为"不定穴"，明代楼英撰写的《医学纲目》称为"天应穴"，还有医家称为"神应""痛应"等，日本医学书籍中称为"扣当穴"，扣当，指取穴位置，在医家以手探寻疼痛的部位。

宋代针灸学家王执中发展了《内经》的"以痛为腧"思想和孙思邈的阿是穴理论，提出了"按之酸疼是穴"说，在《针灸资生经》中多以按压时产生痠疼感的部位，作为刺灸的部位，如痨瘵取膏肓穴，以"按之痠疼"或"疼甚"定位；治"足杂病"以按之痠疼处施灸；治偏风、便血，"按之痠疼方灸，不疼则不灸也"。

五、子午流注代表医家

按时取穴，近人称为时间针灸学，此临床思想崛起于金元时期，其核心内容是把气血在人身经脉的流注盛衰时间作为选用穴位的依据，学术思想导源于《内经》《难经》，代表人物为金代的何若愚。

何氏撰有《流注指微赋》，是子午流注的早期专著，此书经元代窦桂芳收入《针灸四书》，扩大了它的影响。经明代徐凤的发挥，成为今天的子午流注纳甲法。高武的《针灸聚英》记载了子午流注纳子法，丰富完善了子午流注内容。明代中期的李梴据《针灸大全》之法，演绎成多元子午流注开穴法，扩大了子午流注的选穴。

按时取穴方法还有飞腾八法和灵龟八法，是在窦汉卿"八法流注"基础上发展起来的，前者见王国瑞的《扁鹊神应针灸玉龙经》（图8-5），两法并见于徐凤的《针灸大全》。此外，窦氏在《标幽赋》中还提到"一日取十二经之原"的按时开原穴法，王国瑞《扁鹊神应针灸玉龙经》载有"十二经夫妻相合逐日按时取原穴法"，都是按时选穴的内容。

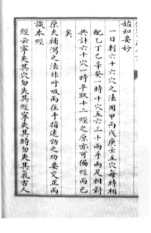

图8-5 《扁鹊神应针灸玉龙经》书影。元·王国瑞撰，四库全书影抄本
（中国中医科学院图书馆藏）

六、推崇穴位贴敷的医家

穴位贴敷疗法是中医常用的外治方法，有着悠久的历史。早在马王堆出土的《五十二病方》中，就有用芥子泥贴敷于头顶，治疗毒蛇咬伤的记载，该书中还有脐部填药、敷药等记载。《内经》中亦有穴位贴敷治疗"口喎"的方法："治之以马膏，膏其急者；以白酒和桂，以涂其缓者，以桑钩钩之，即以生桑灰置之坎中，高下以坐等。以膏熨急颊，且饮美酒，啖美炙肉，不饮酒者，自强也，为之三拊而已。"

魏晋时期葛洪所撰《肘后备急方》对穴位贴敷做了很多记录，其中记载"治疟疾寒多热少，或但寒不热，临发时，以醋和附子末涂背上"。唐代孙思邈的《备急千金要方》《千金翼方》中也有很多脐部敷药的记载，如盐填脐部加灸治疗霍乱、腹鸣、泻痢等消化系统病变，用苍耳子烧灰敷脐治疗脐部流水不止，杏仁捣泥与猪髓混合敷脐治疗小儿脐部红肿等。王焘的《外台秘要》中也有用盐敷脐治病等较多记载。宋代的《太平圣惠方》《圣济总录》《严氏济生方》中也有许多药物填脐的方剂。疑以宋人托名所著的《孙真人海上方》中有记载治疗小儿夜啼的脐部贴敷方法："小儿夜哭最堪怜，彻夜无眠苦通煎，朱甲末儿脐上贴，悄悄清清自然安。"

明代李时珍的《本草纲目》中也记载了用五倍子研末敷脐治疗盗汗、自汗和用黑牵牛子末敷脐治疗小儿夜啼等病案。张景岳在《类经图翼》中也记载了用炒盐满脐加姜片盖定灸治妇人血冷不受胎、多灸脐部以延年等不少验案。楼英也重视脐部敷药，《医学纲目》"治恶寒"篇中有"代灸膏"专治老人衰弱，元气虚冷，脏腑虚滑，腰脚冷痛沉重，饭量减少，手足逆冷不能忍受。药方用大附子（炮）一个，吴茱萸、桂皮、木香、蛇床子各半两，马蔺草一两，研为细末，每次取半匙药，加半匙白面，半盏生姜汁，共煎成膏，摊在纸上，睡前贴在肚脐上，覆上一层油纸，再用绵衣系紧，至天亮时除去，每天晚上贴一次。《针灸大成》中也有用生五灵脂、生青盐、乳香、没药、夜明砂、地鼠粪、干葱头、木通、麝香共为末，敷脐施灸治疗的记载。另外，《普济方》《古今医统》《卫生易简方》《简明医彀》等均涉及敷脐方法。

清代的穴位贴敷疗法很成熟，其代表医家为程鹏程与吴师机。程鹏程历时数十年编撰《急救广生集》与吴师机所撰《理瀹骈文》（图8-6）同为中医外治疗法的经典著作。《急救广生集》又名《得生堂外治秘方》，是程鹏程广泛搜集历代医书、民间验方以及笔记杂著中的外治法加以集成编辑而成。该书记录了大量的穴位外敷治病的经验和方法，并提出穴位贴敷治病的诸多注意事项，所载诸方多疗效彰著，时至今日，仍有广泛影响。吴师机被后人称为"外治之宗"，所撰《理瀹骈文》被后世所重，他指出："外治之理，即内治之理；外治之药，亦即内治之药，所异者法耳。"最擅用膏药治病，外治范围涉及内、外、妇、儿、皮肤、五官等各科疾病，提出分三焦外治的原则，"大凡治上焦之病，以药研细末，搐鼻取嚏发散为第一捷法""中焦之病，以药切粗末，布包缚脐上为第一捷法""下焦之病，以药或研或炒，或随症而制，布包坐于身下为第一捷法"。同时，吴氏外治方法重视经络理论的应用，认为"凡外治须知经络相通""膏药贴法亦与针灸相通"，敷贴须在"经络穴道"上，对足太阳膀胱经背俞穴与任脉诸穴尤为重视，"五脏之系咸在于背，脏腑十二俞在背，其穴并可入邪，故脏腑之病皆可治背"。

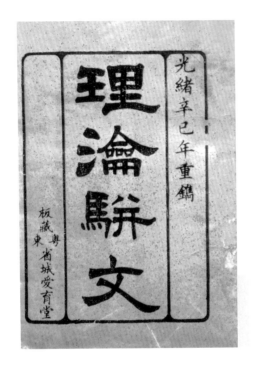

图8-0 《理瀹骈文》书影。清·吴师机撰，清同治刻本

（中国中医科学院图书馆藏）

七、以灸法见长的医家

灸法在《内经》中常与针刺、砭石、药物并列，各有所施，据证而治。《素问·汤液醪醴论》："必齐毒药攻其中，镵石针艾治其外。"已有汤液药物为内治法，砭石、针灸为外治法的雏形。《灵枢·官能》云："针所不宜，灸之所宜。"说明灸法的主治范围和作用性质与针法不同，对经脉陷下、络脉结聚和阴阳皆虚的病

人可用艾火灸之。《素问·异法方宜论》云："脏寒生满病，其治宜灸焫。"说明寒证是灸法的主要适应范围。《灵枢·背腧》记载艾火补泻法，对后世灸法的发展有重要的指导意义。

魏晋至唐宋是灸法的盛行时期。三国时期曹翕《曹氏灸方》为最早的灸法专著，惜早已亡佚。晋代陈延之《小品方》记载禁灸穴位、误灸后果、艾炷大小与疗效的关系和灸治取穴法等。葛洪《肘后备急方》记载了用于急症的灸法，如艾炷、隔盐、隔蒜、川椒、黄蜡、艾管熏灸等，备受历代医家的推崇。元代朱丹溪（图8-7）对隔物灸应用较多，在《脉因证治》《丹溪手镜》《丹溪心法》等著作中，用到的隔物灸法有隔蒜、隔甘遂、隔头垢、隔盐、隔皂角、隔姜、隔附子饼等，治疗病种也很广泛。

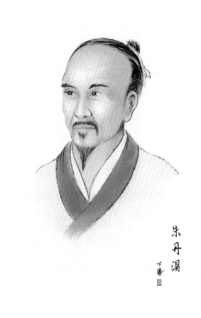

图8-7　朱丹溪画像

唐代孙思邈的《备急千金要方》完善了灸法的理论，提出"灸之生熟"说，要求根据施灸部位及患者的病情、体质、年龄确定灸量。还提出施灸的顺序、体位要求，强调早灸，尽量早治及灸疗防病，丰富发展了隔物灸法。拓展了灸治的病种，特别是在热证用灸上，提出对热毒蕴结的痈肿，用灸可使火气流行，令其溃散；对黄疸、淋证等温热病，消渴、失精失血之阴虚内热等均可用灸。王焘《外台秘要》（图8-8）弃针而用灸，主张艾炷灸壮数要根据病变性质和施灸部位而定，书中记载了崔知悌灸骨蒸法等处方。唐代已有专门施灸的医生，称为"灸师"。《备急千金要方》记载"吴蜀多行灸法"，说明当时灸法盛行。

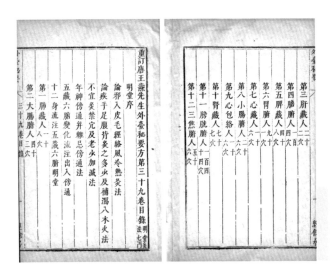

图8-8 《外台秘要》书影。唐·王焘著，明刻本（中国中医科学院图书馆藏）

　　宋代，灸法专著大量问世，如《备急灸法》《灸膏肓俞穴法》《西方子明堂灸经》大量介绍急性病症、外科病的灸治方法。窦材提出用灸扶阳理论，从临床治疗、摄生防病等方面强调阳气的重要作用，倡导"保扶阳气为本"，认为扶阳"灼艾第一，丹药第二，附子第三"，把以灸扶阳摆在重要的位置，"人于无病时，常灸关元、气海、命关、中脘，更服保元丹、保命延寿丹，虽未得长生，亦可保百年寿矣"。窦氏用灸壮数多，一般每穴百壮，甚至五六百壮。窦氏将宋代名医许叔微灸补肾阳、罗天益灸补脾胃学说发展成为脾肾双补学说，完善了温补学派的理论。

　　明代张景岳（图8-9）认为灸有温通经络、驱散寒邪、解阴毒、温脾肾、回阳救逆等作用。清代吴砚丞《神灸经纶》总结了清以前灸疗学的成就，丰富和发展了重灸派理论。

　　一般认为灸法擅治寒证，热证当忌，但有医家主张热病亦可灸。明代龚居中在《红炉点雪》中明确指出，灸法可治疗寒热虚实诸证，虞抟《医学正传》及汪机《针灸问对》对此做了解释："虚者灸之，使火气以助元气也；实者灸之，使实邪随火气而发散也；寒者灸之，使其气复温也；热者灸之，引郁热之气外发，火就燥之义也。"李梴《医学入门》亦载此颇具颠覆性的学说。

　　其实，"热证可灸"说在明代以前，已有不少医家做了论述，如刘完素、李东垣（图8-10）等人的著作中已有提及，朱丹溪在理论上也早有阐发，认为热证用灸乃从治之意，灸法之所以能用于阴虚证，是因为灸能补阳，"阳生则阴长"之故，把"热证可灸"上升到理论的认识。

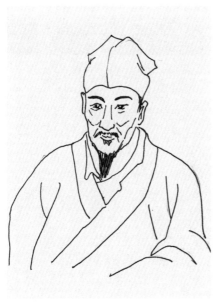

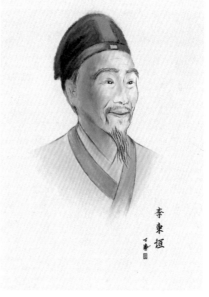

图8-9　张景岳画像

图8-10　李东垣画像

第九章

中医针灸"申遗"

中医针灸，是在中国起源、形成、发展起来的 个具有悠久历史，带有鲜明中国文化特质并代代相传的传统医学知识体系，数千年来为中华民族的繁衍昌盛做出了贡献，是人类非物质文化遗产（简称"非遗"）的一部分。从 2006 年起，针灸开始了非物质文化遗产的申报和保护工作（简称"申遗"），2010 年 11 月 16 日由中国申报的"中医针灸"项目正式通过联合国教科文组织（UNESCO）保护非物质文化遗产政府间委员会第 5 次会议审议，被列入《人类非物质文化遗产代表作名录》（简称《代表作名录》）。

一、中医针灸的文化属性

非物质文化遗产是文化的重要组成部分和文化的根本与源头，是人类文明的结晶和最宝贵的共同财富，是人类社会得以延续的文化命脉。中医药是中国非物质文化遗产中十分重要、最具有特色的部分，不仅得到了中华各族人民世世代代尊重、热爱并延续，而且已传播到世界许多个国家和地区，成为服务于生命健康的宝贵资源。针灸是中医药的重要组成部分，所包含的文化精髓和诊疗技术为民众耳熟能详，包括经络、腧穴、针刺、艾灸、拔罐、刮痧、气功等。作为一种医疗手段，针灸之于中华民族防治疾病作用巨大；作为一种文化表现形式，针灸不失为非物质文化遗产中的一枝奇葩。

1. 中医药承载并丰富了中华文化

文化是一个民族的灵魂和血脉。纵观绵延 5000 年的历史长河，中华民族曾经创造过饮誉世界的优秀传统文化，这是历代民众长期传续下来的实践经验和知识体系，是中华民族生存状态、生活方式和思维方式的外在表现形式，包含了中华民族的历史记忆和知识体系，其中包括至今仍屹立于世界医学之林的中医药学，是华夏祖先留给后人宝贵的精神财富，是凝聚中华民族的精神纽带，也是世界文明的重要组成部分。

中医药是在中华民族传统文化的土壤中萌生、成长的，在发展过程中，不断汲取当时的哲学、地理、天文等多种学科知识的营养，同时又融进了中华民族优秀传统文化的血脉，而成为传统文化不可分割的一个组成部分，是一门兼备人文与自然科学双重属性的医学。中医药无论是理论基础，还是思维方式，都与中国传统文化有着天然的一致性，如气、阴阳、五行等学说都是中国传统文化共生体中的组成部分，中国传统文化承载着中医理论体系，可以说没有中国传统文化，也就没有现有形态的中医理论。

中医药以"天人合一"的整体观为指导，将人与自然界、人与社会、人体自身视为一个整体，以阴阳平衡理论解释生命与疾病，认为人体自身的脏腑、气血、经络等阴阳平衡，并与自然界、社会环境保持协调，身体就会健康，反之就会发生疾病，这基本上是中医的整体观念和阴阳平衡理论。经过长期实践，人们发现并总结形成了一套完整的富有民族文化和地域特色的理论体系和诊断、防治疾病的方法。中医认为自然界的风、寒、暑、湿、燥、火六种气候失常和人的喜、怒、忧、思、悲、恐、惊七种情绪失调是导致疾病的主要外因和内因，即中医的六淫学说和七情致病理论。中医重视个体化治疗，采用因人、因时、因地制宜的辨证论治方法，运用望、闻、问、切收集疾病信息，分析判断病情，确定治疗方案，以治病求本、扶正祛邪及调整阴阳等为重要的治疗原则，这基本上是中医学的三因制宜观念和辨证论治理论。中医把自然界的天然草药经过独特的"炮制"工艺，制成饮片及膏、丹、丸、散等各种剂型，利用药物寒、热、温、凉的偏性和归经，以纠正人体的偏性和调节人体的脏腑气血功能；同时还使用各种体表刺激疗法，如针刺、艾灸、推拿、刮痧、拔罐等外治方法，以调动人体自身机能；另外，倡导健体怡神、养生防病的太极拳、气功等养生方法，以防治疾病。中医在预防疾病方面强调"既病防变、未病先防"及起居有时、饮食有节、不妄作劳、恬淡虚无，以及根据自然界四季的变化来指导养生与康复的养生保健思想等。

中医药是中华民族特有的对生命及其与自然关系认知智慧的典型代表，为中华民族防治疾病发挥了巨大的作用，已成为中国具有世界影响的中华文化标志之一。如中医药古籍《本草纲目》，在 18～20 世纪期间，被全译或节译成英、法、德、俄、韩等 20 多种语言文字，再版 100 余次，在全球广泛流传，被许多领域的学者关注和研究。总之，中医药不仅是我国独特的医疗卫生资源、潜力巨大的经济资源、具有原创优势的科技资源，还是重要的生态资源和优秀的文化资源。中医药以其独特的民族性、地域性、传承性、包容性和认同感在世界文化中独树一帜，成为中华文化走向世界的名片和向导，是推进中华文化屹立于世界文化之林的重要力量。

2. 中医药是非物质文化遗产的典型代表

人类曾经拥有的文明成果、生存环境、宝贵的经济资源、文明和文化意识，均是人类进化发展过程中形成的文化遗产，文化遗产是不可再生的珍贵资源。

随着经济的全球化和社会的现代化，各国文化遗产生存环境渐趋恶化。对文化遗产的传承保护越来越凸显出重要性。联合国教科文组织认为非物质文化遗产是确定文化特性、激发创造力和保护文化多样性的重要因素，在不同文化相互包容、协调中起着至关重要的作用，因而于 1998 年开展非物质文化遗产评选工作，于 2003 年 10 月在巴黎召开第 32 届大会，表决通过《保护非物质文化遗产公约》(以下简称《公约》)，确定了非物质文化遗产的概念、分类、保护模式，强调保护传统文化，以维护人类文化的多样性，使非物质文化遗产的保护工作纳入国际准则。中国于 2004 年 12 月正式加入《公约》，成为缔约国之一。《公约》的宗旨是：保护非物质文化遗产，尊重有关社区、群体和个人的非物质文化遗产，在地方、国家和国际一级提高对非物质文化遗产及其相互欣赏的重要性的意识，开展国际合作及提供国际援助。《公约》特别要求对各国和各地区现有的非物质文化遗产进行清点，列出急需抢救的重点遗产项目和有重要代表意义的遗产项目，并要求建立一个由专家和各会员代表组成的非物质文化遗产保护委员会，协调有关工作。

《公约》对非物质文化遗产的定义是："被各群体、团体、有时为个人视为其文化遗产的各种实践、表演、表现形式、知识和技能，及其有关的工具、实物、工艺品和文化场所。各个群体和团体随着其所处环境、与自然界的相互关系和历史条件的变化，不断使这种代代相传的非物质文化遗产得到创新，同时使他们自己具有一种认同感和历史感，从而促进了文化的多样性和人类的创造力。"非物质文化遗产分为：口头传说和表述，表演艺术，社会风俗、礼仪、节庆，有关自然界和宇宙的知识及实践，传统的手工艺技能。

《公约》设立了两个《名录》，一个是《人类非物质文化遗产代表作名录》，以确保非物质文化遗产在全世界的重要地位，是指历史悠久、具有独特的文化价值和民族价值的文化遗产，是一种荣誉性的称号，把某一个国家或地区的遗产上升为全人类的遗产，彰显遗产的地位；另一个是《急需保护的非物质文化遗产名录》，则更多地强调了抢救、保护申报列入《急需保护的非物质文化遗产名录》的项目。2010 年 11 月 16 日，由中国申报的"中医针灸"项目正式通过联合国教科文组织保护非物质文化遗产政府间委员会审议，被列入《人类非物质文化遗产代表作名录》，申报的是"有关自然界与宇宙的知识及实践"领域。

中国政府重视传统文化的继承和保护。2005 年颁布了《关于加强我国非物质文化遗产保护工作的意见》，2006 年出台了《国家非物质文化遗产保护与管理暂行办法》，分别于 2006 年、2008 年、2011 年和 2014 年命名了 4 批国家级《非物质文化遗产名录》，其中传统医药列入第一批第九大类国家级《非物质文化遗产名录》，至今已经有 95 项传统医药代表作入选。中国各地、各行业对保护非物质文化遗产逐渐重视起来。

植根于中华民族传统文化土壤而产生的中国传统医药，世代传承，历史悠久。在现代医学之前，很多文明古国都有自己的传统医学，例如中国的中医药、印度的寿命吠陀医学、希腊和阿拉伯的优那尼医学等。世界卫生组织将传统医学定义为：利用基于植物、动物、矿物的药物及精神疗法、肢体疗法和实践中的一种或者多种方法来进行治疗、诊断和防止疾病或者维持健康的医学。在当今世界上有些国家的传统医学已经衰落，而中国的传统医学在回归自然的大潮流中日趋兴旺，独树一帜，这充分体现了中医药具有强大的生命力。WHO 目前在亚洲设立的 15 个"世界卫生组织传统医学合作中心"中有 13 个和中医药有关，其中 7 个设在中国。中医药承载并丰富了中华文化，是非物质文化遗产的典型代表。

3. 针灸是中医药走向世界的先导

在世界科学文化的园圃里，中医药犹如松柏一般古朴苍劲、枝繁叶茂。虽历经二三千年的风霜雪雨，仍然芬芳馥郁。面对全球经济一体化的挑战，中医药正在融入世界，造福于世界人民。针灸是中医药的一个重要组成部分，是在中国起源、形成、发展起来的一个具有悠久历史，带有鲜明中国文化特质并代代相传的中医学知识体系。据史料记载，从南北朝开始，中国的针灸开始走向邻国、走向世界。世界针灸学会联合会统计，截至 2013 年底全球已有 183 个国家和地区使用中医药和针灸，针灸已成为中医药走向世界的先导。

中医针灸起源于中国，是在中医理论指导下的针灸。针灸在其形成与发展中，蕴含着大量的知识体系和技术技艺。针灸认为经络是联系人体上下内外的通路，《黄帝内经》记载人体共有 12 条经脉，"12"是具有特殊文化涵义的数字，是天人相应思想在经络理论中的反映，人体经脉变化与天时地理对应，如十二经脉与十二月、十二时、十二节气具有一定对应关系，《黄帝内经》中还将人体的 12 条经脉与自然界的 12 条大的河流一一对应。腧穴是人体气血输注于体表的部位，沟通体表与脏腑的联系，通过刺激可以疏通经络，改善脏腑气血功能，调节人体阴阳平衡，具有诊断疾病和治疗疾病的作用。腧穴不仅能治疗该穴所在部位及邻近组织、器官的局部病证，而且能治疗本经循行所及的远隔部位的组织、器官、脏腑的病证。

针灸主要包括针刺法和灸法。针刺是针对人体不同状态选择适宜的穴位进行刺激，采用"提""插""捻""转"或组合的复式手法，疏通经络，防治疾病。针刺的工具从最早的特定石质，经过铜、铁、金、银，演变为当代不锈钢的针具材料。灸法主要分为直接灸与间接灸两种，用艾炷或艾条接触穴位灸灼，或保持一定距离热熏穴位，以调节阴阳获得人体的健康或平衡。艾炷和艾条由艾叶晒干碾碎成绒制成，具有易燃、恒温、持久等特性。艾是具有特殊香味的植物，生长在中国大部分地区，自古便被中国人视为具有祛除病邪功效的植物，一直为灸法的主要材料。

针灸通过非药物的物理刺激激发人体自我调节功能而促进健康，是人类有关自然界和宇宙的知识及实践，不仅是中国的文化遗产，也是人类共有的文化遗产，是不断独自创造的中国古代智慧体和文明传奇。随着中国的进一步对外开放和中华文化走向世界，中医药对外交流和合作将不断深入，民众对中医药的认知度和使用度将不断提升，中医药将为人类的健康事业做出更大的贡献。

二、中医针灸"申遗"大事记

依据有关文化遗产保护专门机构制定的规则，联合国教科文组织人类非物质文化遗产申报文本是必须由相关社区、群体和个人自愿提出的，由有关部门接受并按规定程序进行评审、确认的全部文件和资料。《申报指南》对申报文本的撰写规则和结构进行了详细的规定，每份申报材料必须由以下 5 个构件组成：①项目申报书标准范本的书面材料，即 ICH-02 表格。②用以评估该项目所需的文件，特别是地图、带有底片的照片或幻灯片、录音带或录像带。该文件应伴有 1 份授权书，即 ICH-07 表格（权利让与声明及文件清单），同意以推广为目的而对所有这些资料进行传播等。③专业质量的录像带（数码 Betacam 带，Betacam SP 带或 DDV），播放时间不超过 10 分钟，反映申报项目最有意义的方面。在评委审议项目时，为之放映。④1 份书面文件，1 盘录像带或录音带或其他任何无可辩驳的证据，证明该群体或拥有人同意申报书所述内容，即知情同意证明。⑤1 份预备清单，列出其他 5 个文化遗产名字，该成员国在未来 10 年中可能就其做出申报，以期列入《代表作名录》。

以上构件中 ICH-02 申报表、代表性图片和宣传片是其主要资料，其中 ICH-02 申报表的编写至关重要，要求申报国在申报文件中证明推荐的项目符合列入《代表作名录》的所有标准：①属于《公约》定义的非物质文化遗产；②列入《名录》将有助于确保该非物质文化遗产的存续，提升对其重要性的认识，促进对话，从而反映世界文化的多样性，见证人类的创造力；③已制订了一些保护措施，可保护并宣传该遗产；④该遗产的申报是有关社区、群体或个人尽可能广泛参与下提名的，是他们在知情的情况下事先自主认可的；⑤该项目已列入申报缔约国领土现存的非物质文化遗产清单之中。在申报工作中申报的项目如未获批准列入《名录》，4 年内不得再次申报。

1. 针灸列入首批国家级《非遗名录》

2006 年 6 月，中国首批国家级《非物质文化遗产名录》公布，中医生命与疾病认知方法、中医诊法、中药炮制技术、中医传统制剂方法、针灸、中医正骨疗法和藏医药等 9 个中国传统医药项目位列其中，由中国针灸学会和中国中医科学院针灸研究所联合申报的针灸项目列为其中之一。中国针灸学会会长李维衡和中国中医科学院针灸研究所的朱兵、杨金生等组织调研，确立了"针灸"非遗内容包括：经络学说、腧穴理论、子午流注、毫针刺法、艾灸、刮痧、拔罐、气功。这为中医针灸申报《人类非物质文化遗产代表作名录》创造了良好的条件。

2. 中医申报世界《代表作名录》

2006年7月，国家中医药管理局发布了《关于成立中国传统医药申报世界文化遗产委员会的通知》（国中医药办发〔2006〕37号），决定成立国家中医药管理局中国传统医药申报世界文化遗产委员会、专家组及办公室，开始中国传统医药申报世界文化遗产的工作。申报委员会是中国传统医药申报世界文化遗产委员会工作的领导机构，对申报工作进行规划、管理和监督，以国家中医药管理局的李大宁为主任，以中国联合国教科文组织全国委员会田小刚、国家中医药管理局王志勇、沈志祥为副主任；以蒋勤、蒲通、孙塑伦、高思华、王明来、桑滨生、蒋健、曹洪欣为委员。专家组为中国传统医药申报世界文化遗产工作提供咨询，组织研究方案申报内容、保护措施，对在申报中出现的问题提出专业方面的建议，主要包括王新陆、史常永、左玉河、朱建平、吕玉波、吴鸿洲、张其成、李零、和中浚、武景文、柳长华、赵世瑜、柴铁劬、康兴军、梁峻、黄龙祥、程伟、雷菊芳等。办公室在申报委员会领导下，负责制定申报计划和具体组织实施，并向申报委员会报告批准，以沈志祥为主任，国家中医药管理局国际合作司王笑频、中国中医科学院中国医史文献研究所柳长华为副主任，办公室成员主要有赵文华、林超岱、张恒有、吴凯、朱海东、李亚婵、王凤兰。2008年9月，中国第一次向联合国教科文组织非物质文化遗产处提交了"中医"申请列入2009年人类非物质文化遗产的申报文本，定名为"中医生命疾病认知与实践"。由于中医药不仅历史悠久，蕴含的中国传统文化与哲理极为丰富，而且体系庞大，流派众多，临床防治疾病的技术应用又极为广泛。如果以"中医"整体进行申报，按照联合国教科文组织的要求，很难用简短、通俗的语言在 200 字的定义、1000 字的说明内把博大精深的中医药表述明白，因为定义描述不清楚，传承群体不明确，保护针对性不强会增加申遗成功的难度。2009 年 6 月，收到联合国教科文组织非物质文化遗产保护政府间委员会附属机构评审会的评审决议：申报的"中医"是一个传承群体不明确的非物质文化遗产项目，定义不明确，导致保护针对性不强，建议修改后重新申报。

2009 年 8 月中医申遗项目组修改资料后再次向联合国教科文组织非物质文化遗产处递交，申请列入 2010 年《代表作名录》。

3. "中医针灸"入选《代表作名录》

2009 年 10 月 18 日和 22 日，中国常驻 UNESCO 代表团在向联合国教科文组织非物质文化遗产处征求关于我国申报的 2010 年《代表作名录》中医项目的意见后，建议中医申报项目"收窄申报的内容和范围，只将中医最主要的部分和精华进行申报"。

2009 年 10 月 26 日，文化部组织文化遗产行业和中医药行业专家讨论，决定在中医药这个大的领域中选取一个最能体现中医传统文化的具体门类——针灸进行申报。在针灸的形成与发展过程中蕴含着大量的实践观察、知识体系和技术技艺。将中医针灸进行申报，既可顾及其作为医术的实践性，又能顾及其文化内涵；既可顾及中医层面的代表性，又能顾及中医体系的全面性。

2009 年 10 月 28 日，国家中医药管理局组织世界针灸学会联合会、中国针灸学会、中国中医科学院针灸研究所、中国中医科学院中国医史文献研究所、南京中医药大学、河北中医学院、宣武中医医院、文化部中国非物质文化遗产保护中心的邓良月、沈志祥、麻颖、李维衡、黄龙祥、杨金生、刘炜宏、王振瑞、王旭东、贾春生、罗微、郑长铃、杨光、李亚婵、谭源生等 20 多位专家在北京国际针灸培训中心召开了申报工作布置会，在李大宁副局长主持下，讨论了针灸申遗的主题和原则，统一了思路，明确了分工，决定由参加会议的国家中医药管理局国际合作司王笑频司长与文化部对接，由中国中医科学院针灸研究所朱兵所长整体负责申报工作。同时要求中国中医科学院针灸研究所立即成立"中医针灸申遗工作组"，具体工作由参加会议的黄龙祥、杨金生负责，分为申报文本起草组和视频片拍摄组，两组配合，同步进行。

2009年10月28～30日，"中医针灸申遗工作组"组织中国中医科学院针灸研究所、河北中医学院、南京中医药大学等全国范围内的专家撰写ICH-02表。

2009年10月31日下午和11月2日下午，在北京国际针灸培训中心，工作组组织文化研究院、文化部外联局、国家中医药管理局、中央电视台、中国中医科学院针灸研究所等单位的20位专家召开两轮讨论会，进一步确定申报名称、范围、群体等关键问题，初定申报名称为"中国针灸"。

2009年11月3日上午，在国家中医药管理局召开讨论会，由卫生部（今国家卫生健康委员会）副部长王国强主持，经国家中医药管理局局务会讨论决定将申报名称定为"中医针灸"，以中医的修订补充资料重新提交给UNESCO。王国强副部长指示初拟中医针灸申报文本得到了局务会的肯定，继续征求文化行业专家意见，修改完善申报文本，充分表达传统针灸的文化内涵。

2009年11月4～5日，文本起草组黄龙祥、杨金生、王莹莹等撰写人员在李大宁副局长亲自带队下，与文化部中国非物质文化遗产保护中心罗微、郑长铃共同讨论，经过2次专家咨询会后，申报文本最终定稿。

2009年11月5～16日进行申报表的翻译。ICH-02表经过英文和法文的初翻、校对翻译、审定各3次，共6次会议后，最终定稿。保证将用文化语言表达的中医针灸这种传统知识与实践准确地转化为外文成为翻译工作的关键。工作组采取的翻译途径是先由国内和国外翻译人员结合进行翻译，中间起草专家与翻译人员随时沟通，解释文本语言。

2009 年 11 月 5 ～ 27 日进行申报宣传片的拍摄。（图 9-1）作为申报材料的主要组成部分，用于评委审议项目时为之放映的宣传片在实际申报过程具有重要的作用。宣传片的制作包括两个主要环节：脚本的写作和镜头语言的转换。即用文化性的语言表达出中医针灸符合列入《代表作名录》的所有标准，撰写拍摄脚本，如针灸的概念、内容、理论、器具、技术、操作、源流、传承方式、现代认知和实践及以往和即将采取的保护措施，以证明中医针灸是中国古代智慧和文明的传奇。根据拍摄脚本，收集和选取相关图像资料，通过真实与形象的结合，用镜头语言来传播信息、表达思想，实现申报材料文字向图像、语言和向通俗的转化。ICH-02 表定稿后，在杨金生的负责下，拍摄组马上根据申报文本撰写电视片脚本，搜集素材，工作组保证每天都有专业人员跟班拍摄，以联系拍摄地点、拍摄专家和模特等。经过中国中医科学院图书馆、北京国际针灸培训中心、针灸博物馆、针灸医院、大诚中医、同仁堂、贺氏诊所等相关地点 8 天的拍摄后，2009 年 11 月 13 日电视片初编完成。于 2009 年 11 月 14 日在北京会议中心由文化研究院、文化部等文化行业的专家、针灸行业的专家和国家中医药管理局的相关领导对宣传片进行初审。根据专家意见，2009 年 11 月 15 ～ 16 日补拍了传统拜师、针灸手法临床操作等相关镜头。2009 年 11 月 17 ～ 26 日，经过宣传片语言的翻译、配音及中医行业、文化行业、传媒行业和国外相关人员的多次审定后，2009 年 11 月 27 日上午，申报电视片最终定稿，实现申报材料文字向图像、语言和向通俗的转化，同时申报宣传中、英、法文片最终定稿。

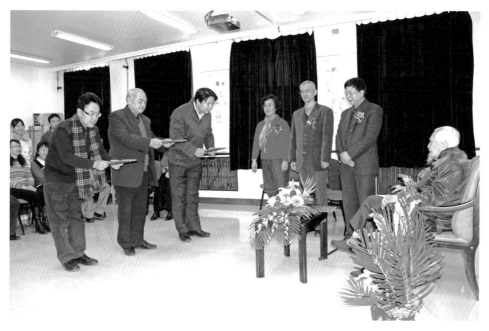

图9—1 2009年11月18日，中医针灸申遗宣传片拜师仪式拍摄

2009年11月5～16日进行代表性传承社区、团体、传承人的资料收集和知情同意声明征集工作。工作组考察中医针灸传承现状后，经讨论决定，依据2009年首届"国医大师"针灸学术界的推荐人选，将程莘农、贺普仁、郭诚杰、张缙4人定为传承人代表，中国针灸学会为主要相关社区，收集传承人和相关社区的书籍、图片及知情同意声明等资料。

2009年11月17～25日进行申报图片的筛选、图注说明及权利转让声明ICH-07表的撰写和翻译。为了能够全面地表达中医针灸符合非物质文化遗产的内容，经多次论证，工作组从80张图片中筛选出40张，进而筛选出20张，最终选定了《灵枢经》、针灸经脉穴位图、现代针具、贺普仁向弟子们讲解火针操作、贺普仁弟子演示火针操作、程莘农应用其改良的"三才针法"为病人治疗、程莘农指导国外学员学习针灸、针刺与艾灸治疗膝关节疼痛、针灸博物馆讲解员向公众讲解针灸铜人、针灸进社区 10 张图片。

经过国家中医药管理局、中国中医科学院针灸研究所、中国针灸学会、中国艺术研究院、中国非物质文化遗产保护中心、文化部外联局、中央电视台、河北中医学院、上海中医药大学、南京中医药大学等单位多位专家 30 多次各种形式的讨论会和征求意见会,工作组圆满完成了与申报有关的中文版、英文版、法文版的文本、代表性图片及 3 种语言电视宣传片的制作,确保在规定的最后一次提交补充修订材料期限(2010 年 1 月 15 日)之前完成全部申报文档及相关材料。2009 年 11 月 27 日,中医针灸申遗项目组将"中医针灸"作为中医的修订文本递交至联合国教科文组织非物质文化遗产处。(图 9-2)

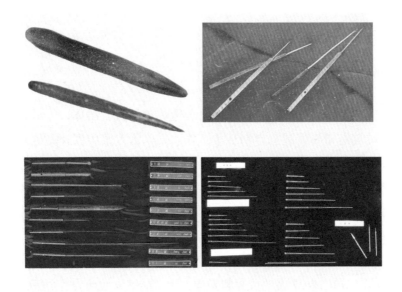

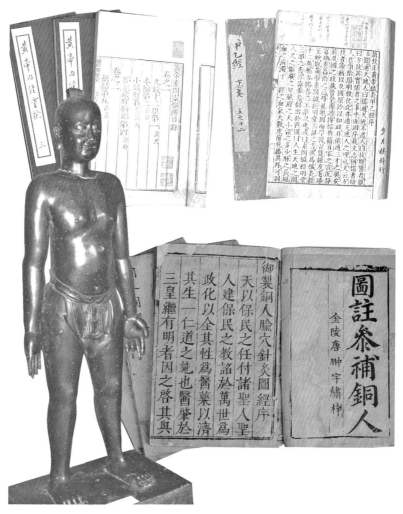

御製銅人臉穴針灸圖經序
天以保民之任付諸聖人聖
人建保民之教詔於萬世爲
政化以全其性爲醫藥以濟
其生一仁道之施也醫肇於
三皇繼有明者因之啓其與

　　2009 年 12 月 24 日，收到了联合国教科文组织非物质文化遗产处的书面反馈意见，认为调整后的修订稿"中医针灸"已经按照联合国教科文组织非物质文化遗产处的建议进行了修改，申报文本中阐述的许多方面较前 2 次提交的申报材料完善，并提出了列入《名录》的价值和作用，相关社区、群体或个人的承诺，缔约国承诺，对于限制享用遗产的习俗做法的尊重4条细节方面的修订意见。

2009年12月28日～2010年1月11日，工作组经过了4次专家讨论会和2轮电邮征求意见后完成修订工作，并顺利翻译成英、法文本。（图9-3）其中，于2010年1月9日在中国中医科学院针灸研究所组织召开了补充文本修订审稿会，并向我国常驻联合国教科文组织代表团进行了汇报以再次征求修改意见。

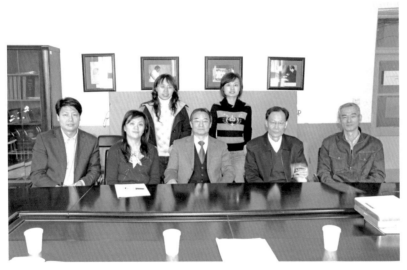

图9-3 2010年1月9日，中医针灸申遗工作组与文化部、驻外使团举行工作讨论会

2010年1月13日，申报组将修改后的文本递交至联合国教科文组织非物质文化遗产处，并收到了联合国教科文组织非物质文化遗产处的2010年代表作评审日程安排告知函。

2010年4月21～30日，中国中医科学院与巴黎中国文化中心联合举办"中医文化与养生巴黎展"。虽然初步实现"中医"向"中医针灸"申报的成功转换，然而，影响"中医针灸"申遗项目成功的不利因素仍然存在，由此，国家中医药管理局与文化部外联局商讨确定，在附属机构投票之前到 UNESCO 所在地巴黎举办中医文化与养生展览。本次活动由国家中医药管理局于文明副局长负责，王笑频司长具体实施与巴黎中国文化中心、文化部外联局组织协调工作。受国家中医药管理局委托，中国中医科学院针灸研究所承担了本次的展览工作。在朱兵所长的带领下，分别由黄龙祥及杨金生两位副所长分头准备展板、展品及礼品的制作，在时间紧、任务重的情况下，中国中医科学院针灸研究所抽调精兵强将，突击攻关，抽调 8 人投入该项工作，并从上海中医药大学借调 1 位法语翻译。本次展览通过图文展览、义诊咨询和保健讲座等活动，使联合国教科文组织相关官员及部分常驻联合国教科文组织代表团人员近距离了解中医针灸，对中医针灸有了更多的认识，对中医针灸的成功申遗具有积极意义。

2010 年 5 月 17～20 日，通过附属机构评审。非物质文化遗产保护政府间委员会附属机构在 UNESCO 总部召开会议，评审各申报项目，认为中医针灸申报文本满足了《公约》对列入《代表作名录》的全部 5 项标准，并向非物质文化遗产保护政府间委员会做出了将中医针灸列入《代表作名录》的建议。

2010 年 6 月 25 日，收到联合国教科文组织非物质文化遗产处确认函。告知关于附属机构对中国提交的申报项目"中医针灸"的《评审报告》，认为该申报文本满足了《公约》对列入《代表作名录》的全部 5 项标准，建议列入《代表作名录》。

2010 年 11 月 16 日，通过审议列入《代表作名录》。联合国教科文组织于 2010 年 11 月 13～19 日在肯尼亚内罗毕召开保护非物质文化遗产政府间委员会第五次会议，"中医针灸"通过审议，成功入选《人类非物质文化遗产代表作名录》。（图 9-4）

这项工作历时近 4 年，从申报中医开始，到中医针灸成功申遗，凝聚着所有参与者的心血，圆了中医人的梦想。相信这次申遗的成功，必将更进一步地推动中医针灸的保护和传承，使中医针灸为人类的健康做出更大的贡献。

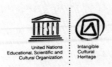

Convention for the Safeguarding of the Intangible Cultural Heritage

The Intergovernmental Committee for the Safeguarding of the Intangible Cultural Heritage has inscribed

Acupuncture and moxibustion of traditional Chinese medicine

on the Representative List of the Intangible Cultural Heritage of Humanity upon the proposal of China

Inscription on this List contributes to ensuring better visibility of the intangible cultural heritage and awareness of its significance, and to encouraging dialogue which respects cultural diversity

Date of inscription
16 November 2010

Director-General of UNESCO
Irina Bokova

图9-4 "中医针灸"列入《人类非物质文化遗产代表作名录》,图为联合国教科文组织颁发的证书

三、国家级文化遗产项目"针灸"主要内容

2006年5月,中国针灸学会和中国中医科学院针灸研究所联合申报的针灸项目,经国务院批准列入第一批《国家级非物质文化遗产名录》,主要包括:经络理论、腧穴理论、子午流注针法、毫针刺法、艾灸疗法、刮痧疗法、拔罐疗法、气功,项目内容介绍如下:

1. 经络理论

经络是中国古代医学家对复杂的人体功能调节规律的高度概括,是中国先贤在长期临床实践基础上的总结和哲学思辨的产物。它形成于战国至汉代。《黄帝内经》详细阐述了有关经络的组成、循行分布、功能和经络病候及临床治疗等理论,至今仍有效地指

导着临床实践。中医学认为，经络是人体气血运行的通路。气是构成机体和维持生命活动的物质基础，气的运动变化表达了人的生命活动；而血是运行于脉中的红色液体，其基本物质主要来源于脾胃化生的水谷精微，对全身脏腑组织有营养和滋润作用。经络系统在内部联系五脏六腑，外部联系筋、骨、皮、肉，主要包括十二经脉、奇经八脉、十二经别、十五络脉等。经络运行气血，协调阴阳，抗御病邪，反映病候，具有传导感应、调整虚实的治疗功能。经穴图的出现促进了经络理论的发展。早在隋代，古人就绘制了经穴图《明堂图》，宋代医官王惟一编撰《铜人腧穴针灸图经》，附有经脉三人图各一幅，并于1027年铸成铜人针灸经穴模型。自宋代始，历代都有经穴图、经脉图存世。虽然构成经络知识的文字信息部分，通过历代学者的著述得以保留至今，但是经络循行路线，特别是自隋代开始，早期绘制的经络图、人体经络模型等资料绝大部分已经消失在历史的长河中，濒临失传，以致人们对经络的循行路线至今仍然存在争议。

2. 腧穴理论

腧穴是人体经络脏腑之气输注而聚集于体表的部位，也是针灸治疗的作用部位。针灸治病，必须在一定的体表部位施术以疏调经脉气血，才能达到祛病健身之目的。汉代医家在系统总结包括《黄帝内经》在内的汉以前医书中针灸内容的基础上，编成了第一部针灸腧穴经典——《黄帝明堂经》。《黄帝明堂经》收载的穴名数较《黄帝内经》中的163个增加了186个，达349个。此后，经历唐、宋、元、明、清历代，穴名总数逐渐接近365个。其间，北宋医官王惟一编修的《铜人腧穴针灸图经》，根据前人及当时名医的针灸实践，增补了一些腧穴的主治病症，同时突破了传统的正、侧、背三人平面"明堂图"方式，铸成针灸腧穴铜人模型2具。此次腧穴总结工作成为当时针灸腧穴方面新的国家标准，宋代的针灸教育及临床取穴皆以此书为准绳，并且宋代以后乃至于现代的腧穴归经也以此为标准。然而，由于年代久远，传抄遗漏，经穴脱落，铜人丢失，加之有些经文只言穴位部位，不言穴名，各注释家理解不一，现已难考其详。

腧穴的命名具有很积极的临床意义，如少阴心经的神门穴，为神所出之门，而心藏神，该穴主神，故其主治为神经系统的疾病（神志病）；再如足阳明胃经的梁门穴，为"纳粱（在古代，粱与梁通）之门户"，内当胃脘，主治饮食不思、完谷不化。可见，穴位之名是有特定意义的，与穴位的位置和主治功能相关，对于学习者能起到由表知里、顾名知用、见名求位的作用。若只采用穴位编号的形式，虽然记忆起来方便，但与其含义脱节，并不利于针灸学术的发展。

因此，腧穴的临床价值和腧穴命名是古人在长期诊疗实践活动中的经验总结，失去了腧穴之名将改变中医的特色本体，故腧穴穴名应该加以保护。

3. 子午流注针法

中医学主张天人合一，人的生活习惯应该符合自然规律，即每日的 12 个时辰是对应人体 12 条经脉的，不同的经脉在不同的时辰有盛有衰。子午流注针法便根据自然界变化对人体的影响，推算每天气血运行盛衰与经穴开阖，进行针灸治疗。

关于子午流注针法的论述首推《黄帝内经》，提出了以干支顺序推算来取穴的方法；《难经》在此基础上，又做出了全面的说明；宋、金元两代是子午流注针法的鼎盛时期，子午流注由理论趋向临床实践，并出现了许多专著，如《子午流注针经》《针经指南》等；明代对针法的运用和机制做了赋予新意的论述，载于这一时期针灸著作中的"子午流注逐日按时走穴歌"，对子午流注针法的开穴，提出了简明合理的方法。

子午流注运用于针灸取穴，其取穴精要，疗效显著，早为世人所肯定和推崇。如将其延伸应用于对生命科学、疾病认识等方面，就会给整个医学、生物学及其他自然科学以新的启发。现在有人根据子午流注理论按时投药、按时按摩取得了明显效果。近年来，随着国外"生物钟学说"的兴起、"现代时间治疗学"的发展，子午流注这门古老科学已引起国内外学者的重视和关注。

由于年代久远，缺乏整理和保护，有些人认为以天干、地支、阴阳、五行等为基础的子午流注针法具有唯心论色彩；同时由于理论深奥，推算复杂，甚至一度被排除在针灸学教材之外，加之后继乏人，所以有失传之虞，亟待保护、发掘、继承、发挥和合理利用。

4. 毫针刺法

毫针为中国古代"九针"之一，因其针体微细，故又称"微针""小针"，是针灸临床应用最广泛的一种针具。目前临床广泛使用的毫针多由不锈钢制成，也有用金、银或合金制成的。毫针刺法泛指毫针的持针法、进针法、行针法、补泻法、留针法、出针法等完整的针刺方法，是各种针法中的主体。

毫针的前身是"砭石"。《说文解字》说："砭，以石刺病也。""砭石"起源于新石器时代，最初是用来刺痈脓、排脓、放血的工具，后来逐渐发展成为针灸治疗的工具。古代针具除了砭石外，还有骨针、竹针。夏、商、周时代，随着冶金技术的发展，又有了金属针具，如青铜针，《黄帝内经》中记载的"九针"就是萌芽于这个时期。春秋时代冶金术有了进一步的提高，出现了铁器，自战国至秦汉，砭石才逐渐被九针取代。扁鹊是春秋战国时期最具代表性的针灸名家，在山东省济南市大观园出土的东汉画像石的扁鹊像上，扁鹊被雕画成人面鹊身，手中举着一根针正准备给人治病。

随着针具的不断改革，针刺的方法也不断发展，在《黄帝内经》中就总结了上古以来的针刺方法。在刺法方面提到了九刺、十二刺和五刺等，在补泻手法上提到了疾徐、呼吸、捻转、迎随、提插、开阖补泻等，为后世复式手法的产生奠定了基础。唐宋时期基本继承了《黄帝内经》的针刺手法，至金元时期《针经指南》创立了"针刺十四法"；明初陈会的《神应经》提出了"催气手法";徐凤的《金针赋》对复式补泻手法"烧山火""透天凉"做了系统论述。

随着时代的变迁,一些针灸发展的早期历史已经被岁月尘封,诸多的器具、技法等业已逐渐销声匿迹。如《黄帝内经》记载的"九针"早已失传,其中的"九刺""十二刺"和"五刺"等手法现代已很少有人能掌握其精髓,"烧山火""透天凉""苍龙摆尾""白虎摇头"等传统技法也越来越少地被现代针灸医师运用;各种家传的针刺技法、绝技也大多后继乏人,故需要保护和进一步整理研究。

5. 艾灸疗法

艾灸疗法是以艾为主要施灸材料,点燃后在体表穴位或病变部烧灼、温熨,借其温热、药物的刺激作用以治疗疾病的一种方法,是中医学的重要组成部分。起先,人们在用火的过程中,发现身体某部位的病痛经火的烧灼、烘烤而得以缓解或解除,经过长期摸索之后选用易燃而具有温通经脉作用的艾作为灸治的主要材料,于体表某些部位点燃施灸,从而使灸法亦和针刺一样,成为防病治病的重要方法。

长沙马王堆汉墓出土的帛书《足臂十一脉灸经》《阴阳十一脉灸经》是目前最早记载灸法的医学文献,说明先秦时期已有艾灸。《黄帝内经》中有很多关于灸疗的记载,为灸疗学的发展奠定了基础,如《素问·异法方宜论》中载"脏寒生满病,其治宜灸焫,故灸焫者亦从北方来",北方一带天寒地冷,因而灸法源于此而盛行。到了晋代,皇甫谧《针灸甲乙经》中明确叙述了灸疗法的适应证和禁灸穴,葛洪将灸法作为急症、危症的抢救措施,开辟急症抢救用灸之先河。南北朝时,南方也开始盛行灸法。唐代著名医家孙思邈《备急千金要方》载有多科疾病的灸疗内容,他将灸法用于一些热证,注重灸量,并将药物与药灸相结合。到宋明时期,灸疗论著丰富,大大推动了灸疗学的发展。及至清末,重视汤药、轻视针灸,针灸科被废止,但灸法仍在民间流传。

在临床实践中，灸和针各有所长，而在一些方面，灸效却远远超出针效，能补针刺之不足。但受现代医学的冲击，加之人们对灸法的不同认识，如操作过程中有特殊气味、容易烫伤等，使灸疗的方法和技巧难以推广和传承，所以必须加强灸法的认识与运用，使灸法与针法同被重视。

6. 刮痧疗法

刮痧疗法是在中医经络理论指导下，用特制的刮痧板和介质，在人体皮肤表面相应部位进行由上而下、由内向外的反复刮摩，直到皮肤出现红色斑点或瘀血斑块，以解除病痛、治疗疾病的方法。刮痧疗法对治疗疼痛性疾病、骨关节退行性疾病和神经、肌肉、血管性疾病等，均有较好的效果。

刮痧法可以追溯到 2000 多年前的《黄帝内经》时代，是砭石疗法或刺络疗法的一种，一直在民间流传应用。唐代文献中有用苎麻刮治痧症的记载，元、明两代已比较广泛地流传用汤匙、铜钱蘸水或油刮背部治疗腹痛等症的方法和经验，如宋代王裴的《指述方瘴疟论》、元代危亦林的《世医得效方》。迨至清代，刮痧疗法大为盛行，因而编撰刊行的刮痧专著甚多，如郭志邃的《痧胀玉衡》、王凯的《痧症全书》《痧症要法》、释普净的《痧症指微》、孙纪的《痧症汇要》、徐子默的《吊脚痧方论》、陆乐山的《养生镜》等 10 多部。

20 世纪 90 年代以来，在全球回归自然疗法的热潮中，刮痧疗法由经验刮痧发展成为中医针灸经络理论指导、循经走穴、内病外治的辨证刮痧。在实践中扩大了刮痧疗法的应用范围，由原来的治疗痧病发展到内、外、妇、儿等科近 400 种病症，并涉及消除疲劳、减肥、养颜养容等养生保健领域，并从活血化瘀、免疫调节、改善新陈代谢等方面进行作用机制的研究。国家为了保护和发展刮痧方法，已将刮痧与针灸、按摩、拔罐等方法一样列为公费医疗、医疗保险的特色项目，如今又被国家劳动和社会保障部列为职业劳动技能。

刮痧疗法以其简、便、廉、验、速和易学会、好操作、安全、效果好的特点，为人类的健康事业做出了巨大贡献。但是，受现代医学的冲击，如今人们对刮痧法缺乏了解，以致很少人愿意接受其理论和方法；加之刮痧的手法技巧需要通过口传心授和广泛实践，故无论在民间和医疗机构中均后继乏人，面临失传和渐渐消亡的危机，为防止再度出现由于失传而发生误传、误治的情况，所以需要进一步整理、继承、保护和推广利用。

7. 拔罐疗法

拔罐疗法是以罐为工具，利用燃烧、抽吸、挤压等方法排除罐内空气，造成负压，使罐吸附于体表特定部位（患处、穴位），产生广泛刺激，形成局部充血或瘀血现象，而达到防病治病、强壮身体为目的的一种物理治疗方法。

拔罐疗法有着悠久的历史，是中医学非药物民间疗法的一个重要组成部分。湖南马王堆汉墓出土的《五十二病方》，是我国现存最古的医书，也是迄今所知先秦时期使用拔罐疗法治疗疾病的最早记载。由于古人起初采用动物的角作为治疗工具，所以又称为"角法"。在唐代，拔罐疗法作为一门比较完整的方术，成为独立的学科而得到唐代政府的重视。唐太医署设医、针、按摩、咒禁4科，又将医科分为体疗、疮肿、少小、耳目口齿和角法（拔罐疗法）5科，且角法一科的学制定为2年，是理论、操作和临床应用比较完善的一门学科。至清代，吴谦的《医宗金鉴》、赵学敏的《本草纲目拾遗》、吴尚先的《理瀹骈文》均记载了当时罐具的制造、拔罐的应用，说明拔罐疗法已经比较普及，已从单一的外科发展到内科病证的治疗，表明拔罐疗法在理论和实践上有了更高层次的发展。

拔罐疗法经过数千年的发展和不断完善，发展为中医辨证、循经选穴配方的有效治疗方法，具有疏通经络、调节气血、补虚泻实等作用，不再只是针、灸、药、按摩等方法的辅助手段，以其简、便、廉、验、速、无副作用等优点，成为单独治疗疾病的有效方法。但是，受现代医学和人们认识观念等因素的影响，拔罐疗法同中医学其他疗法一样，并未受到应有的重视，在科学研究上没有足够投入，缺乏学术带头人，民间传人屈指可数，接受的人也越来越少，导致这种具有广泛群众基础的防病保健方法渐渐萎缩，因此需要进一步整理、继承、保护和推广利用。

8. 气功

气功是中医学的重要组成部分，是在中医理论指导下，通过调畅人体经络、气血、精神、思维和意识等活动，以防病治病、保健强身为目的的一类具科学性和实践性的保健治疗方法。气功强调心理、呼吸和身体的协同训练，是导引、吐纳、行气等训练方法的统称。

气功自出现之日起，就与人们的保健目的密切相关。据考证，其形成之初与原始舞蹈有关，其形成后又受到了先秦哲学心斋、坐忘，宗教的坐禅、内丹等影响。先秦时期，气功已具雏形，《吕氏春秋》《乐记》《山海经》等书载有导引、吐纳等方法。战国时期的文物《行气玉佩铭》更是详细地记载了气功训练的一个完整的过程。《黄帝内经》时代，随着中医理论的建立，气功的理论也亦随之形成并初具规模，原始的锻炼方法亦完善为强调心理、呼吸、身体协同训练的气功，如《素问·上古天真论》所言"提挈天地，把握阴阳，呼吸精气，独立守神，肌肉若一"，标志着气功功法的完善。汉唐之间，适合各种保健和治疗目的的气功纷纷出现，如马王堆汉墓出土的帛书《导引图》载有各种练功图式，《诸病源候论》及《医心方》等书亦把气功作为重要的保健治疗手段而收入其中。宋朝以降，气功的发展更为具体化、实用化，出现了医、儒、道、释、武等各种流派的气功。

作为一种具有鲜明的民族文化特色与完整的医学理论内核而又受古代哲学思想指导的锻炼方法，气功已越来越受到世界范围内的科学家及练习者的重视。气功被中国各地人民所习练，在地域分布上具有广泛性。在长期的实践过程中，形成了多种传统的气功功法并各具特色，如八段锦的古朴自然，六字诀重视五脏和吐气发音的关系，气功太极十五势遵法阴阳而充满哲学思维，五禽戏模仿动物而形神兼具。

气功训练及气功研究有助于在哲学层面上了解古代对人与自然关系的认识，有助于探讨心身关系，有助于中医理论的研究。气功的治疗和保健价值也将对人类的健康事业做出应有的贡献。近年来，由于人们生活节奏的加快，也由于外来的心身锻炼方法的冲击，气功的发展受到影响，练习者减少，气功研究缺少支持，因此气功这一兼具哲学、文化、科学价值的珍贵遗产亟待保护。

四、人类非物质文化遗产项目"中医针灸"主要内容

2010 年 11 月 16 日，"中医针灸"成功入选联合国教科文组织《人类非物质文化遗产代表作名录》。申报时"中医针灸"项目介绍内容如下：

中医针灸是中国人以天人合一的整体观为基础，以经络腧穴理论为指导，运用针具与艾叶等主要工具和材料，通过刺入或熏灼身体特定部位，以调节人体平衡状态而达到保健和治疗目的的传统知识与实践。

天人合一的整体观，把生命个体视为宇宙体系组成部分，以阴阳平衡理论来说明生命现象，认为如果人体内部的阴阳失衡或人与宇宙间的平衡被破坏就会发生疾病。中医针灸将生命个体看成一个小宇宙，经脉络脉是联系人体内外上下的通路，经长期实践，人们发现了人体经络的特定穴位，总结为经络腧穴理论。其中十二经脉对应 12 个月，365 个针灸穴位对应 365 天；它的上、中、下三部诊法及浅、中、深三部刺法，体现了天、地、人之间的有机联系。其上病下取、左病右取的选穴原则是中医整体观的具体体现。

针灸的实践活动包括针刺法和灸法。针刺是根据人体的不同状态选择适宜的针具刺激特定的穴位，采用"提""插"

"捻""转"或不同组合的复式手法来疏通经络，防治疾病。成书于公元前 2 ～ 3 世纪的《针经》就载有 9 种不同形状的针具和数十种不同的刺法。针具由特定石质及铜、铁、金、银等金属制成，当代主要使用不锈钢针具。

灸法主要分为直接灸与间接灸两种，前者用艾炷接触穴位灸灼，后者用细长的艾条，并与体表保持一定距离热熏穴位，以调节阴阳获得平衡。艾炷和艾条由艾叶晒干碾碎成绒制成，具有易燃性、恒温性、燃烧持久性等特性。艾是具有特殊香味的植物，生长在中国大部分地区，自古以来就被中国人视为具有祛除病邪的功效，一直被作为灸法的主要材料而使用。

该遗产在适应周围环境及与自然和历史的互动中被不断地再创造，产生了具有地域、群体或个人特色的不同流派。程莘农改良的"三才进针法"、贺普仁总结的"针刺三通法"，对提高遗产的存续能力产生了深远的影响。

"面口合谷收，腰背委中求""学医不知经络，开口动手便错"等大量口诀，直观地说明了中医针灸是知识与实践高度融合的文化表现形式。因此，要想成为一名被公认的遗产持有人，需长期的知识积累和实践体验。针灸以言传身教为主要传承方式，以师徒和族亲关系构成传承谱系。该遗产持有人以黄帝、伏羲崇拜为身份认同。

作为该遗产世代传承的见证，创制于宋代（1026 年）的铜质针灸穴位人体模型，成书于 3 世纪的《针灸甲乙经》和 17 世纪的《针灸大成》等古籍，是传承习得中医针灸的重要参考，至今仍然为该遗产的存续与再创造发挥着重要作用。

民间广泛流传着"一根针，一把草，保你健康活到老""端午门前挂艾草，一年医生不要找"等谚语，从不同侧面反映了中医针灸对民众生活所产生的深刻影响，体现出它相应的可见度和认知度。

中医针灸凝聚着中华民族的智慧和创造力，其完整知识体系和稳定的实践频率，为保障相关群体的生命健康发挥着重要作用。

第十章

中医针灸"非遗"保护

中医针灸"申遗"的成功，既是对我们长期以来致力传统针灸保护方面所做出的种种努力的一种肯定和鼓励，更是一种责任和义务，接下来还有许多工作需要我们付出更多、更大的努力，使针灸医学在现代医学环境下获得更好的继承、发展与创新。

一、中医针灸"申遗"的意义

1. 增进中国传统文化与世界文化间的对话与交流，促进文化多样性

针灸，作为民族文化和创造力的代表形态之一，列入《代表作名录》，有利于这一遗产发挥与《公约》缔约国在内的国际社会开展对话、增进互相尊重的媒介作用，增进中国传统文化与世界其他文化间的对话与交流；另一方面也有助于通过举办国际学术会议、培训、合作研究等形式，促进针灸向世界传播。同时，能够推进中医针灸在国际平台上的健康发展，对维护世界文化多样性和人类的可持续发展发挥更为积极的作用。

2. 有助于从文化层面更好地总结传承，促进中医针灸发展

中医针灸列入《代表作名录》，也有助于促进国家对针灸文化传承和保护研究的投入，从文化层面，系统整理传承流派，开展针灸文化的理论研究，做好针灸的文化传承保护，创新医术；同时也有助于推动中医药医疗、教育、科研、产业、文化"六位一体"全面发展，使其更好地为人类健康服务。

3. 提高中医针灸的共享度，造福更多的民众

随着《公约》精神被越来越多的理解、文化多样性的价值被越来越多地认识，中医针灸列入《代表作名录》，在被更大范围内共享的同时，使中医针灸的自然、绿色健康理念与方法在当今医

学大环境下将得到更多地了解、理解和尊重，为针灸的传统理论和技法提供平等存续与发展的环境，使这一凝聚着中华传统文化的知识与实践为更多民众的生命健康保障增添一种安全有效的选择，为更多的民众服务。

二、中医针灸"申遗"后的保护措施

国家中医药管理局于 2010 年 11 月 24 日召开新闻发布会，通报"中医针灸"入选《人类非物质文化遗产代表名录》的有关情况。（图 10-1）会上就申报成功后的保护措施做了如下说明：

1. 制定宣传与保护计划

制定切实可行的中医针灸文化遗产的宣传与保护计划，真正将中医针灸文化遗产保护计划落实到实处。

2. 开展"中医针灸"非物质文化遗产保护内容研究

通过调查传统针灸在当代中医针灸中的地位，确定传统针灸的自身价值。开展"中医针灸"非物质文化遗产保护内容研究，建立传承保护名录。以中医针灸的"申遗"为契机，为中医针灸营造一个利于其健康发展的环境。

3. 探索不同传承模式，完善中医针灸的传承机制

在充分尊重和维护传统的传承方式基础上，应探索更多、更有效的传承模式，完善并建立传承人工作室，为他们开展传承工作创造条件，进一步完善中医针灸的传承机制。

4. 积累传承资料，组织传统针灸研讨会

开展代表性传承人口述历史的访谈、记录和出版工作，编写传承经验集，为针灸的有序传承积累资料；同时也加强传统针灸理论学术著作的出版工作，整理出版针灸古籍，普及传统针灸知

识；组织传统针灸研讨会，举办传承人技艺交流活动，为中医针灸的传承和学术研究提供对话平台。

5. 建设、扩充针灸博物馆

定期展示针灸文物、史料、古籍和传统针具制作工艺、传统技法等，为民众客观认识及有序传承发挥作用。

6. 多渠道加强中医针灸宣传

举办针灸文化节，宣传和弘扬中医针灸的文化价值；举办"针灸进社区"系列宣传活动，使其内容直观和形象地被感知和理解，提高公众对针灸文化的认知度；在公共信息网增设专门频道，全面介绍中医针灸的相关资讯，为中医针灸的弘扬和宣传工作发挥作用。

"申遗"成功后，中国将按照《保护非物质文化遗产公约》精神，履行缔约国责任，逐条落实在申报文本中对 UNESCO 所做的有关保护措施的各项承诺，强化这项遗产保护的政策保障力度，促进中医针灸的传承、保护、发展。

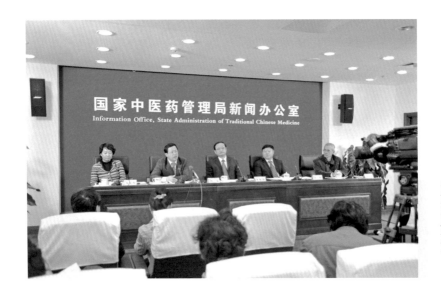

图10-1　2010年11月24日，国家中医药管理局就"中医针灸"申遗成功举行新闻发布会

《公约》指出:"各缔约国应竭力采取种种必要的手段,以便使非物质文化遗产在社会中得到确认、尊重和弘扬。不断向公众宣传对这种遗产造成的威胁及根据本公约所开展的活动。促进保护表现非物质文化遗产所需的自然场所和纪念地点的教育。"《国务院关于加强文化遗产保护的通知》中也明确指出:"加大宣传力度,营造保护文化遗产的良好氛围。提高人民群众对文化遗产保护重要性的认识,增强全社会的文化遗产保护意识……发挥舆论监督作用,在全社会形成保护文化遗产的良好氛围。"近年来,在中国政府的支持下,国家中医药管理局、中国针灸学会、中国中医科学院及各地中医药院校、针灸研究机构一起努力,做了大量的工作以传承和保护针灸。

1. 中国传统医药非物质文化遗产展览

为展示和宣扬中国博大精深、丰富多彩的非物质文化遗产,2007年5月23日～6月10日,中国在第2个"文化遗产日"举办了首届"中国成都国际非物质文化遗产节"活动。其中由国家中医药管理局主办,中医药申报世界非物质文化遗产办公室、四川省中医药管理局和成都中医药大学联合承办的"中国传统医药非物质文化遗产展览"为本次盛会的重要组成部分,向中国和世界各国民众展示了列入国家级第一批《非物质文化遗产名录》的传统医药项目。

展览期间,UNESCO保护非物质文化遗产政府间委员会第一届特别会议也在成都举行。2007年5月28日,UNESCO保护非物质文化遗产政府间委员会24个委员国、30余个缔约国及部分国际组织和非政府组织等70余名成员国代表参观了"中国传统医药非物质文化遗产展览",欣赏了中医生命与疾病认知方法、中医诊法、中药炮制技术、针灸、正骨等传统医药非物质文化遗产展品,驻足观赏了传统养生运动——八段锦、针灸推拿、中医诊病、古法炮制药丸等现场演示，并对针灸、推拿、拔罐、脉诊等中医药技法表现出浓厚兴趣。此次活动对于宣传中国博大精深的中医药文化起到了很好的作用。

2. 中国传统医药保护展

在"中国成都国际非物质文化遗产节"活动期间，由中华人民共和国文化部（今文化和旅游部）、国家中医药管理局主办，中国中医科学院承办的国家非物质文化遗产保护专题展——中国传统医药保护，也于 2007 年 6 月 6 日在北京开幕。（图 10-2）该展览以"保护文化遗产，构建和谐社会"为主题，以进入国家级第一批《非物质文化遗产保护名录》的项目为主要内容。

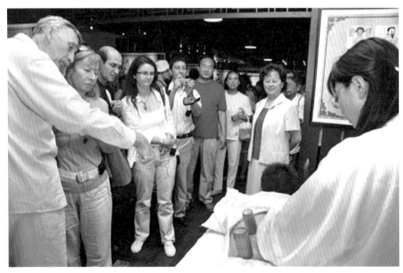

图10-2 中国成都国际非物质文化遗产节"中国传统医药保护项目"演示现场

首批国家级 518 个非物质文化遗产保护项目中，包含了中医生命与疾病认知方法、中医诊法、中药炮制技术、中医传统制剂方法、针灸、中医正骨疗法、同仁堂中医药文化、胡庆余堂中医药文化、藏医药 9 个传统医药项目，前 6 项均为中国中医科学院及所属机构提出申报。为此，中国中医科学院荣获"国家非物质文化遗产保护先进集体"光荣称号，中国针灸学会、中国医史文献研究所、中国中医科学院针灸研究所、中医基础理论研究所、中药研究所、望京医院分别被文化部授予"项目保护单位"标牌。（图 10-3）

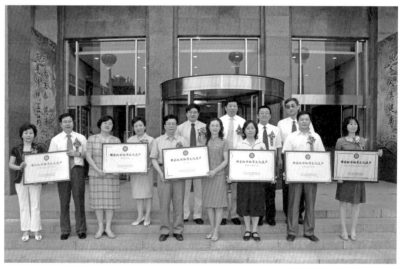

图 10-3　项目保护单位授牌

3. 中医文化与养生巴黎展

　　在国家中医药管理局国际合作司的领导下，在文化部外联局的支持和配合下，中国中医科学院与巴黎中国文化中心联合举办"中医文化与养生巴黎展"（图10-4）。2010年4月21～30日，由国家中医药管理局闫树江、王笑频、李亚婵，文化部外联局邹启山，中国中医科学院针灸研究所黄龙祥、杨金生、吴中朝、荣培晶、王莹莹、岗卫娟、徐文彬，上海中医药大学周雪芬组成的代表团一行12人，在国家中医药管理局办公室主任闫树江带领下，在巴黎进行访问交流，并举办中医文化与养生展。展览期间，中国中医科学院针灸研究所黄龙祥研究员从中医历史、诊法治法、中医养生、中医传承4个方面，针对展板与展品就中医文化与养生理念做了精彩的讲解。杨金生研究员进行"中医传统文化与养生之道"讲座，以简洁的语言、形象的图片及刮痧、拔罐的现场演示，展示了中医文化的天人合一整体观、阴阳五行动态观、三因制宜辨证观，以及顺应自然、形神兼调、动静结合、体质调养、药食同养、内外结合的养生之道。吴中朝主任医师进行了"中医养生的智慧与实践"讲座，运用大量的图景或场景展示中医养生的智慧与方法，阐释了中医的天人合一、阴阳平衡、身心合一三大养生法宝；介绍了运动、饮食饮茶与外治养生方法，并运用互动、体验的方式，现场演示了艾灸、针刺的具体方法。有近百名对中医感兴趣的中外人士到展览现场，感受中医诊疗的奇特。如巴黎中国文化中心的一位法国工作人员对中医很感兴趣，他患有颈椎病，希望体验针灸。扎针后，他表示感觉很好，表示要将感觉及其照片写进自己的博客，让更多人了解中医。期间，还开展了"中医传统文化与养生之道"及"中医养生的智慧与实践"系列讲座，在容纳150人的报告厅内，两场讲座均座无虚席，演讲人以生动的语言、图文并茂的演讲PPT、现场观众体验相结合的形式，向观众展示了中医传统文化及养生方法。

此外，代表团还接受了《欧洲时报》、凤凰卫视等多家媒体的采访，拜访了当地中医药界人士，就中医药在法国的发展与传播进行了交流。

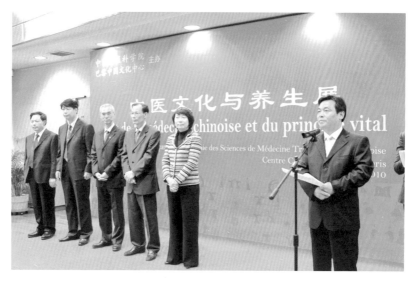

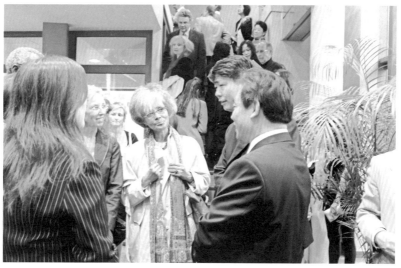

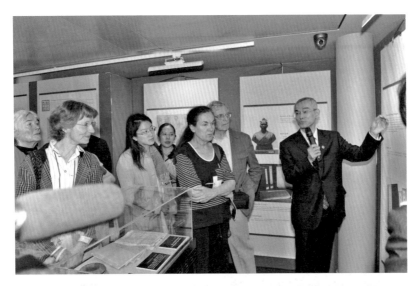

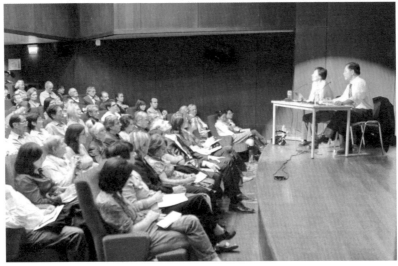

图10-4 "中医文化与养生巴黎展"现场

4. 中医针灸传承保护与发展专家座谈会

如何抓住针灸"申遗"契机，促进中医针灸的传承保护与发展是在申报成功后需要我们首先思考的问题。因此，2011年1月13日，中国中医科学院针灸研究所与中国针灸学会共同组织了"中医针灸传承保护与发展专家座谈会"（图10-5）。来自国家中医药管理局、中国非物质文化遗产保护中心、世界针灸学会联合会、中国针灸学会、中国艺术研究院、中国传统医药申报世界文化遗产委员会、中国中医科学院针灸研究所的相关领导和学者及来自全国各大中医院校的30多位专家出席了座谈会。经过讨论，就针灸申遗后的下一步工作达成基本的共识，提出以下5年工作计划的建议：

第一，落实相关政策，出台保护办法，制定保护规划。

建议国家中医药管理局与文化部等相关部门，在《保护非物质文化遗产公约》的框架内，出台《中医针灸列入人类非物质文化遗产代表作名录保护办法》，结合申报时对UNESCO做出的承诺，制定保护规划，在全国范围内开展中医针灸传承保护发展工作。

第二，提供财政支持，设立专项经费，兑现承诺。

建议国家相关部门提供财政支持，设立中医针灸传承保护专项经费，保证各项传承保护工作的开展，进行中医针灸保护内容、保护模式、传承机制等研究，兑现对UNESCO所做的承诺，履行《公约》缔约国的责任和义务。

第三，设立传承保护机构和单位，开展战略研究。

建议成立中医针灸传承和发展管理、研究机构，设立中医针灸非物质文化遗产传承保护负责单位，如中国中医科学院针灸研究所、中国针灸学会，开展中医针灸、中医药文化战略方案研究，为政府部门制定相关保护办法和条例提供方案支持，同时也有助于在《公约》框架下，落实各种保护与宣传措施，为中医针灸营造一个健康发展的"生态环境"。

第四，加强宣传，提升国内外认知度。

加强针灸宣传和国际交流是提高针灸认知度的有效方法。在国内主要开展两个层面的宣传：一是公众层面的宣传，如在全国范围内举办针灸展览、建立国家级针灸博物馆、拍摄针灸影视剧、开设针灸信息咨询网站等，以宣传针灸的医疗价值和文化内涵，提高针灸的社会地位，使针灸渗透到民众的生活中，增强针灸的民族自信；二是开展业内层面的宣传，通过宣讲文化、遗产、非物质文化遗产、申遗的意义等相关问题，在业内提高认识，统一思想，有利于中医针灸保护规划的贯彻和执行。

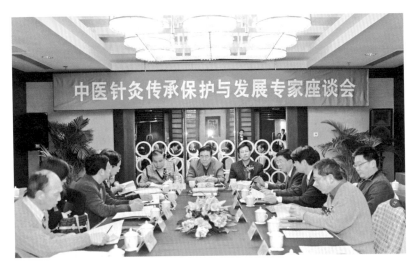

图10-5 中医针灸传承保护与发展专家座谈会现场

5. 相约北京——中医针灸展

为扩大中医针灸列入《代表作名录》后的宣传推广工作，2011年5月8～18日，由国家中医药管理局主办，中国针灸学会、中国中医科学院等单位承办的"相约北京——中医针灸展"在北京市东城区图书馆举行（图10-6），开展了专题展览、健康讲座和义诊咨询等系列活动，并邀请甘肃省大型秦腔历史剧《针灸鼻祖——皇甫谧》剧组进京汇报演出，用鲜活的历史事迹，直观形象地展示针灸的文化内涵。

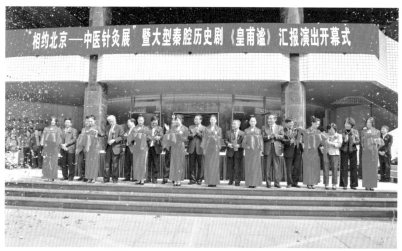

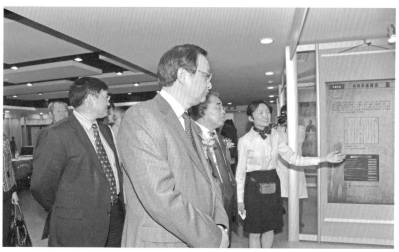

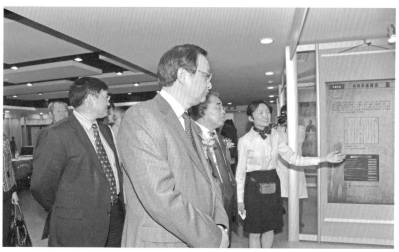

图10-6 "相约北京——中医针灸展"现场

展览期间，以最受关注的健康问题及养生保健方法为主题，举办了经络保健、针灸保健技巧、穴位按摩技巧、针灸止痛、刮痧拔罐保健、耳穴与健康、心理与健康、漫话冬病夏治、艾灸与健康、饮食与健康 10 个专题讲座，并进行现场演示与互动，让大家了解中医治未病、健康靠自己的科学道理。此外，中国中医科学院广安门医院、西苑医院、望京医院、眼科医院和针灸医院等 5 家医疗机构还举行中医针灸义诊咨询活动，让广大民众亲身感受中医针灸养生保健的神奇魅力。

6. 中医针灸澳洲展

2013 年 11 月 1 ～ 4 日在澳大利亚悉尼举办世界针灸学会联合会第八届会员代表大会暨世界针灸学术大会召开之际，同时由中国中医科学院针灸研究所和中国针灸学会共同举办的"中医针灸展"也隆重开幕。（图 10-7）本次活动为联合国教科文组织"人类非物质文化遗产代表作名录中医针灸"保护专项计划，由中国文

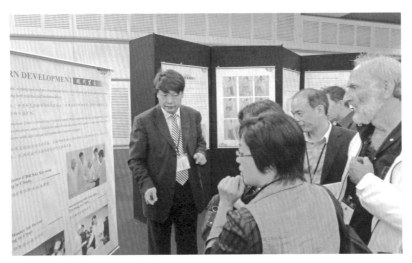

图10-7 "中医针灸澳洲展"现场

化部资助。展览为期 3 天，从不同的视角和以不同的专题展示了中医针灸的早期历史、经络腧穴、诊疗技术、养生保健及现代发展，让参会代表们近距离感受中国传统医药文化的深厚底蕴，领略中医针灸的奥妙。展览期间还向部分参观者赠送了《中医针灸非物质文化遗产丛书》和《针灸在世界——世界针灸学会联合会25 年图史》，对中医针灸在国际上的传播起到了很好的作用。

7. 世界针灸周暨纪念中医针灸申遗成功 3 周年活动

在 2013 年 11 月 14 日在澳大利亚悉尼召开的世界针灸学会联合会第八届会员代表大会暨世界针灸学术大会召开期间，大韩针灸学会会长申泰镐提议将世界针灸学会联合会成立日期 11 月 22日定为"世界针灸日"，在这种情况下，中国针灸学会秘书长杨金生提议将每年 11 月 16 ～ 22 日定为"世界针灸周"，以纪念"中医针灸" 2010 年 11 月 16 日成功入选联合国教科文组织《人类非物质文化遗产代表作名录》和世界针灸学会联合会 1987 年 11 月22 日成立，此提议立即得到了世界针灸学会联合会主席邓良月、刘保延的认可，并获得了大会一致通过，将每年 11 月 16 ～ 22 日定为"世界针灸周"，由各国针灸界组织义诊、咨询和展览等相关活动以纪念。中国中医科学院针灸研究所和中国针灸学会作为国家级非物质文化遗产"针灸"项目和世界级非物质文化遗产"中医针灸"项目的传承保护单位，于 2013 年 11 月 16 ～ 22 日举办专家座谈、展览宣传、校园讲座、义诊咨询等系列活动，以庆祝"世界针灸周"确立暨纪念中医针灸申遗成功 3 周年。（图 10-8）

中国针灸学会和中国中医科学院针灸研究所联合主办的专家座谈会暨中医针灸展剪彩开幕于 2013 年 11 月 18 日在中国中医科学院召开，来自文化部非物质文化遗产司、外联局、国家中医药管理局国际合作司及办公室、世界针灸学会联合会、中国针灸学会、中国医史文献研究所、中国中医科学院针灸研究所、北京中医药大学等单位的 30 位专家和领导出席会议，会议由中国中医科学院常务副院长、世界针灸学会联合会主席、中国针灸学会会长主持。会议就中医药非物质文化遗产项目评审及传承人认定要点、中医针灸学术流派的传承、中医针灸传承与保护内容等问题展开讨论，并举行了中医针灸展剪彩开幕，拉开了庆祝世界针灸周确立暨纪念中医针灸申遗成功3周年系列活动的帷幕。

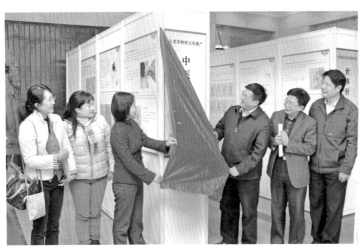

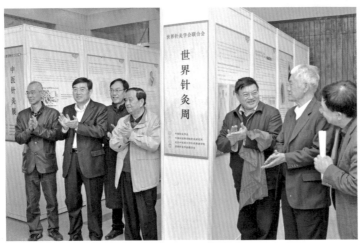

图10-8 2013年11月6日，中医针灸申遗成功3周年纪念展开幕式在中国中医科学院举行

8. 中国针灸学会学术流派研究与传承专业委员会成立

面对针灸标准化和规范化的挑战，如何保持针灸的特色及多样化越来越受到重视，其中针灸流派的总结与传承显得非常重要。学术流派研究是中医药传承和传统医药非物质文化遗产保护工作中的重要问题，解决好流派传承问题对传统医药非物质文化遗产保护及中医学术发展和传承具有重要意义。2014 年 11 月 16 日，在中医针灸被列入《人类非物质文化遗产代表作名录》4 周年之际，中国针灸学会学术流派研究与传承专业委员会成立大会在南京举行。中国针灸学会学术流派研究与传承专业委员会的成立，为全国针灸学术流派的研究与传承提供了有效的经验交流和工作学习平台。本次大会将促进针灸流派的人才培养和学术的传承与创新，对中医针灸与中国传统文化的传承和发展具有重要的指导意义。

会后中国针灸学会会长、世界针灸学会联合会主席刘保延，中国针灸学会秘书长、文化部非物质文化遗产"中医针灸"保护项目课题组负责人杨金生分别以"擦亮针灸这块中医金字招牌""针灸流派传承有五个关键"为题目在《中国中医药报》进行了专版的报道。专版还报道了非物质文化遗产"中医针灸"项目代表性传承人王雪苔、张缙、贺普仁、郭诚杰、程莘农，以及他们的继承人代表。

9. 世界针灸周暨纪念中医针灸申遗成功 5 周年活动

2015 年 11 月 15 日，中国针灸学会和中国中医科学院针灸研究所在北京成功举办"中医针灸"申遗成功 5 周年暨"世界针灸周"中医针灸传承保护座谈会（图 10-9），拉开纪念"中医针灸"申遗成功 5 周年系列活动的序幕。来自文化部非遗司、外联局，中国非物质文化遗产保护中心、中国艺术研究院、中国科协、国家中医药管理局、世界针联、中国针灸学会、中国中医科学院、北京市中医管理局、北京市文化局的 20 多位专家和领导出席了会议，央视等新闻媒体，社会各界中医针灸爱好者 60 余人参加了会议。中国针灸学会秘书长杨金生主持开幕式。

  本次系列活动为期一周，包括专家座谈会、程莘农教授学术思想和临证经验公益讲座、代表性传承人及针灸理论与特色技术展等，同时，举办了世界针灸学会联合会"中医针灸随手拍国际摄影比赛"颁奖仪式，以及联合国教科文组织人类非物质文化遗产代表作名录《中医针灸传承集粹》新书首发式，以纪念"世界针灸周"及"中医针灸"申遗成功 5 周年。

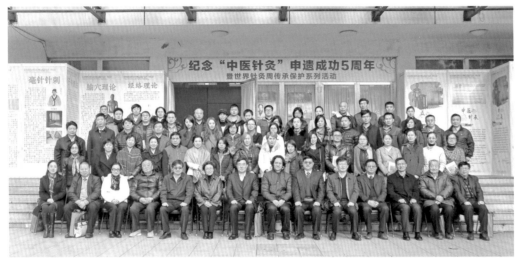

图10-9 "中医针灸"申遗成功5周年暨"世界针灸周"中医针灸传承保护座谈会合影

10. 海内外"世界针灸周'中医针灸'申遗成功 6 周年"

  中国中医科学院针灸研究所"中医针灸非遗保护专项"项目组联合中国针灸学会、上海市针灸学会于 11 月 19 ～ 20 日在上海举办"世界针灸周'中医针灸'申遗成功 6 周年传承保护活动"

（图 10-10），组织项目代表性传承人程莘农、贺普仁、郭诚杰、张缙的传承人进行学术交流，同时举办了上海市针灸青年论坛、"中医针灸"非物质文化遗产科普展，向民众宣传中医针灸，提高民众认知度。

　　应项目组的邀请和技术支持，博瓦尼大学孔子学院举办"中医药文化与养生知识展览"，在孔子学院的 4 个教学点巡回展出，科特迪瓦国家医药管理局局长、国家武术协会主席等相关人士进行了参观、学习。与此同时，项目组支持香港博爱医院也在香港组织"中医针灸"宣传活动，向民众宣传和展示中医针灸的神奇魅力，提高中医针灸的国际认知度。

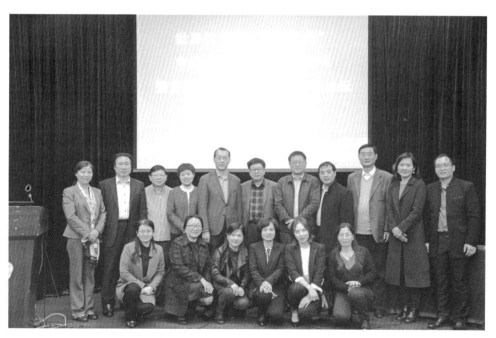

图 10-10　上海"世界针灸周「中医针灸」申遗成功 6 周年传承保护活动"合影

11. 世界针灸学会联合会"一带一路"风采行"中医针灸"展览

自 2014 年起，世界针灸学会联合会推出"一带一路"中医针灸风采行系列活动，旨在促进中医针灸与其他传统医学间的学术和文化交流。

2017 年 10 月 10 ～ 15 日，在世界针灸学会联合会推出"一带一路"中医针灸风采行活动期间，中国中医科学院针灸研究所"中医针灸非遗保护专项"项目组在荷兰、土耳其、俄罗斯圣彼得堡等地举办"中医针灸"展览（图 10-11），让"一带一路"沿线国家民众更好地了解中医针灸这一人类非物质文化遗产。活动展示了中医针灸的早期历史、诊疗技术、养生保健及现代发展。展览期间，中国专家还通过开办讲座和义诊，使前来观展的波兰民众能够近距离感受中国传统医药文化的深厚底蕴，领略中医针灸的奥妙。（图 10-12）

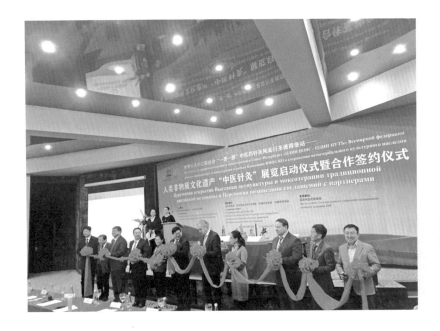

图10-11 "一带一路"风采行"中医针灸"展览开幕式

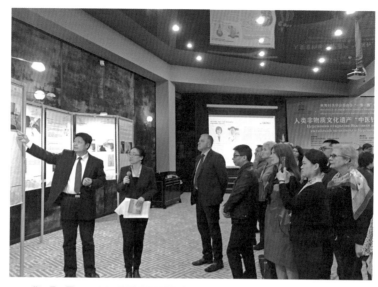

图10-12 "一带一路"风采行"中医针灸"展览现场

四、针灸鼻祖皇甫谧的祭拜与认同

2010年8月，在中国针灸学会针法灸法分会、中国针灸学会砭石与刮痧专业委员会主办的"国际针灸针法灸法技术演示暨学术大会"上，东贵荣、杨金生、何天有等发出"循宗拜祖、尊古归真、传承真谛、宏大针灸——关于祭拜皇甫谧及其针灸学术传承与研究"的倡议，得到来自美国、加拿大、法国、奥地利、挪威等国家及中国台湾、中国香港和中国澳门等地区的与会400多名国内外专家学者的一致通过。因此，中国针灸学会作为中医针灸非物质文化遗产保护单位，于2012年8月6～8日在甘肃省平凉市灵台县开展以"缅怀针灸先祖，弘扬中医针灸文化遗产，推进中华文化大繁荣"为主题的"首届皇甫谧故里拜祖大典暨《针灸甲乙经》学术思想国际研讨会"。祭拜中医针灸学科开门立户的传世经典著作《针灸甲乙经》的作者皇甫谧先祖，交流为针灸学科门类确立奠定基础的《针灸甲乙经》的学术思想。

1. 皇甫谧《针灸甲乙经》奠定了针灸学发展的基础

《针灸甲乙经》是中国针灸学专著，原名《黄帝三部针灸甲乙经》，晋代皇甫谧（215—282年）编撰于魏甘露四年（259年），共10卷。后来皇甫谧为使其内容更加系统化和切合实用，"使事类相从，删其浮辞，除其重复，论其精要，至为12卷"。《针灸甲乙经》为后世针灸学术发展奠定了基础。

（1）《针灸甲乙经》是对晋代以前针灸学科发展的升华

《针灸甲乙经》奠定了针灸学的理论基础，在针灸史乃至中医史上具有重要地位。主要贡献有：①收藏和整理了魏晋以前针灸方面的大量原始资料，如《四库全书·总目提要》云："考《隋志》有《明堂孔穴图》三卷，《唐志》有十三卷……杨元孙《黄帝明堂》三卷，今并亡佚。唯赖是书有其精要。"又《黄帝内经明堂》中黄以周叙云："顾《黄帝明堂》之文，多经后人窜改，而不见其旧。自皇甫谧剌取《甲乙》，而后秦承祖增其穴（杨注引其说，《千金方》亦引之），甄权修其图，孙思邈之《千金》、王焘之《秘要》又各据后代之言，损益其间。"可见，《针灸甲乙经》保留了《明堂孔穴针灸治要》的基本内容，使得有价值的资料在该书中得以比较完整的保存，具有不可替代的文献价值。②发展完善了腧穴学理论，扩充了腧穴数量，使腧穴由《针经》《素问》记载的160多个增加到了349个；增补五腧穴、俞募穴等特定穴，创交会穴、郄穴之应用；确立了后世穴位排列的基本规则，人体躯干按照头、面、耳、颈、肩、背、胸、腹等解剖部位，四肢分手足三阴、三阳经依次排列，这要比《黄帝内经》单纯依照经络排列显得更加清晰明确，符合人体经络穴位的分布规律；并对每一经穴的部位、主治、归经和针刺深度、留针时间等操作方法做了详细的说明。③归纳不同疾病的选穴规律，记载了500多个处方，论述了200多种病证的治疗。④确立针灸操作规范，综合前人经验，总结了很多疾病的针灸治疗方法和穴位针灸治疗的适应证和禁忌证，强调不同疾病针灸时应有不同的操作方法，这在今天看来有着重要的临床实用价值。

（2）《针灸甲乙经》的学术思想具有深远的历史和现实意义

正是由于《针灸甲乙经》在针灸理论与实践上的巨大贡献，晋代以后的许多文献都把本书作为经典之一，或加以引用，或通过实践验证它的疗效。如唐代孙思邈的《备急千金要方》和《千金翼方》、王焘的《外台秘要》、宋代王执中的《针灸资生经》、王惟一的《铜人腧穴针灸图经》、明代高武的《针灸聚英》、杨继洲的《针灸大成》等名著，都有不少内容源自本书。此外，唐宋官方的医学教育，明确规定针灸学为医学院校学生学习的必修课，并以《针灸甲乙经》为授课及指导临床实践的主要依据，列为习医准绳，如《新唐书》载唐制习医以"《本草》《甲乙》《脉经》分而为业"。《针灸甲乙经》还被远传至海外，对朝鲜、日本等国的针灸医学也产生了巨大影响。在南北朝时期，中医针灸传到了国外，《针灸甲乙经》即是其中之一，先后被翻译成多种外文版本，流传到东南亚及欧洲，足见《针灸甲乙经》在国外影响之深。

皇甫谧针灸理论经历1700多年的实践检验，仍有旺盛的生命力，国内国际的医学家至今还继续吸取其有益的学术思想和诊治经验。在文化意义上，"皇甫谧"业已成为中医针灸的一个象征符号，成为全球针灸从业者感情认同、价值认同的文化标志，成为联系全球中医针灸学人身份的重要纽带。

2. 祭拜针灸先祖，促进针灸学科的传承与发展

文化是一个民族的灵魂和血脉，凝聚着这个民族对自然界和生命的历史认识及现实感受，沉淀着这个民族最深层的精神追求和行为准则。一个国家、一个民族没有自己的优秀传统，没有自己的人文文化，就会被异化。同理，一门医学如果没有自己的文化，同样也会被异化。灿烂辉煌的中华文明孕育了博大精深的中

医药文化，从伏羲制九针、神农尝百草开始，逐渐形成了包括经络文化、诊疗文化、本草文化、养生文化等在内的完整的中医药理论体系，曾经为中华民族的繁衍和健康做出过巨大的贡献，至今仍在为我国人民的健康和保健发挥着不可或缺的作用。开展皇甫谧故里拜祖具有深刻的文化内涵和重要意义。

（1）拜祖溯源归根，提升文化认同

拜祖是中华民俗文化的重要组成部分，它作为一种信仰行为蕴含着丰富的民族文化精神，是构成民族凝聚力的重要思想因子。可以肯定的是，黄帝故里拜祖大典散发出的强大文化力量，对海内外华人加强民族认同感和自豪感起到了重要作用。我们在追溯中医针灸历史长河的源头时，无论从历史性，还是从传承性而言，将皇甫谧尊为针灸先祖，已经达成业界的共识。拜祖归根不是保守、倒退，而是固本清源，提升认同。中国是针灸的故里，皇甫谧是针灸的代表，拜谒皇甫谧，是针灸源头文化的神圣回归，有助于增强对中医针灸发源地人文代表的归属感、认同感和尊崇感。

开展各种形式的传承与保护活动，将有利于对古代文明传承下来的思想和技术进行保护，将鼓舞针灸传承人的信心，加强传承、应用和研究，使宝贵的有效经验和方法被发掘和推广，民众对针灸的认知度会得到提升，从而促进对针灸的选择和应用，既有助于传统文化的现代还原展示（穴位名称、特殊针刺技法的文化内涵等），也有助于针灸医术的不断创新和应用。

目前，全球202个国家中有183个国家应用针灸，随着中医针灸对外交流增加，举办皇甫谧故里拜祖大典有助于让民众知道中国是针灸的发源地，增强海外针灸学人对中医针灸的认同感和归属感；同时，作为现代针灸学人文化再认同的方式，为针灸发展模式提供多样性参照，避免盲从性地追随西方认知方式和价值取向；此外，通过拜祖活动开展针灸学术交流，可以增进国际上的认同与合作。开展皇甫谧故里拜祖活动，不仅是一种文化传播，还将有助于我们思考如何在现代医学背景下，培植中医文化根基，加强文化建设，完整地继承中医针灸。

（2）弘扬人文精神，发挥中医优势

从历史上看，医学是由科学文化和人文文化两部分构成的。随着社会的发展和医学技术水平的提高，人们越来越多地注重医学所包含的社会文化属性。

中医是用具有中国特色的人文方法实现医学科学的知识体系。以维护健康、防治疾病为主要研究内容的中医学反映了人体的客观规律，属于自然科学的范畴。同时中医学脱胎于中国传统文化，包含了大量的人文内容，人文因素是中医理论的特色，独特的人文思想体现出中医药外在的历史美。科学精神赋予了科学以创新生命，人文精神则赋予科学以创新所必需的深厚的文化土壤和道德基础。对中医药文化中独具特色的人文内涵的认知与继承，是推动中医药业壮大发展的重要动力。正如王永炎院士所说："科学为人文奠基，人文为科学导向，科学求真，人文求善，科学人文合而不同、互补互动，科学人文水乳交融，体现中医学原创思维、原创成就、原创优势。"只有弘扬中医的特色思维模式，借鉴现代自然科学的前沿知识、技术，以科学精神体现人文关怀，以科学研究推动有着几千年悠久历史的中医药学不断进步，丰富生命科学内涵，才是中医药学现代化的正确途径。

中医针灸申遗成功，有助于传统针灸的保护和传承，使其更好地为人类健康服务，为中医针灸在自我发展困局和西医冲击的处境下提供一个契机，如何获得更好的发展，还需要我们针灸学人从科学和人文方面进行探讨，不只重视其科学体系中的理论形态和技术形态，还更重视其科学体系中的精神形态和价值形态。皇甫谧故里拜祖活动的举办，有助于我们对古代文明传承下来的思想和技术进行保护，丰富传承与保护活动，鼓舞针灸传承人的信心，加强传承应用和科学研究，促进针灸医术的不断创新和发展；有助于弘扬中医人文精神，传承中医的特色思维模式，把握中医认知特点和中医文化内涵，体现针灸的原创优势。

（3）强化人文教化，不断激励后学

拜祖本身是对先人的尊崇悼念，就是追魂。"医乃仁术"是中国传统的精髓，本着"爱人之心"和"恻隐之情"对病人倾注关怀之情，仁爱之意成为古代医学家人文精神最本质的特点。医学应该把科技和人文结合在一起，回到"医乃仁术"的传统上来。

祭拜皇甫谧，是对中医针灸人文思想的寻根，是一种心理情结和激情的存在和跃动。举办皇甫谧故里拜祖大典，用多种形式展示、瞻仰皇甫谧的伟大历史性贡献，以传承和弘扬他为救死扶伤而致力医学的高尚医德，他的勤奋好学、刻苦钻研、严肃认真、理论联系实际、敢于创新的治学作风，仁爱救人、赤诚济世、不图钱财、清廉正直、忠于医业的献身精神，直到今天，仍然值得我们医务工作者学习、借鉴和发扬。通过祭拜活动，"皇甫谧文化"将成为激励我们针灸学人不断创新发展的精神旗帜和针灸文化传承发展的力量源泉。

拜祖具有巨大的教化、凝聚和传播功能，是团结和联系中医针灸学人的重要纽带，可以提升中医针灸学人的凝聚力和向心力。中医针灸孕育于中国传统文化土壤，延绵数千年传承至今，不仅是一种保健和治病的实践技术，而且是人类有关生命与自然界和宇宙的知识和实践最具代表性的文化表现形式之一，凝聚着中华民族的智慧和创造力，已成为我国具有世界影响的文化标志之一。我们祭拜皇甫谧，不是把皇甫谧当成神灵来祭拜，而是在一种肃穆的气氛中追思我们的先辈如何创造文明以维护健康；我们祭拜皇甫谧，要学习他的治学精神和高尚医德，学习和研究他的学术思想和诊治经验，弘扬"大医精诚"以"救死扶伤"；我们祭拜皇甫谧，更重要的是拜祖以归根，固本以清源，提升文化和学科认同，发挥我们在中医针灸方面的优势，促进中医针灸的海外传播，为世界人民的健康贡献力量。

拜祖归根是中华民族的文化传统，拜祖具有巨大的教化、凝聚和传播功能。中国是针灸的故里，皇甫谧是针灸的代表，皇甫谧《针灸甲乙经》奠定了针灸学发展的基础。"中医针灸"入选《人类非物质文化遗产代表作名录》以后，开展祭拜针灸先祖活动，有助于追根溯源，回归针灸源头，体现针灸的原创优势，彰显中国是中医针灸宗主国的国际地位；有助于提升认同，振奋中医精神，进一步弘扬中医文化，增强海内外针灸学人对中医针灸的归属感、认同感和尊崇感；有助于通过人文教化，传承中医特色的思维模式，把握中医认知特点和中医文化内涵，加强传承应用和科学研究，促进针灸医术的不断创新和发展（图 10-13）。

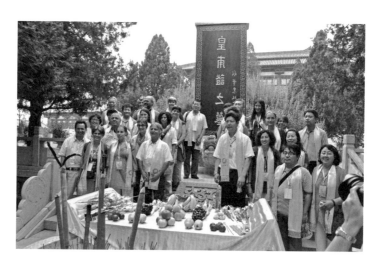

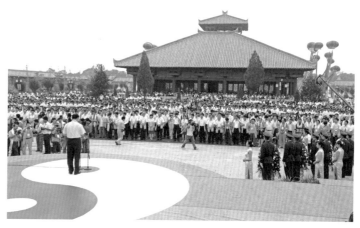

图 10-13 首届皇甫谧故里拜祖大典现场

附一

"首届皇甫谧故里拜祖大典"的祭文

维公元二〇一二年八月六日，壬辰龙年六月十九，节届夏秋之交，陇原大地骄阳炽照，故里灵台华容盛妆，夏天丰收，大秋如帐，瓜果飘香，惠风和畅。时中国针灸学会、甘肃省中医学院、中国针灸学会针法灸法分会、中国针灸学会砭石与刮痧专业委员会、平凉市人民政府、灵台县人民政府，诚邀国内外针灸医学专家、学者，以及社会各界代表，隆重聚集于灵台县皇甫谧文化园，在世界针灸医学研讨大会开幕之际，恭谒祖陵，敬备雅乐、芳花、时果之仪，致祭于我针灸医学鼻祖皇甫谧之陵墓前也。我祖英灵在上，必能俯察后世激励之心，昭鉴我辈赓续之诚。辞曰：

巍巍昆仑，舛舛春秋。中华医药，承古济世。
天降圣真，嗟我谧祖。出身名门，不屑族荫。
躬耕稼穑，布衣终身。博览典籍，医经史哲。
著述为务，文史盛名。洛阳纸贵，朝野有声。
累征不仕，乐道安贫。隐于乡野，心系苍生。
悯矣我祖，壮年罹难。风痹缠身，羸体而残。
悲矣我祖，误服寒石。雪又加霜，疾苦不堪。
矫矣我祖，贞志弥坚。黄帝内经，且览且探。
睿矣我祖，以身试验。运针施灸，抱症习研。
智矣我祖，贯医通鉴。博综稽考，革弊创见。
圣矣我祖，创经立典。针经甲乙，功德齐天。
赫赫我祖，煌煌典范。大医精诚，青史垂芳。
中医针灸，克承厥先。唐宋于今，海外载誉。
四海一祖，五洲同源。人文教化，尊为世遗。
中华银针，循经刺穴。燮理通微，泽被尘寰。
传承文化，保护遗产。故里灵台，谱写新篇。
追古励今，裕后光前。我祖精神，万古流传。

祭祀告成，伏惟尚飨！

（图 10-14）

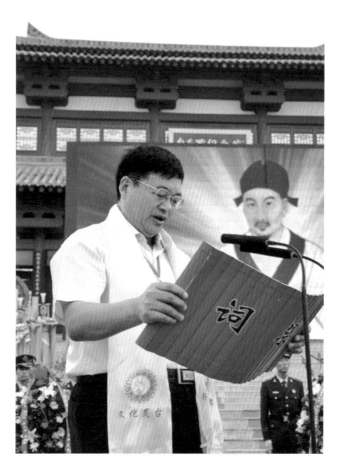

附二
土国强副部长在首届皇甫谧故里拜祖大典上的讲话

尊敬的各位来宾，各位朋友，女士们，先生们：

今天，由中国针灸学会、中国中医科学院、甘肃省卫生厅和甘肃中医学院共同承办的"首届皇甫谧故里拜祖大典暨《针灸甲乙经》学术思想国际研讨会"在甘肃平凉灵台隆重开幕了。首先，请允许我代表卫生部和国家中医药管理局，对大会的召开表示热烈的祝贺！向来自世界各地的专家学者表示诚挚的欢迎！

中医药是中国各族人民在几千年生产生活实践和与疾病做斗争中逐步形成并不断丰富发展的医学科学，为中华民族繁衍昌盛做出了巨大贡献，对世界文明进步产生了积极影响，时至今日仍然在为维护人民健康发挥着不可替代的作用。针灸作为中医药的重要组成部分，是中华民族的一项重大发明，以其丰富的临床实践、显著疗效和独特的理论体系得到了人民群众和社会各界的肯定。据考古学家证实，在距今 14000 年前的新石器时期，先民便发明了磨制精巧的石针用以治病。大约在前 3 世纪成书的《灵枢经》，详细记载了经络、腧穴、针刺工具、刺法、灸法、治则等针灸的基本理论。283 年，皇甫谧将《素问》《九卷》《明堂》三部医书，类编而成现存最早的针灸学专著《针灸甲乙经》，强调基础理论与临床实践紧密融合，系统构建了针灸学的框架体系，使针灸学知识系统化和结构化，对后世针灸学的传承与发展产生了极其深远的影响。《针灸甲乙经》自问世以来，一直被历代医家奉为经典，为针灸的发展奠定了坚实的基础。皇甫谧其人安贫乐道，探索求真，在文、史、哲、医等诸多方面建树良多，著述宏富，具有不朽的精神魅力与深远的文化影响，堪称医家的典范。

多年来，在广大针灸工作者的努力下，中医针灸在临床、教

学、科研和国际交流等方面都取得了明显进步。目前，中国 90%
以上的中医医院和中西医结合医院设置了针灸科，80% 的西医综
合性医院设有中医临床科室，其中绝大部分有针灸诊室。同时，
据新近研究数据显示，针灸适宜治疗的病症有 16 个临床学科的
532 种，单用针灸即可取得较好治疗效果的病症有 68 种，广泛应
用于止痛、恢复神经功能及调节消化、内分泌、循环、生殖、呼
吸等各系统功能、提高机体免疫力、促进损伤组织恢复、激发机
体抗病能力提高等方面。针灸教育已经建立起从专科到本科、研
究生的完整高等教育体系，办学规模不断扩大。基础研究和临床
研究取得不少新进展，大量的临床实践与研究结果证实，针灸方
法种类丰富，临床安全、有效，具有明显的双向调节作用，成本
低、操作简便，易于学习掌握，便于推广应用，适应范围广泛，
可以用于治疗、康复、预防、养生保健等多个领域。

随着中医药对外交流与合作的不断深入，针灸逐步被越来越
多的国家接受和认可，到目前为止已有 160 多个国家和地区接受
和应用针灸，海外越来越多的民众选择中医药作为医疗保健手段，
海外针灸服务已形成了经济规模可观的医疗保健服务产业。根据
世界中联的问卷调查分析和测算，在世界各地从事中医针灸服务
的各类针灸师至少有 20 万人，针灸每年的服务产值有 100 多亿美
元。2010 年，随着中国申报的"中医针灸"项目被成功列入"人
类非物质文化遗产代表作名录"，中医针灸的国际影响越来越大，
其优势和发展前景更加受到瞩目。

这次会议的召开，适逢《针灸甲乙经》作者皇甫谧诞辰 1797
周年，海内外针灸同道在这里传承针灸学术思想，弘扬皇甫谧大
医精诚的医德医风，很有意义，必将为推动中医针灸的创新发展
做出积极贡献。借此机会，我提出四点建议。

第一，加强基础和理论研究。坚持以中医理论为指导，以临
床实践为基础，强化中医针灸基础和理论研究。一方面要深化和

揭示中医针灸的科学内涵，在肯定疗效的基础上，研究其效应机制和生物学基础；另一方面要丰富和发展中医针灸的理论体系，按照从临床到理论的反复实践方法，不断提出新观点、新学说和新理论，为中医针灸在新时期的创新发展和更大范围应用，提供理论指导和科学依据。

第二，不断提高临床疗效。要系统梳理和继承古代医家针、灸、药并用治疗疾病的经验和方法，吸纳现代研究中针药结合的临床与实验成果，积极开展临床评价，探索综合应用针灸多种方法并与药物结合来解决多因素、复杂性疾病的长期、持续治疗与康复问题；结合不同机构、不同地区的中医针灸实践，加强针灸手法、时机、频次等制约临床效果的关键要素研究，深入总结和优化特色鲜明、疗效突出的疗法和经验，不断提出新技术、新方法、新方案和新的诊疗设备，努力提高针灸在疾病防治中的贡献率。

第三，推进文化传承和知识传播。以中医针灸申遗成功为契机，全面推进针灸传统文化、不同流派和各家学说的传承，采用群众喜闻乐见的各种方式，加强中医针灸知识的普及和适宜技术的推广，大力推进中医药文化建设，使中医针灸知识和中医药的健康观、疾病观、养生观等理念更加深入人心。努力培养和建立一支专业化的中医针灸科普志愿者队伍，让针灸专业人员走出医院，贴近百姓，贴近基层，使中医针灸知识和服务更好地进乡村、进社区、进家庭。

第四，促进国际交流与合作。紧紧抓住中医药服务贸易发展和针灸加快走向世界的机遇，建立针灸学术交流与科技、教育合作的平台，培养高层次、实用型的国际合作人才。积极学习和借鉴先进的教育、科研技术和方法，结合国内实际情况，促进中医针灸的创新发展，提高国际交流水平和能力。坚持开展高水平的学术交流，打造国际学术活动品牌，不断扩大中医针灸在国际上的影响。

最后，预祝本次活动和研讨会圆满成功！

谢谢大家！

（图 10-15）

（根据录音整理）

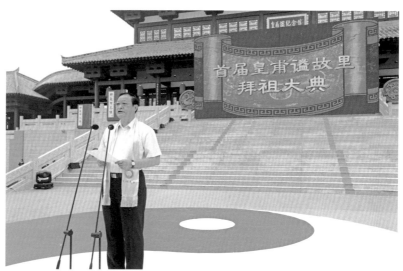

图 10-15　时任国家中医药管理局局长王国强讲话

五、中医针灸"申遗"后的思考

1. 现代医学丰富了针灸理论和疗法的同时，如何保持针灸传统并不断再创造

近代以来，在西学东渐尤其是西医影响下，中国医家开始参合西医知识，运用解剖、实证等方法解读、研究针灸理论，由此形成了针灸理论形态由传统向近现代的学术演变。在同现代科学技术相结合的过程中，传统针灸获得了很大的发展：

第一，传统针具与灸具不断改革与创新，刺灸方法也随之更加丰富，如针灸的工具由传统的九针、毫针发展到现在的管针、电针，到电针仪等。

第二，传统针法与现代疗法相结合产生了多种新疗法——与物理疗法结合产生了电针疗法、磁极针疗法；与药物注射技术相结合产生了穴位注射疗法、穴位封闭疗法等。

第三，创立了多种多样的微针系统诊疗法，如耳针、头皮针、面针、眼针、鼻针、舌针、腕踝针等，这些治疗方法配合传统针灸的使用，提高了针灸的疗效。

目前，针灸在世界上广泛传播。在针灸向世界传播的过程中，我们也注意到：西方世界在学习和接受中医针灸时，多是选择性地接受技术层面的内容，而深层的中医针灸理论及其文化内涵多被滤过，如国际上针灸腧穴命名用代码，失去了穴位名称所包含的文化内涵，现代的套管针代替了古代的针刺进针手法。长此以往，中医针灸的异化将难以避免，甚至会去中国化。

随着现代医学的普及，科学技术向针灸医学的渗透，提高了对针灸作用机理和经络腧穴的认识及针灸治疗水平，但同时，对针具选择、手法变化、取穴等传统针灸理念和技法造成了一定的冲击，针灸理论及其文化内涵被忽略和淡化，传统针灸的生存空间受到越来越多的挤压。现代医学丰富了针灸理论和疗法的同时，

如何保持针灸的传统并不断再创造，是我们思考的问题之一。

2. 针灸特色技法后继乏人，如何保护针灸的特殊技艺

虽然针灸现在被越来越多的人关注，但传统针灸疗法的应用相对弱化：一方面，一些需要长期实践才能掌握的特色技法面临失传的危险，比如"烧山火"、"透天凉"等特色针法，逐渐被淡化；另一方面，各种散落在民间的家传针刺技法、绝技也大多后继乏人，有濒临失传的危险；此外，目前"重针轻灸"的现象也比较突出，甚至只"针"不"灸"，或用红外线照射来取代灸疗法，灸法逐渐被边缘化。

目前，对传统针刺手法科学内涵的揭示不够充分，特别是对一些复杂特色技法继承性发展更是不够，这些经千百年积累、总结出的针灸技艺是难以用现代科技所替代的。面对针灸特色技法后继乏人，如何继承保护针灸的特殊技艺，将传统的针灸发扬光大，是我们针灸人思考的另一个重要问题。

3. 面对针灸服务定价过低，如何体现针灸工作者的劳动价值

针灸的价值主要体现在技术操作上，而目前的收费标准却不能体现针灸师的劳动价值。当前，在很多地方，针灸治疗按人次收费，无论患者患有多少病种、取多少穴位、扎多少针，均是4元。针灸医生为病人望闻问切、处穴、行针得气等，整个诊治过程至少需要30分钟，针灸的服务技术价值没有被价格所体现，更谈不上中医针灸的文化附加值。

由于针灸收费较低，针灸科效益相对较低，目前许多综合医院仅有针灸门诊，或合并在中医、康复、理疗等科内。这种以"针灸科"为基本单元的单一服务模式，使许多针灸治疗效果很好的病症，而被筛选到了其他科室，使针灸科病种减少、病源下降。

针灸技术价值与收费价格相背离，针灸工作者的劳动价值未能体现，使得针灸的临床阵地萎缩，针灸人才流失。如何体现针

灸的服务技术价值，充分体现中医针灸的文化附加值，提高从业者的积极性，也是需要我们思考的问题之一。

4. 面对民间存在大量基层从业人员，对如何纳入执业医师管理的思考

民间医师古来有之，在民间以其简便廉验受到群众欢迎，满足了广大基层群众尤其是农村民众的医疗保健需求，其医术是中医针灸这一非物质文化遗产的组成部分。

为规范医疗服务行为，1999 年国家颁布了《中华人民共和国执业医师法》，实行了一系列的执业准入、执业规则、考核和培训方法等。但因条件和制度的局限，民间医师却很难符合现行执业医师的要求，多数不满足参加考试的条件，因而被取消了从医资格，使其传承也受到限制。随着中医药立法的逐步完善，考虑到中医药的特殊的师承教育模式及民间许多通过师承、家传、自学等方式修习中医药人员的存在，2007 年底，国家中医药管理局为解决师承和确有专长中医人员的执业问题，出台了《传统医学师承和确有专长人员医师资格考核考试办法》，作为对《中华人民共和国执业医师法》的重要补充，为民间中医执业管理提供了依据，为中医的家传师授传承方式找到出路，对保留包括针灸在内的民间中医药的宝贵经验和中医药的传承都具有重要的意义。

尽管这样，目前仍有一些确有疗效的、特色技法的民间医师被限制在师承考核之外，如何在扶持的同时规范管理这些特色民间中医的执业，是需要我们思考和解决的另一问题。

5. 面对高等教育的蓬勃发展，对传统针灸人才培养的思考

高等中医药院校教育经过数十年的发展，虽已经形成了一整套具有中医药特色的教育体系，具备了中专、大专、本科、硕士、博士和博士后的人才培养链条，但随着近几年医学教育规模不断扩大，学生增多，临床教学与实习资源相对减少。针灸是一门临

床实践很强的学科，不是课堂的现代学习可以完全能够掌握的，需要长期的临床实践才能熟练应用。针灸临床实习时间的减少，使培养的学生对针灸的内涵领悟不深，临床实践操作能力较差。

此外，目前认定的世界、国家及省市地区各级传统医药非物质文化遗产项目代表性传承人大多年近古稀，能亲自传授的时间较少，传授能力受限，传承队伍断层。因此，他们独到的临证经验，如知识、技术、思辨方法、诊疗特点等，得不到很好的继承和发展，甚至存在因谢世而失传的危险。建立传统医药非物质文化遗产传承人名录体系，实行分级保护，形成人才梯队，组建一支老中青结合的传承队伍，尤为重要。

针灸人才的培养在学习中医针灸理论的同时，能够掌握其思维方法及熟练的操作手法，是针灸生存和发展的关键，也是针灸后继有人的关键。如何培养这样的人才，增加针灸的生命力，是值得我们高度重视的问题之一。

6. 面对西方和现代医学文化的冲击，对中医文化发展和建设的思考

针灸有着深厚的传统文化底蕴，是中国传统医药文化中的精髓部分，这也是它能够走向世界的重要原因。古今针灸名家之所以能成为不同时期针灸传承的代表人物，也正是由于他们拥有扎实的中国传统文化根基，从而对针灸理论有深刻的理解和对针灸技法的熟练掌握。而在现代西方科技知识教育背景下的很多人，因传统文化知识的削弱，很难理解针灸的深刻内涵，因而就影响中医针灸文化的有效全面传承。

由儒从医、文仕通医是古代中医传承中的特色之一。"不为良相，即为良医"，"秀才学医，笼中抓鸡"，一方面形象地道出了具有传统文化知识背景的人，学习中医相对比较容易，另一方面也说明了中医与传统文化的密切关系。因此，中医的传承与发展应该遵循其自身的特点，传统文化素质的培养不可忽视。文化传承是医术再创造和创新发展的源泉和动力；医术创新是中医自身发

展的内在要求，医术的创新中渗透着文化的传播和继承。如何在现代医学背景下，培植中医文化根基，加强文化建设，完整地继承中医针灸是我们思考的重要问题。

7. 现代传承方式众多，如何做好中医针灸流派传承

学术流派研究是中医药传承和传统医药非物质文化遗产保护工作中的重要问题，解决好流派传承问题对传统医药非物质文化遗产保护及中医学术发展和传承具有重要意义。在开展中医针灸传承保护时，应从理论认识、实践经验、思辨特点、认知方式、道德修养等多个方面，正确把握中医针灸流派传承的关键——医源、医理、医术、医德和医脉。

（1）医源是学术渊源、流派的根

流派是非物质文化遗产多样化的表现形式，流派必须有学术渊源，至少有 100 年以上的历史，才勉强算是"祖传"，并保持特色性、传承性和地域性。中医针灸孕育于中国传统文化土壤，延绵数千年传承至今，不仅是一种保健和治病的实践技术，而且是人类有关生命与自然界和宇宙的知识及实践最具代表性的文化表现形式之一，凝聚着中华民族的智慧和创造力，已成为我国具有世界影响的文化标志之一，是优秀的世界非物质文化遗产代表。面对现代医学的冲击，中医针灸如何在安全性、有效性、实用性的基础上，实现科学表达、客观评价和规范操作，以保持其特殊性和多样化，是我们面临的任务。

（2）医理是传承研究可持续发展的基点

医理是中医针灸传承研究可持续发展的基点。医理传承就是在跟师学习过程中，不断加深对中医针灸理论知识的掌握与理解，总结归纳、领会感悟针灸名医的学术思想，并将其用于指导实践的可持续发展；学术思想不是一般意义上的一病一证、一法一方的个人诊疗观点、看法、想法、经验、体会、心得等，而是贯穿于理论→实践→又理论→再实践的"理法方药（穴术）"系统性的内在联系，并被大家公认的结论，才能够称得上是学术思想。

（3）医术是诊治经验、特色技法

中医学是一门实践性、经验性很强的学科。传承医术是指继承老中医行之有效的临床疾病诊治经验、用药特色、不同流派的医疗经验及特色手法等。中医针灸作为实用医疗技术，如针灸的特殊针刺手法、特定穴位认知，以及特殊针灸器具使用等，这些在书本上很难学到，只能由掌握者口传心授，手把手地去教，才能科学地传承并不断创新。正所谓"名师带高徒"，不是什么人都能收徒，也不是什么人都能当徒弟。

（4）医德强调"以德载术，以术弘德"

当前有一个重要现象就是轻道重术，或者说有术无道。没有高尚的医德、良好的医风和敬业精神，专业技术就不可能达到精湛的水平，名老中医都是德艺双馨和"大医精诚"的典范，加强医德教育和专业思想教育，培养出来的徒弟才能够掌握中医针灸的精髓，成为真正的中医。

（5）医脉是指继承传播，后备人才

继承者将来成为老中医学术思想和针灸技法的传人，通过传承，徒弟系统掌握中医基础理论，对中医针灸有独到认识和理解，能够形成自身的学术思想体系，不但能够继承老中医思想，成为继承者，还可以创立新学说，形成自己的理论体系，并用这一理论体系指导中医临床诊治疾病，成为新一代宗师。

中医针灸作为一种古老医术，至今仍在临床广泛应用，本身就是一个奇迹，而其独特的思维方式和实践价值在与现代西方医学的交融中，又不断被重新发现和认识，充分显示了文化的多元传承是人类文化创新和科技创新的基石与智慧源泉。这就需要我们加强对中医的保护和传承，并不断创新技术，提高临床治疗效果，实现中医药的人类共享。

图书在版编目（CIP）数据

中医针灸 / 张立剑，杨金生主编 . — 北京：中国
中医药出版社，2020.1（2021.2 重印）
（中医针灸传承保护丛书）
ISBN 978-7-5132-5828-9

Ⅰ . ①中… Ⅱ . ①张… ②杨… Ⅲ . ①针灸疗法
Ⅳ . ① R245

中国版本图书馆 CIP 数据核字（2019）第 239199 号

中国中医药出版社出版

北京经济技术开发区科创十三街 31 号院二区 8 号楼
邮政编码 100176
传真 010-64405721
河北省武强县画业有限责任公司印刷
各地新华书店经销

开本 710×1000 1/16 印张 21.75 字数 291 千字
2020 年 1 月第 1 版 2021 年 2 月第 2 次印刷
书号 ISBN 978 – 7 – 5132 – 5828 – 9

定价 150.00 元
网址 www.cptcm.com

社 长 热 线 010-64405720
购 书 热 线 010-89535836
维 权 打 假 010-64405753

微信服务号 zgzyycbs
微商城网址 https://kdt.im/LIdUGr
官 方 微 博 http://e.weibo.com/cptcm
天猫旗舰店网址 https://zgzyycbs.tmall.com